张莹莹　刘英锋　主编

三阳病证类

大六经证治分类的系统性研究

U0301993

全国百佳图书出版单位
中国中医药出版社
·北京·

图书在版编目（CIP）数据

　大六经证治分类的系统性研究：三阳病证类 / 张莹莹，
刘英锋主编 . -- 北京：中国中医药出版社，2024.10（2024.12重印）
　ISBN 978-7-5132-9003-6

　　Ⅰ. R241.5

　中国国家版本馆 CIP 数据核字第 2024QN6485 号

中国中医药出版社出版

北京经济技术开发区科创十三街 31 号院二区 8 号楼

邮政编码　100176

传真　010-64405721

北京盛通印刷股份有限公司印刷

各地新华书店经销

开本 710×1000　1/16　印张 14.75　字数 240 千字

2024 年 10 月第 1 版　2024 年 12 月第 3 次印刷

书号　ISBN 978 - 7 - 5132 - 9003 - 6

定价　59.00 元

网址　www.cptcm.com

服 务 热 线　010-64405510

购 书 热 线　010-89535836

维 权 打 假　010-64405753

微信服务号　zgzyycbs

微商城网址　https://kdt.im/LIdUGr

官 方 微 博　http://e.weibo.com/cptcm

天猫旗舰店网址　https://zgzyycbs.tmall.com

如有印装质量问题请与本社出版部联系（010-64405510）

《大六经证治分类的系统性研究——三阳病证类》
编 委 会

古贤有云：六经可以统万病。但如何加以统摄，则说法众多。本书在传承江西"一代宗师"姚荷生先生的学术思想特色，充分阐述中医辨证论治的核心目标（病理三要素）和辨证分类思维构架的基础上，秉承刘英锋教授"寒温内外辨证汇通"的学术主张，从统一中医证候系统分类的角度，运用六经、六气结合八纲的疾病分类方法，对证治分类进行系统化构架，以呈现"六经为辨治万病立法"的底层逻辑，并充分显示六经病变既不是独立的病种，也不是常病之外的特例，即如著名注家柯韵伯所言："原夫仲景之六经，为百病立法，不专为伤寒一科，伤寒杂病，治无二理。"

本书秉承"守正创新"的精神，对以往教学中的六经概念进行重新解构和阐述，形成了更为普适包容的"大六经"体系。大六经是以六气气化为核心，以营卫气血津液精神为功用载体，以脏腑经络体窍为结构框架的六大生理体系（系统）。每一经系各有其所主之经气、经脉、经脏、经域。即每一经系皆由其相应的手足经脉，及其相应所内联的脏器，与外联的形骸苗窍组成，且包括在此基础上所形成相应的气化经气与统属精气。如太阳之经：太阳手、足经脉及其所外循的躯干地带，所内属的膀胱、小肠，所连系的体窍，所蕴含的精气等均属之。大六经体系以三阴三阳六大生理经系的理念，纵联三焦分部，内接脏腑经络，为促进中医辨证论治理论向"寒温汇通、内外统一"的学术方向发展奠定重要的理论基础。

本书分为总论和各论两部分。开篇总论主要论述中医独特的疾病观与诊治观、辨证论治模式、六经分类证治体系及大六经体系的证治分类构建，意在从中医如何认识疾病、诊断和治疗疾病的思维逻辑入手，把握住始终贯穿其中的核心要素即病理要素（病因、病位、病机、病势），从而引出病理要素所需要系统搭载的生理体系，即大六经体系。大六经体系是人体无论生病与否都与生俱来的自然本有，其系统包含了人体脏腑组织器官、经络、苗窍、经系气化、精气血津液神等有形器质和无形之气。某致病因素作用在大六经系统中，即可产生相应的病理变化，产生不同病因特性下的六经病理及传变规律。例如，《伤寒论》所论六经病证规律，是在寒（疫）邪致病下机体所产生的系列六经病理规律。因此，大六经的病证可以由寒邪致病，也可以由其他外感邪气致病，不仅外感因素作用于大六经可以致病，内伤因素也可致病。这就形成了在外感、内伤因素下的大六经病证及其系统论治。

由于大六经的证治分类内容较庞杂，编者将大六经系统分为三阳经证治分类和三阴经证治分类两部分进行整理。本书各论部分主要论述三阳经的生理、病理、证治分类及临床效案。其中太阳经系、阳明经系各包含了膀胱和小肠、胃和大肠，由于太阳经和阳明经的手足两腑均为毗邻，且各自在水液代谢、食物消化传导的主要功能上联系紧密。这就容易出现在发病时，除了其各自经病、苗窍病的证治内容有特异性外，其余证治内容容易交织重叠，因此合而论之。而手足少阳三焦、胆腑在位置上相距甚远，在功能上虽有密切联系，但各自功能特点较为突出，导致各自发病时的证治内容特异性较突出，因此分为足少阳胆经系和手少阳三焦经系论述。

笔者本着集成创新的学术精神，立足于中医经典医籍，充分联系临床实际，通过系统收集、筛选经典经方和著名时方，对"大六经"经系的异常病变进行证治分类的系统拓展。具体采取以六经病所为纲，各经下分表里，再细至脏腑经络，结合病因病机落实到具体证型、证候表现、治法方药、医案举例等内容，以拓展经典六经辨证论治的实际内涵，并构建经典理论向临床运用延伸的辅教体系，发挥其对中医临床和教学的重要参考作用。在编写过程中，充分尊重证治内容、治法方药的原始出处与原文，直接引用原文内容，并参考后世医家或医论对原文内容进行相应的补充，如舌脉等。对于引用原文中的生僻字词，参考现行临床常用术语进行替换或翻译，以便更加利于理解运用。

本书概要性地介绍每一经系的生理、病理及其诊治特点，形成生理 – 病理 – 诊断 – 治疗一体贯通的证治知识体系，其中重点突出中医方证关联的实用价值，希望能以中医经典理论为指导，以方证对应为切入点，结合实际医案具体展示其应用，使中医读者较快贯通中医的基础知识与运用技巧，真正发挥辨证指导论治的作用，从而提高应对临床的辨析能力，走出"死套方药"的实践窘境。

本书以三阳经系病证证治为主题，既广泛收集伤寒、温病、内伤、杂病等不同病种范围的文献内容，又突出整理目前临床中较为多见的三阳经病证类型，如太阳营卫异常的皮肤病变、阳明胃肠异常的消化系统疾病及少阳膜系异常的结缔组织系统疾病等。本书实用性较强，便于读者现学现用，提高其学习积极性，也进一步激发读者对三阴经系内容的求学期盼，为后续出版《大六经证治分类的系统性研究——三阴病证类》做好铺垫。

本书尽管反复斟酌并数易其稿，但因编者水平所限，疏漏不妥之处在所难免，敬请读者批评指正并将所发现的问题和建议反馈给我们，以便再版时修订提高。

张莹莹

2024 年 7 月

目 录

总

论

第一节　中医独特的疾病观念与诊治方法

通常认为中医学有两大特色，一是整体观念，二是辨证论治，前者是其医学哲学的特点，后者是其医疗实践的特点。正是由于中医认识到人是自然界的产物这一不变的真理，进而产生天人相应整体观念下的生命观与生理观，并形成整体观视角下的病理观。天人相应的整体观决定了中医认识和分析疾病不会重点落实在某个具体精细的有形组织上，而把着眼点主要放在了机体整体的功能效应上，即无形的气化状态上。这就形成了中医重气化略形态的病理认知。

当然，无论中医、西医，对病理的认知都需要借助诊断，诊断是为了对临床实际的疾病现象做出较为接近本质的判别（注意，疾病诊断与疾病研究有所不同，前者是对已知疾病的归属判断，而后者是对未知疾病的本质探索）。所以，诊断所追求的实际内容取决于对疾病本质的理解，也就是说，要诊断疾病，就需要明确诊断的实质性目标，而要明确这个目标，又需要从理顺"中医是如何认识疾病的发生、发展与转归"着手。

一、中医独特的疾病观念

1. 天人相应的生理基础

中医学认为，人与自然界紧密相关，禀天地之气以生成。正如《素问》所说，"人禀天地之气生，四时之法成""天食人以五气，地食人以五味（质）"。人的有形之体禀地之五行而成，人的无形之气则禀天之六气以生，人的"形气神"都是天地自然的产物之一。人的整个生命过程与环境无时无刻不在发生交互作用，影响紧密，故中国传统文化有"人身为一小天地""天人相应，息息相通"的说法。

《素问·六微旨大论》说："天枢之上，天气主之；天枢之下，地气主之；气交之分，人气从之，万物由之。"

《素问·宝命全形论》说："天覆地载，万物悉备，莫贵于人。人以天地之气生，四时之法成……夫人生于地，悬命于天，天地合气，命之曰人……"

《侣山堂类辩》指出："天有六气，地有五行，人乘天地之气而生，兼有此五行六气。"

《医宗金鉴·运气要诀》说："六质者，即经曰木、火、土、金、水，火，地之阴阳也，生、长、化、收、藏下应之也。六气者，即经曰风、暑、湿、燥、寒、火，天之阴阳也，三阴三阳上奉之也。是以在地之火分为君火、相火；在天之气为热气、暑气，为合人之五脏六腑，包络十二经也，天干阴阳合而为五，故主五运。……地支阴阳合而为六，故主六气……"

天气地形，交合成人。人应地之五运而有形，人应天之六经有气，形气交感而成人物。故人身之生理必上应经天之六气，下应地之五行而生脏腑，即人体必是无形之气附着于五行有形之质，得神相合，才能形成正常人体。因此，人为天地自然之子，自然变化，人必受影响。

2. 重气略形的病理认知

中医学理论认为，"生者为其常，病者为其变"。人体生命活动偏离常态后，必有外在表现，即"病象"，具体包括症状、体征、排出物，甚至疾病的病程也属于疾病现象。由于历史原因，中医主要通过望、闻、问、切四诊，通过细心诊察、司外揣内来获得疾病现象。疾病现象是由疾病的内在本质所决定的，是机体内在的病理变化表现于外的结果。中医临床根据疾病的外在表现，推测其内在本质，所得结论即"病理"，这个疾病发生的过程是通过思辨所获得的。由于历史和社会条件的局限性，古人无法用微观视角从精细的有形组织角度去有效认识疾病和治疗疾病，但是，古人并没有屈服于疾病，而是在尊重客观疾病现象的同时，从整体宏观的角度认识疾病并有效解决疾病。所以，古人不得不着重抓住机体功能状态的异常与否来认识病变机理，即高度重视气化失调的病理。

那么，面对千变万化的临床"病理"，我们的思辨要从何下手呢？这就要求我们认清楚中医的发病观即发病原理。

中医学认为，人的平、病、生、死是一理贯通的，人从生态的平人转变成病态的患者，主要由哪些要素决定呢？任何疾病的产生，总是一定的病因（包括六淫、七情、痰、瘀、水、郁、饮、食、劳、逸、虫、毒、外伤等）特性干扰机体某部（包括脏腑、经络、体窍等）的生理功能（包括卫、气、营、血、津液、精神等），以致影响整体阴阳协调，产生寒热、表里（上下）、虚实各有偏差的异常转变（包括运动性质、活动状态、时空关系等）。简言之，中医的发病观：任何疾病的形成都是病因作用于病位产生病机的结果，即病证构成的三要素原理。

　　疾病产生后是个动态演化的过程，中医的发病观不是静止的发病观，而是在强调恒动观的前提下，相对静止的发病观。疾病态一旦形成之后，其发展、变化、转归又主要由正邪力量的斗争结果所决定。即病理状态形成后，就会引起正邪力量的斗争，病邪会引起机体抗病因素（正气）奋起反抗，与致病因素（邪气）不断斗争，连续变化，使疾病形成一定的过程；而正邪的力量对比及斗争胜负，决定着疾病的轻重缓急与进退胜败，使疾病构成一个整体化的发展趋势。疾病一切的本质变化，都会或隐或显地表现出来；而不同的本质变化，会产生不同的表现特征和演变特点。疾病呈现出的一个个不断变化的动态片段，连成有起止涨落的病理过程，所以疾病本质也会呈现出起始、发展、转化、终结的阶段性变更。整个疾病过程是连续不间断的恒动过程，而其中切片化的、阶段性的病证特点则是相对静止的。

　　机体发病是多系统复合的结果，具有复杂性。人在多因素复合作用的条件下生存，即整个病态的呈现是一个处于内外环境正负因素复合作用下的综合效应。其状态在内外环境众多因素的交织作用下左右、上下、前后地摆动着，随干预因素的不同，病理矛盾的主次地位发生变更，即病态出现因人、因时、因地、因事不同，而发生差异性分化。病理本质呈现整体化的阶段性、个体性差异变化，疾病会在整体上呈现同中有异、异中有同的多样型病理改变。

　　总之，中医认识的疾病是一个在有害因素始动下，机体内外多因素相互作用中，产生多环节、连锁式反应，不断变化的病理过程。这决定了中医认识的病理必然是在整体观下的系统功能状态失调，即无形气化功能的失调。相比于只关注某个局部有形组织的病变而言，中医病理关注气化失调是核心重点，舍此则中医几乎无路可走。

二、中医独特的诊治方法

1. 略病详证的诊治思路

　　疾病由两大方面的要素组成，即病理与病象。病理为疾病的内在本质，病象为疾病的外在表现。中医的诊断观包含了"诊""辨""断"三个思维节点，其中"诊"是通过四诊尽其所能去收集客观、准确的病象；有了病象证据之后就要对其进行病因、病位、病机的鉴别分析，即"辨"；而后综合归纳出疾病全程全貌的基本特点即判断病名，以及当前阶段的主要病因、病位、病机即病理本质证的"判断"。简言之，中医的诊断观，"诊"的是病象，"断"的是病理。病理分为两种，反映全程性疾病特点的叫作辨病，即判断病名；反映阶段性主要病理本质（病因、病位、病机）的叫作辨证，即判断证名或证型。

疾病诊断是追求对疾病本质的确认，即通过疾病现象判定疾病本质的活动。其中，最基本、核心的问题是要明确病因、病位（所）、病机、病势等病理要素。通过辨病，得以了解疾病全程全貌的基本特点，医生可以俯瞰的角度来定夺病势，简略辨证过程，提高辨治效率。对于陌生病种，医生略过辨病，可以直接通过辨证得以了解疾病在某一阶段（当前阶段）的主要矛盾，指导立法选方。由此可见，诊治过程中，有辨病必然要有辨证，但有辨证过程不一定必然存在辨病过程。

中医之所以有辨证与辨病两种诊断，归根结底是因为其在长期的临床实践中，根据主客观的实践需要，逐渐分化出两种疾病分类的观念和体系，即对疾病既有病种分类，又有病证分类。不过由于中医医疗实践的特殊性，形成了精详于证、粗略于病的分类特点。究其原因，既有主观的，亦有客观的。

①社会历史条件：由于历史条件的限制，中医对疾病总体上缺乏系统全面的观察、记录和统计总结，对病种的认识与划分，除少数病变外，大多数都不够成熟。但是中医对疾病即时阶段的证候观察特别细致、深入，因而在辨证方面积累了丰富的经验和比较成熟的方法，显示了异病同治的特色

②疾病本质特点（气化观）："天生万物，莫贵于人。"人是天地间最富生机、生命活动最复杂的生物，人身疾病的变化丰富多彩。因此，从辩证唯物主义的观点来看，人体疾病是一个多因素、多变量相互作用下，病理状态不断变化的运动过程。即从原则上说，没有绝对不变的病因，亦没有固定不移的病所，更没有"一劳永逸"的病机，因此，"同一病种"只是言其有大概一致的基本特点，而其实际、具体的病理本质，尤其是整体、综合状态中的主要矛盾，会随着时空条件的不同而发生相应的改变，因此会呈现出很强的阶段性和个体差异性。《伤寒论》中伤寒病的演变过程足以说明病因具有变化性，病位具有变化性，病机亦具有变化性。

因此，根据病种是不能"一劳永逸"地指导治疗的，而必须根据具体情况具体分析，才能指导治疗，有的放矢。换句话说，病种不是疾病本质分类的最小单位和基本单元，故不能具体、准确地指导治疗决策。如痢疾，总体而言是

湿滞肠间为主，但具体说来，病因仍可能有夹热、夹寒、夹风、夹食之不同，甚或兼而有之者，更需要判断孰轻孰重；病所可以及脾、胃、肝、肾，也要判断孰多孰少；病机可兼及气分、血分、郁滞、交结，要分清轻重缓急。因此只有落实到辨证，才能准确指导治疗。

医疗现实的需要：随着社会条件、自然环境的变更，人类疾病谱也在逐渐发生变化。随着一些病种的消失，另一些新病种的出现，对新出现的病种，或尚未明确的病变，还无法辨病论治之际，可以根据中医辨证求因、求所、求机的方法进行诊治，显示了辨证论治具有普遍作用的优势。

2. 方证对印的实践优势

中医的治疗观与发病观、诊断观是环环相扣的。中医的发病观认为，疾病是病因干扰或作用于病位产生病机而导致的。进而，中医诊断观以疾病当前阶段主要的病因、病位、病机为诊断目标。因此，中医的治疗必然是针对当前阶段的主要病因、病位、病机做治疗决策。中医诊断是以疾病为目标，判断出当前阶段的主要矛盾的主要方面，即证；中医治疗是医生在已有的方药知识库中搜索当前证型病因、病位、病机相匹配的方药进行加减化裁，使得方药的病因、病位、病机与当前疾病证型相印合，此即方证对印的诊治过程。

证随病转，方随证变。方证相印使得临床治疗中方药有落脚点、有的放矢，充分体现出中医辨证论治的灵魂，具体问题具体分析，具体解决，依证立法，依法选方，随证治之。同时，也充分体现中医治病求本的根治之法，其与对症处理大不相同。治疗疾病就是要纠正疾病本质的变化，即病因、病位、病机、病势组成的病理要素的变化。立法选方紧扣对证的本质认识，明确病理类型，针对不同病理因素，依法选方用药。

例如，一中年妇人，因天凉吹风后引发颠顶头痛，服止痛药能缓解，但稍吹风受冷则易复发，局部喜热敷，若逢经期，头痛也会加剧，间有下肢拘急作痛，膝处怕冷，手足不温，面色青白，形体较瘦，饮食尚可，睡眠欠佳，经量较少，间有轻度痛经，舌淡红苔薄白，脉细。

辨证：血虚受寒，凝滞肝经。

辨治：温补肝血，散寒通经。

匹配病因、病位、病机治法：温法＋补法＋解表法＋入治肝经法。

搜索方药：

从温肝入手——吴茱萸汤、当归四逆汤、暖肝煎。

从补血入手——四物汤、补肝汤、当归生姜羊肉汤。

从解表法入手——桂枝加当归汤。

方与证印，整合方药：以当归四逆汤为基本方，加川芎上行头目，祛风止痛；加鸡血藤，养血柔筋止痛；加小茴香，温经理气止痛。

第二节　辨证论治模式与六经分类证治体系

一、仲景辨证论治的经典模式

仲景在《伤寒论》各经证治中以"某经病脉证并治篇"为篇目，明确了其辨证的经典模式是在病证结合下的六经辨证。仲景六经辨证实为在特定邪气——寒（疫）邪始发作用下，机体所产生的系列病变。

《伤寒论》特为伤寒（病邪）流行病变而作，其实际病例虽然十分有限，但其采用六经六气结合八纲的病证分类方法，确能在与伤寒有关的病变分类中提纲挈领地构划出六经病理的大体框架，显示其统括万病的分类原理。仲景有谓"若能寻余所集，则能见病知源，思过半矣"，就是指以六经病理框架统属万病分类的思想方法，而并非以《伤寒论》的这种有限病例统揽万病的所有病变内容。

因此，《伤寒论》的六经，仅仅是六经学说在与伤寒有关病变中的运用举例，尽管伤寒病变传变广泛，涉及六经，所涉病例足以显示六经病理类型的大致轮廓，但决不代表六经学说在疾病分类中的全部内容，更不能认为六经分类只是外感伤寒所特有。

六经病证分类是仅根据天地司天在泉的自然气化规律在人身的相应作用来研究气候医学、时间医学和流行病学的产物，其适用广泛，绝非《伤寒论》所能囊括。《伤寒论》仅仅是将之运用于伤寒流行病变，故在实际病证实例中，自然会详于六气之气化而略于脏气之形质，而于寒热虚实之中，又会详寒而略温，重实而轻虚。

因此，就《伤寒论》来研究六经学说之运用，应该思其理而不拘其病，思其法而不拘其方，才能真正举一反三，达到窥斑见豹、见滴水而知大海的目的。

二、仲景六经分类的证治内容

实质上，由于六经各有其主气，同时又各具六气，因此各经以主气病变为其主证，以非主气病变为其变证，各经经脉、经脏、体窍病变，则以经脉体窍病变为其表证，以所属之脏腑病变为其里证。仲景六经分类的证治内容均是以伤寒病邪为主导引起的机体六经经气狭义的系列病变。下面对各经证治主要内容进行梳理。

1. 太阳病

（1）表证

①伤寒（表实）：麻黄汤证（偏卫病）。

②中风（表虚）：桂枝汤证（偏营病）。

③风湿（湿痹）：麻黄加术汤证（偏卫病）。

（2）里证

①水蓄膀胱：五苓散证（偏气病）。

②热结膀胱：桃核承气汤证（偏血病）。

（3）表里间证

①水饮犯肺：小青龙汤证（偏卫与气病）。

②寒风闭热：大青龙汤证（偏卫与气病）。

2. 阳明病

（1）里证

①胃热亢盛：白虎汤证（热亢）。

②肠燥结实：三承气汤证：调胃承气汤证（热盛结未实）；小承气汤证（结实热未盛）；大承气汤证（热盛结也实）。

③津虚便秘：蜜煎导、猪胆汁证等。

④寒湿痼瘕：吴茱萸汤证（借用）。

⑤湿热发黄：栀子柏皮汤证（郁于膈间）；茵陈蒿汤证（阻于肠胃）。

（2）表证

①风温：竹叶石膏汤证。

②风燥：葛根芩连汤证（化火）。

③风寒：葛根加半夏汤证（寒为主）；桂枝加葛根汤证（风为主）。

④风湿（郁热）：麻黄连翘赤小豆汤证。

（3）表里间证

①热郁胸膈：栀子豉汤证。栀子生姜豉汤证（外寒显）；栀子厚朴汤证（内滞甚）。

②风寒滞热：桂枝加大黄汤证。

3. 少阳病

（1）半表证

①少阳中风：黄芩汤加减证（薄荷、连翘、夏枯草）（化火）。

②少阳伤寒：小柴胡汤证（风寒郁热，三焦为主）。

③寒水郁热：柴胡桂枝干姜汤证。

（2）表里间证

热结外不解：大柴胡汤证（气结火逆，胆腑为主）。

（3）半里证

1）痞证类

①水火交痞：三泻心汤证。

②单水痞：五苓散证（借用）。

③单火痞：大黄黄连泻心汤证。

2）结胸类

①热实结胸：大陷胸汤证（水火交结）；小陷胸汤证（痰热互结）。

②水结胸：十枣汤证。

③痰结胸：瓜蒂散证。

4. 太阴病

（1）里证

①中寒夹湿：理中汤证。

②脾虚气滞：厚姜夏草参汤证。

③脾约：麻仁丸证。

④寒邪格热：黄连汤证。

⑤寒实结胸：三物小白散证。

（2）表证

①太阴伤寒（寒湿）：桂枝附子汤证。

②太阴中风（风湿）：麻杏薏甘汤证。

③营气不足：桂枝新加汤证。

（3）表里间证

①客寒内陷：桂枝加芍药汤证（前驱）；小建中汤证（本证）。

②虚痞夹表：桂枝加芍药汤证（前驱）；桂枝人参汤证（本证）。

③霍乱夹表：五苓散证（寒动水逆）；理中汤（加桂）证（寒夹湿重）。

5. 少阴病

（1）里证

①阳虚阴寒：四逆汤证。

②真寒假热（阴盛格阳）：通脉四逆汤证。

③虚利（痢）：赤石脂禹余粮汤证（滑泄）；桃花汤证（兼寒）。

④阴虚火热：黄连阿胶汤证。

⑤心血空虚：炙甘草汤证。

⑥热结旁流：大承气汤合增液汤证（燥热伤阴）。

⑦冷结关元：大乌头煎证（急性寒疝）。

（2）表证

①中风：风燥偏温：猪肤汤、苦酒汤证；风燥偏凉：桔梗汤、半夏散及汤证。

②伤寒：麻黄附子细辛汤证（直中势急）；麻黄附子甘草汤证（传变势缓）。

③汗伤心气（心悸）：桂枝甘草汤证。

④汗动肾气（奔豚）：桂枝加桂汤证。

（3）表里同病

①历节风痛：附子汤证。

②阴虚水逆：猪苓汤证。

③阳虚水逆：真武汤证。

④协热利下：白通汤证。

6. 厥阴病

（1）里证

1）阴阳错杂类

①阴阳动荡（虚风内动）：乌梅丸加减证。

②蛔厥（寒多热少）：乌梅丸证。

③寒热格拒（吐利）：连芩参姜汤证。

2）纯阳无阴类

①热利（痢）：白头翁汤证。

②蓄血（血热瘀结）：抵当汤证（急）、抵当丸证（缓）。

3）纯阴无阳类

①惊悸惊狂：桂甘龙牡汤证（太阳传来）；柴胡加龙牡汤证（少阳传入）。

②血虚寒疝：当归生姜羊肉汤证（虚为主）。

③肝寒犯胃：吴茱萸汤证。

④肝肾阴寒（脏厥）：四逆汤加人参龙牡合都气丸证。

（2）表证

①厥阴中风：小柴胡汤证（借用）。

②厥阴伤寒：当归四逆汤证。

（3）表里间证

①协热利：四逆散证。

②喉痹（寒风郁火）：麻黄升麻汤证。

三、六经证治分类的体系拓展

1. 发病原理

立足于疾病发生原理，重新梳理并拓展六经证治体系。中医的疾病观：人禀天地之气而成，在人体内外环境的相互作用中，生者为其常，病者为其变，任何的太过、不及皆可成为致病因素。其发病之机理：一定的病因（包括六淫、七情、痰、水、虫、饮食、劳逸、虫毒、外伤等）特性，干扰机体某部（包括脏腑、经络、体窍等）的生理功能（包括卫、气、营、血、津液、精神等），以致影响整体，产生阴阳、寒热、表里（上中下）、虚实各有偏差的异常转变。因此疾病的病理本质就是病因（致病因素）作用于病位（受病处所）产生病机（病变机转，包括病性、病势）的过程。疾病的进退胜负则取决于致病因素（邪）与抗病因素（正）的力量对比。不同病理本质的疾病会有不同的表现特征和演变过程，因而反映出一定的现症规律。

2. 分证原则

病因、病位、病机、病征（主要是现症特征）和病程（传变特点）是反映疾病本质与规律的基本要素，而如何系统完整地展示疾病之病因、病位、病机、病征和病程的具体类别，这便是中医诊断的基本目标，也是中医辨证的基本原则。

中医原有的各种诊断分类之所以各有优点，在于它们各自从不同的方面丰富了这些诊断目标的基本要素；其所以各有不足，也在于它们各有偏重，各有疏漏，而未能达到全面反映的要求。

3. 分类方法

（1）六经六气结合八纲　八纲之阴阳要具体落实到三阴三阳，即阴阳为总纲，下分太阳、少阳、阳明、太阴、少阴、厥阴，八纲之表里分领脏腑、经络的六经辨证内容，八纲之寒热大类统领风、寒、湿、暑、热（火）、燥六气，八纲之虚实囊括了正邪搏斗的机体状态，由此，形成六经各具表里、寒热、虚实变化的证候分类格局。这样六要（表里、寒热、虚实）与六经的联系找到了适当的结合点，且充分展示了各经皆有表里、寒热、虚实的不同病变。例如，阴阳总纲下分三阳和三阴，三阳下分太阳经、少阳经、阳明经，其中太阳经结合寒热六气下分太阳伤寒、太阳中风、太阳风湿、太阳风温、太阳中暍等，太阳伤寒结合表里分类为太阳表寒、太阳里寒，其中太阳表寒结合虚实分类为寒实凝闭的麻黄汤证、虚寒不固的桂枝加附子汤证等。

（2）病所为纲，因机为目　八纲之六要（表里、寒热、虚实）中以六经表里为纲，结合寒热病因大类和虚实病机大类，形成六经的系统分类。这样既能发挥其统领病因、病所、病机的原则作用，又能相互结合，形成丰富的证型细目。例如，三阳经中的太阳经表为病所大纲，结合病因、病机，可以细化为风寒束表的麻黄汤证、寒风袭表的桂枝汤证、风温犯表的银翘散证、风湿滞表的麻黄加术汤证、风暑郁表的银翘香薷饮证等。

（3）划分主证变证，区别兼夹主次　六经各具六气变化，但又各有主气不同，因而病证也有主气为病与非主气为病之别。六经各具表里变化，但又各有主位不同，因而病证也有主位为病与非主位为病之别。六经各具虚实变化，但又各有主机不同，因而病证也有主机为病与非主机为病之别。

所主之病为其常，非主之病为其变，故各经病变证候类型之中，也必有常见证与非常见证之异。因此，六经病变所主之病为常，非主之病为变，也就是说，六经各有主证与变证之分。

如太阳病，以寒证、表证、实证为主证；以热证、里证、虚证为变证；以表寒实证为主中之主证。

如：风寒束表（麻黄汤）证、寒风袭表（桂枝汤）证等——主中之主证。

寒动蓄水（五苓散）证、虚寒不固（缩泉丸）证等——主中之变证。

风温犯表（银翘散）证、风暑郁表（银翘香薷饮）证等——变中之主证。

热结膀胱（桃核汤）证、膀胱湿热（八正散）证等——主中之变证。

六经生理整体相连，病理也必会相互牵涉或兼涉，故六经为病不只会本经自病，还会相兼为病，六经之间相互兼涉即成各经兼证。

如：太阳兼阳明——葛根加半夏汤证（风寒外束）。

太阳兼少阳——柴胡桂枝各半汤证（风寒郁火）。

太阳兼太阴——桂枝加杏仁厚朴汤证（寒动气逆）。

太阳兼少阴——桂枝加桂汤证（寒动肾气）。

太阳兼厥阴——麻黄升麻汤证（寒陷火郁）。

三阳合病——柴葛解肌汤证（风寒闭热）。

三阴兼病——参附加龙牡汤证（阳气虚脱）。

第三节　大六经体系的证治分类构建

一、人体六经的生理基础

1.大六经的定义

大六经是以六气气化为核心，以营卫气血津液精神为功用载体，以脏腑经络体窍为结构框架的六大生理体系（系统）。

每一经系各有其所主之经气、经脉、经脏、经域。每一经皆由其相应的手足经脉，及其相应所内联的脏器，与外联的形骸苗窍组成，且包括在此基础上所形成相应的气化经气与统属精气。

如太阳之经：太阳手、足经脉及其所外循的躯干地带，所内属的膀胱、小肠，所连系的体窍，所蕴含的精气等均属之。

2. 六经系统框架

（1）六经经系结构

太阳经：统足太阳经脉及膀胱，手太阳经脉及小肠；外应皮毛，统摄营卫，主气为寒，主质为水。

阳明经：统足阳明经脉及胃，手阳明经脉及大肠；外应肌肉，水谷津液之海，主气为燥，主质为金。

少阳经：统足少阳经脉及胆，手少阳经脉及三焦；外应腠理，水火之道路，主气为火，主质为火。

太阴经：统足太阴经脉及脾，手太阴经脉及肺；外应四肢，气、营之源，主气为湿，主质为土。

少阴经：统足少阴经脉及肾，手少阴经脉及心；外应骨节，阴阳之根，精神之宅，主气为热，主质为水火。

厥阴经：统足厥阴经脉及肝，手厥阴经脉及心包；外应筋脉，藏血疏气，主气为风，主质为木。

（2）六经经脉分布　即十二经脉起止地带。

十二经脉起于手太阴肺经，终于足厥阴肝经，三阳交会于头，三阴交会于膈，阴阳交会于四末。阳经属腑络脏，阴经属脏络腑。太阳与少阴相为表里，阳明与太阴相为表里，少阳与厥阴相为表里。手之三阴从胸走手，手之三阳从手走头，足之三阴从头下足，足之三阳从足入腹。太阳循身之背，阳明太阴少阴循身之前，少阳厥阴循身之侧。三阳经脉循于臂、肘、股、胫之外侧，阳明循前廉，太阳循后廉，少阳循中间；三阴经脉循于臂、肘、股、胫之内侧，太阴循前廉，少阴循后廉，厥阴循中间，具体手足各经有所不同。

以上只是十二经脉循行分布之大概，实际上其不是直线到底，而是有扭曲、交会，有深浅、粗细、聚散等情况，如三阴交是足三阴经的交会，足厥阴经与督脉会于颠顶，手阳明挟口环唇，左之右，右之左，还有支脉、络脉、大络、经筋、经别等具体内容。

（3）六经与形骸、苗窍分属

六经与形骸分属：头为诸阳之会，三阳经脉皆上于头，而阳明甚于头面，太阳甚于头项，少阳甚于头侧。另外，三阴经脉中厥阴上头，会督脉于颠顶。

太阳经气出入于心胸，阳明主膺胸，少阳主胸胁，胸背为心肺所居，膻中为心之宫城。脘腹为脾胃肝胆所居，胃主中脘，脾主大腹，心下为中焦之枢。胁为肝胆所居，为三焦水火升降之道路。腰为足太阳经脉所过，亦为肾所主，腰为肾府。小腹为膀胱、胞宫所居，肾之所主。少腹足厥阴所循行处，为肝所主。

六经与苗窍分属：手太阴肺主皮毛，足太阴脾主肌肉，手少阴心主血脉。足太阳经起于目内眦，足少阳经起于目锐眦，厥阴经络眼底且肝开窍于目。阳明经起于鼻之交頞中，主额前，太阴肺开窍于鼻，鼻旁纳太阳之脉。太阳经别下项，颈为人迎所在，属胃又为少阳、阳明经所下之处。阳明经挟口环唇，太阴脾在窍为口，其华在唇四白。脾脉挟舌本散舌下，舌为心之苗。少阴肾脉挟咽，喉为气管之口属太阴肺，咽为食管上口属阳明胃。少阳胆经环耳前后，肾开窍于耳，心亦寄窍于耳。肾开窍于前后二阴，肝肾绕阴器，足阳明经主润宗筋。

（4）六经气化（两经一气关系）　六经各具六气，又各具主气，即六气各为一经所主。

手足两经，强弱从化，合化一气（两经一气）。具体如太阳经系：足太阳膀胱为寒水之腑，手太阳小肠仅得心火之余气，火热不胜寒水，则膀胱足经之寒水司令，而小肠手经之火热从化，自然形成太阳之上、寒气主之。

标本中气，阴阳互济：六气气化不是互不相关的平面关系，而是立体且可旋转变化的关系——相辅相成，制约转化，动态平衡。六经标本中气从化，就是这种关系的体现之一。

（5）六经之精气统属

营卫：营卫以太阳为主，营以太阴为次，卫以少阴为次，皆以少阳为出入之枢。营行脉中，卫行脉外，营卫作用发挥以外为主。太阳行于背，主皮毛，主身之表。脾是营之源，营出中焦，卫出下焦，清者为营阴，浊者为卫阳，即营卫以刚柔分。卫气剽悍滑疾，营气清润濡养。气血为营卫之根，营卫为气血之标，营卫即气血之运行于体表者。但营卫也有少量里证，"昼行于阳（外）二十五度，夜行于阴（里）二十五度"，五十度而会于太阴肺经。如仲景所言腹内痈疽或肺痈，也与营卫阻滞有密切关系。

气血：肺主气属卫，心主血属营。元（原）气产生于命门，与相火通过三焦游行于脏腑百骸，得中焦水谷精微之气和上焦呼吸的清气而滋养，三者主要形成了人体的气。气积蓄胸中，胸中为气海，气通过上焦与肺的宣发，行于外而为卫气，行于里则为脏腑之气。水谷精微化生脾营，脾营经过心火的温化而为赤血，即"中焦之汁，奉心化赤而为血"。气血的分布：自阳明主里之后，直至厥阴都以气血为主。其中阳明多气多血，气血俱旺，十二经脉皆禀水谷精微之气于胃；少阳为气机之枢，元气之道，少血多气；太阴多气少血，因为肺脾是宗气、中气之脏，肺藏津气，脾藏营气；少阴少血多气，少阴肾间产生动气即元气；厥阴多血少气，肝藏血，以血为主。

津液：以阳明为主，津以太阳为次，液以少阴为次，皆以少阳为上下为枢，胃为水谷之海，阳明主润宗筋，脾为胃行其津液。温病学中有胃津肾液之说：不耗胃津必耗肾液，"肾主五液""肾主水""肾为胃之关"。

精神：以少阴为主，厥阴次之。肾藏精，心藏神。心肾上通于脑，脑为精髓之海、元神之府，肝肾乙癸同源，精血互生，心包为心之宫城，代君行令，肝藏魂，随神往来谓之魂。肾为元阴无阳之宅，阴从阳化为精气，阳从阴化为精液，精为阴阳和合之体，神为阴阳变化之用。

二、六经病变的实质内涵

1. 病理内涵范围

六经能上应天之六气，下应地之五运，内应脏腑精气，外合经络体窍，故各种病因侵犯人体为病，皆不能出其范围，正如清代柯琴所说："六经乃万病之六经，非独伤寒也。"因此，六经病变实质就是人身之本有的六大经系，受到内外病因作用，产生偏离原有生态的异常转化过程的病理。其具体内容涉及：

①各经所主的经气病变。

②各经所属的经脉、经脏病变。

③各经所系的形骸苗窍病变。

④各经所系的精气（即营、卫、气、血、津液、精神等）病变。

⑤各经之间彼此关系的异常变化。

⑥各经经气病变：由于各经各有其主气，同时又各具六气，因此各经以主气病变为其主证，以非主气病变为其变证，各经经脉、经脏、体窍病变，则以经脉体窍病变为其表证，以所属之脏腑病变为其里证。

⑦六经之经气病变，即六气气化之异常（太过、不及皆可）为病。

⑧六经之经脉、脏器病变，即六经经界受病。

⑨六经精气体窍：由于生理上气化影响精气，经界涉及体窍，故六经为病就有与各自紧密相关的精气、体窍的异常变化。

2. 六经病变范围

六经病变范围极为广泛，因为六经体系是人身阴阳矛盾统一体，其经气之间互相影响，经脉、脏腑互相联系，体窍精气互相作用，是一切病变的内在环境，一旦疾病发生也就自然会相互牵涉，相互兼夹，相互传变。因此，其病理纵揽阴阳八纲，其类型难以举例穷尽。

三、六经体系的证治分类

疾病的产生是由病因作用于病位产生病机所导致的。大六经系统是人身所自然本有的系统，任何病因作用于人体，均要共享此生理系统。因此，任何病因作用于大六经系统产生病机均可形成六经病证，不仅寒邪可以形成，温病、外感可以形成，内伤病更可以形成六经病证。只是由于各病因的不同致病特性，其所侵犯大六经体系的范围各有侧重。伤寒邪气侵犯机体，病邪具有凝滞性，多可循经系而传；温病邪气致病具有弥散性，多以区域发病、多经发病为主，故而在大六经体系中又切割出上中下三部分，即三焦分区；外感邪气侧重侵犯大六经体系的经脉、苗窍，病理层次多停留在营卫气血层面；内伤病因侧重侵犯大六经体系的脏腑，病理层次多停留在气血阴阳层面。

总之，要想充分认识疾病本质，就必须落实到病因、病位、病机的实质基点上。以大六经体系结合八纲为抽象大纲，以大六经系统中的脏腑、经络、体窍结合其中运行的营卫、气血、津液、精神等生理物质为具体细目，汇合病因辨证，形成大六经体系证治内容的基本分类框架。

各论

第一章 太阳经系

第一节 太阳经系相关的理论基础

六经辨证是以气化理论为指导，对基于脏腑、经络、体窍、生理物质的病象进行论治的体系。这种论治体系能沟通表里内外，而并非将伤寒、温病，外感、内伤割裂。无论是辨别表证，还是表里兼夹的杂病，均有巨大优势。故柯韵伯在《伤寒来苏集》中道："原夫仲景之六经，为百病立法，不专为伤寒一科，伤寒杂病，治无二理。"

太阳经系是以六经辨证的原理为指导，界定出的由膀胱腑、小肠腑、手足太阳经脉及其循行络属相关的苗窍肢体，及本经的卫营气血津液所组成的生理体系。

太阳经系病变即上述生理体系相关的病证。该类病证总体可分为两大类：第一类是本经中的脏腑、经络、体窍、气血津液及气化过程受到内外病邪影响所发生的病变，包含外感、内伤、内外兼夹三大类型。第二类是与其他经系兼夹而形成的病变，包含：①太阳经系功能异常为重要或主要病因者。②太阳经系为重要或主要病所者。③太阳经系功能为病变重要机转者。划分类型的详细依据会在具体病证的"机理及鉴别"项做出解释。

本书所研究的太阳经系病变与传统"太阳病"的异同：太阳经系病证与传统所论的"太阳病"均是在气化理论的基础上，对太阳经系的病变做出认识。不同在于，本书研究的目的是基于经典辨证方法的统一性与规范化来展示六经体系的太阳经系部分，故本书会从扩大经典证治范围的角度出发，结合历代医家的相关论述及临床观察，对太阳经系病证做较为全面的总结和研究，而非单以寒邪为主，局限于《伤寒论》中的病证。同时，为构建内外沟通的完整辨证体系，会重点突出太阳经系在内外相兼的杂病体系所发挥的作用。另外，本书还将从太阳经系的证治内容中来反映寒温统一的相关认识，对六经辨证方法能否用于温病的辨证论治做出探讨，以期能够形成较为充分的病证体系。

上述主要是针对以往关于"太阳病"约定俗成的认识所做的说明。下文中如无特殊说明者，其所出现的太阳经系病证均为该定义下广义的太阳病。

一、太阳经系的生理特点

（一）太阳经系的生理结构

1. 手足太阳经经脉循行

《灵枢·经脉》曰："小肠手太阳之脉，起于小指之端，循手外侧上腕，出踝中，直上循臂骨下廉，出肘内侧两筋之间，上循臑外后廉，出肩解，绕肩胛，交肩上，入缺盆，络心，循咽下膈，抵胃属小肠；其支者，从缺盆循颈上颊，至目锐眦，却入耳中；其支者，别颊上𩑾抵鼻，至目内眦，斜络于颧。"

《灵枢·经脉》曰："膀胱足太阳之脉，起于目内眦，上额，交颠；其支者，从颠至耳上角；其直者，从颠入络脑，还出别下项，循肩髆内，挟脊，抵腰中，入循膂，络肾，属膀胱；其支者，从腰中下挟脊，贯臀，入腘中；其支者，从髆内左右，别下贯胛，挟脊内，过髀枢，循髀外，从后廉，下合腘中，以下贯踹内，出外踝之后，循京骨，至小指外侧。"

《灵枢·经别》曰："足太阳之正，别入于腘中，其一道下尻五寸，别入于肛，属于膀胱，散之肾，循膂当心入散；直者，从膂上出于项，复属于太阳，此为一经也。"

《灵枢·经别》曰："手太阳之正，指地，别于肩解，入腋走心，系小肠也。"

《灵枢·经筋》曰："足太阳之筋，起于足小指，上结于踝，邪上结于膝，其下循足外侧，结于踵，上循跟，结于腘……上挟脊，上项……上头下颜，结于鼻……上出缺盆，上结于完骨……"

《灵枢·经筋》曰："手太阳之筋，起于小指之上，结于腕，上循臂内廉，结于肘内锐骨之后，弹之应小指之上，入结于腋下；其支者，后走腋后廉，上绕肩胛，循颈出走太阳之前，结于耳后完骨……"

2. 小肠腑、膀胱腑的生理结构

《医宗金鉴》曰："小肠者，受盛之官，化物出焉。小肠后附于脊，前附于脐，上左回叠，积十六曲，大二寸半，径八分分之少半，长三丈二尺。受谷二斗四升，水六升三合，合之大半。小肠上口在脐上二寸近脊，水谷由此而入。复下一寸，外附于脐，为水分穴，当小肠下口，至是而泌别清浊，水液渗入膀胱，滓秽流入大肠，是经多血少气。"《难经》曰："小肠重二斤十四两。"

《医宗金鉴》曰："膀胱当十九椎，居肾之下，大肠之前，有下口，无上口。当脐上一寸水分穴处，为小肠下口，乃膀胱上际，水液由此别回肠随气泌渗而入。其出入皆由气化。"《难经》曰："膀胱重九两二铢，纵广九寸，盛溺九升九合。口广二寸半，唇至齿，长九分。"

《针灸甲乙经》曰："膀者，横也。胱者，广也。言其体横广而短也。"

《重广补注黄帝内经素问》曰："膀胱，为津液之府，水注由之。然足三焦脉实，约下焦而不通，则不得小便；足三焦脉虚，不约下焦，则遗溺也。"

《医林改错·会厌、左气门、右气门、卫总管、营总管、气府、血府记》曰："气府乃抱小肠之物，小肠在气府是横长，小肠外、气府内，乃存元气之所。"

（二）太阳经系的生理功能

1. 膀胱腑的生理功能

贮存尿液和排尿：《素问·灵兰秘典论》曰："膀胱者，州都之官，津液藏焉。"《灵枢·本输》曰："膀胱者，津液之府也。"在正常情况下，人体内的津液入胃后经过小肠的分清别浊转化为两部分，一部分经过脾的升清作用归于肺，另一部分多余者则经由三焦入于膀胱，再经肾的气化而排出体外。

2. 小肠腑的生理功能

（1）小肠主受盛，为化物之所 《素问·灵兰秘典论》曰："小肠者，受盛之官，化物出焉。"说明饮食物在胃的受纳之后，需经过小肠的受盛作用进一步消化，化为精微和糟粕。但化物这一过程不是小肠单独完成的，没有脾阳的温煦不能实现（还有心阳的作用，心主营的赤化作用），故《黄帝内经》原文谓之"化物出焉。"《类经》曰："小肠居于胃之下，受盛胃中水谷而分清浊，水液由此而渗于前，糟粕由此而归于后，脾气化而上升，小肠化而下降，故曰化物出焉。"这一观点在后面的病理部分将进一步说明。

（2）小肠主分清别浊 分清是指小肠将胃中所腐熟的水谷之精微加以吸收，并在脾的升清作用下输布于心肺；别浊是指小肠将水谷中的糟粕分别下归于大肠和三焦。

（3）小肠主液 在人体的水液代谢过程中，小肠是重要环节。一方面，水谷中的清中之清者是经由小肠的通道作用上输布于肺的；另一方面，小便是由水谷中清中之浊所化生的，而这一部分是经过小肠传入三焦腑再入于膀胱的。《诸病源候论·诸淋候》曰："水入小肠，下于胞，行于阴，为溲便。"故小肠在水液代谢中是重要的通路。

3. 太阳之腑的气化特性

（1）太阳为六经之藩篱，为一身之表 六经中太阳为最表浅者，为在里的五经提供卫护，且太阳统摄营卫，故其生理功能受到影响时最易引发表证。总的来说，太阳是一身之大表。

（2）太阳为巨阳 结构上足太阳膀胱经与督脉并行于背部，会于风池；功能上太阳所主之卫气发于下焦，实命门中元阳所支持。故足太阳经外禀天之阳气，内应人之元阳，即形成太阳本寒标阳的特点，发挥一身之卫外巨阳的功能。

（3）太阳之上，寒气主之 人体中的寒气是靠太阳来掌控的，易受在外的寒邪影响。同时，太阳经系上寒气的太过、不及均可引起发病。如寒化太过，则引发足太阳膀胱经的病证；如热化太过，则丙火过旺而发生手太阳经的病证。

（4）太阳统摄营卫 人体所进的饮食物经过胃的腐熟、脾的升清、心的赤化、肺的宣发肃降等一系列过程，进入全身的循环。太阳主营卫是指营卫在表发挥卫外作用的功能是在太阳经系的控制下进行的，也是在太阳经系气血津液的支持下完成的，绝非单纯依靠太阳经两腑的功能来实现。故太阳主营卫并非指人体的营卫生成是完全由太阳经所主导的，如柯韵伯言"营卫行于表而发源于心肺"。

（5）太阳经多血少气 《素问·血气形志》曰："夫人之常数，太阳常多血少气……刺太阳出血恶气。"

（6）外合皮毛 《灵枢·本脏》曰："肾合三焦膀胱，三焦膀胱者，腠理毫毛其应。……密理厚皮者，三焦膀胱厚；粗理薄皮者，三焦膀胱薄。疏腠理者，三焦膀胱缓；皮急而无毫毛者，三焦膀胱急。毫毛美而粗者，三焦膀胱直；稀毫毛者，三焦膀胱结也。"《灵枢·阴阳二十五人》曰："足太阳之上，血气盛则美眉，眉有毫毛……手太阳之上，血气盛则口多须。"病理上如太阳中暍即有"小便已，洒洒然毛耸"（《金匮要略·痉湿暍病脉证治》）。故外合皮毛者不只是肺，肺主皮毛是在脏腑辨证体系下，局限地将表与肺联系才形成的。

（7）为水液代谢的重要通道　太阳经系的两腑，一为州都之官，另一在脏腑中主液。其中小肠联系三焦，是水道的重要组成部分，而尿液均经由膀胱排出。另外，太阳经外合皮毛，对玄府的开阖有控制作用，这是体内水液的重要出路。

4.太阳经系相关脏腑苗窍的生理病理联系

（1）太阳经系与心肺的关系　太阳主营卫，而营卫之气有赖于心肺之气的宣发。如心肺之阳气推动无力时，营卫循环于周身的过程必定不畅，进而影响太阳卫外功能的发挥。"营卫行于表，而发源于心肺。故太阳病则营卫病，营卫病则心肺病矣。"（《伤寒论翼·太阳病解》）。同时，太阳之气出入胸中，当太阳经系受外邪侵犯时易影响心肺功能的正常发挥，可能出现咳嗽、胸闷，甚至心悸的表现。太阳经系的表证与肺经的表证关系密切，太阳经系受邪则邪气可由其所过之经络苗窍联系而犯肺。太阳经系的里证，特别是小肠腑相关的病变与心的关系密切。

（2）太阳经系与肾的关系　太阳经系阳气有赖于肾中之元阳的支持。如《灵枢·营卫生会》所谓"营出于中焦，卫出于下焦"。同时，太阳之上的寒水之性亦是在肾主水的基础上所形成的。且膀胱腑的里证更是与肾经的气化不可分割。

（3）太阳经系与中焦脾胃的关系　太阳经系卫外功能的发挥有赖于中焦脾胃营阴的充养，当中焦营气的生成不足时即会影响太阳的卫外功能；反之，当太阳受邪时也易影响中焦的气化及功能。如《伤寒指掌》谓："凡人之胃阳充旺，则风寒之入，只在阳经盘旋，不致直入三阴。若胃阳一亏，则寒中太阳，而太阴脾经亦与之同时并受。如发热恶寒，即兼泄泻者是也。"

（4）太阳经系与三焦腑的关系　手太阳小肠经分清别浊后所多余的水液（清中之浊者）需经过三焦的通利方能入于膀胱腑，并排出体外，而这一过程中任何一环发生异常即可引起小便的异常。

（5）太阳经系与鼻、咽、皮毛、眼、项、腰背的关系　手太阳与足太阳均以其经脉及络属与鼻发生联系。如《医碥·卷之四·杂症》中有"小肠脉抵鼻，膀胱筋结鼻下两旁"的论述。咽部为手太阳小肠经所过，故太阳经系热化（寒化不及）的病症中咽痛为多见之表现。某些眼部病变亦同太阳经系关系密切，如《银海精微》曰："膀胱津液之廓，膀胱属水肾为夫，冷泪相形本脏虚，赤脉纵横轮廓内。……小肠关泉之廓，小肠腑属关泉廓，受病先从心里传，两眦皆赤生痒痛。"太阳经系主营卫，其受外邪亦会引起皮肤相关的病变，如文蛤散中的肉上粟起的表现。项背腰为太阳经所过，无论寒热，受邪即易发病，如《温热经纬·卷四·余师愚疫病篇》中有："颈属足太阳膀胱经，热毒入于太阳则颈肿。"总结来说，太阳经系的表证多可在相关的肢体、苗窍、经络病变中发现踪迹。如《伤寒直格·卷上·经络病证》曰："手太阳小肠经病，则嗌干，颔肿，不可回顾，肩似拔，臑似折。虚则少腹控卵，引腰胁上冲心痛。耳聋，目黄，颊、颔肿，肩、臑、肘、臂外廉痛。……足太阳膀胱经病，则冲头痛，目似脱，项似拔，腰似折，髀不可以曲，腘如结，腨如裂。虚则痔。盛则疟、狂、颠疾，颈项、囟顶、脑户中痛，目黄泪出，项、背、腰、脊、尻后、腘、脚皆痛，小趾不为用。"

二、太阳经系的病理特点

1. 易患表证

功能上，太阳经系在六经体系中为最表浅者，又主一身之营卫，是机体的抗邪屏障。结构上，太阳经系中足太阳膀胱经在人体中分布范围最广，并合皮毛，故感受表邪的途径最多，易患表证。故有《医述·卷三·伤寒提钩·伤寒》中所谓："凡风寒暑湿燥热之伤，莫不始于太阳。"

2. 易感寒邪

太阳本寒水之经，故寒邪犯于体表，因其同气相求的特性最易犯太阳。同时，太阳有标阳的特点，故在卫表过程中感受寒邪的概率也大大高于其他经系。另外，太阳经与督脉并行于人体的背部，故易受寒邪的侵袭。

3. 易与他经病证兼夹

一方面，因为太阳经主营卫，在抗击外邪的过程中发挥着前线的作用，故外邪侵犯人体，营卫不和时即易引起太阳经系的症状。如太阳之表影响太阴之里，太阳与少阴、阳明相兼等病证并非少见。另一方面，因为太阳主皮毛，故为病邪外出过程中的重要通路，即使病邪并非首先犯于太阳经系，在其迁延难愈的过程中也易与太阳经系发生联系而形成夹杂。

4. 里证易兼水邪为患

从气化上讲，太阳经系上为寒气所主，在里则对应五行为水，故易患水邪。从功能上讲，太阳两腑均与水液在体内的代谢有密切的关系。膀胱为州都之官，小肠主液，当两腑的气化及功能失常，均易形成水液的代谢不利。如《通俗伤寒论》谓："太阳本证：渴欲饮水，水入则吐，小便不利，甚或短数淋沥……"

5. 里证与胃、脾、肾三脏关系密切

小肠的分清别浊及受盛化物功能有赖胃的腐熟，脾阳的温煦，及脾胃的燥湿相济。例如，当胃的腐熟不足则小肠化物功能难以发挥。清代赵濂在《医门补要》中记载："胃主客纳，脾主消化，居人身中，属土色黄，蒸腐水谷，分别清浊而行升降，以生气血而助精神。"膀胱发挥州都之官的作用及小肠主液的作用均与肾阳的温煦推动和肾气的固涩是不可分割的，当肾气不固时，小便自然会发生异常。如《诸病源候论·诸淋候》中谓："膀胱与肾为表里，俱主水。水入小肠，下行胞，行于阴，为溲便也。"正因如此，中医脏腑辨证中很多内容往往忽视了小肠和膀胱的病证，而将其纳入脾胃病变或肾系病变中。要对此做出区分则需要对每个征象的病因、机理、病位做出明确的鉴别，这样才能准确辨识出兼夹病证。

第二节 太阳经系病变证治分类

一、太阳经系病变——表证类

六经俱有表证，但临床上三阳多于三阴，而太阳在三阳的表证中又居重要地位，所以研究太阳经系的表证意义并非单独列举其临床广泛性，而是从六经辨证的角度去认识太阳经系表证与他经表证的兼夹关系及其发挥的作用，更是研究太阳表证在表里兼夹的杂病中的影响。从成因上看，太阳经系易感表证主要是其部位和功能的特殊性所决定的。①部位形态上：在六经的经络分布中，太阳为三阳之表，为六经之最表浅者，且与外界接触范围最大，故最易受到外邪的侵犯；②功能上：太阳统摄营卫、固护人体之肌表、为人体对抗外邪之藩篱，当外邪犯人时太阳经系最先奋起抵抗，其生理功能也最易受到干扰。故已有的六经辨证体系中与太阳经系表证相关的证治内容最为丰富，仅《伤寒杂病论》中即包含有太阳伤寒、太阳中风、太阳风湿、太阳中暍、太阳风温的相关论述。另外，太阳经的燥邪，以及太阳经系在温病中是否存在病变等问题存在争议，本文会在证型举例中做出说明。

1. 伤寒类

太阳之上，寒气主之，所以太阳经自然容易受到寒邪的侵袭；同时，足太阳膀胱经循行于背部，贯穿人体体表之阳位，受寒的概率也最大。这也就不难理解为何《伤寒论》中太阳所占之篇幅最多。但也不能忽视太阳经系热化的可能性。如《松峰说疫·卷之二·瘟疫六经治法》谓："手太阳以丙火而化气于寒水，阴胜则壬水司气而化寒，阳胜则丙火违令而化热，故太阳以寒水之经，而易于病热。"这说明太阳表证的热化并非就一定是入阳明而化热，也有热在手经的可能性。

（1）太阳伤寒

征象：恶风寒，或已发热，或未发热，头项强痛，无汗，舌淡红苔薄白，脉浮。或见症：腰痛，身体骨节疼痛，喘，呕逆，胸满，脉象兼紧或数。

机理：寒邪外束太阳之表，营卫郁滞。

治法：辛温发汗。

方药：麻黄汤（《伤寒论》）。麻黄三两（去节），桂枝二两（去皮），甘草一两（炙），杏仁七十个（去皮尖）。

说明：风寒之邪犯于太阳经系之表，致使太阳寒化太过，卫气为之闭阻，故出现恶寒、无汗、发热症状。寒性收引，太阳经系所过之处营卫气血运行不畅，故有头、项、腰部的疼痛。且太阳之气出入于心胸，当寒邪甚时，心胸气机运行障碍，故见喘而胸满。如《医学衷中参西录》中说："卫气既为寒邪所束，则大气内郁，必膨胀而上冲肺，此喘之所由来也。"当寒邪甚时，影响胃中气机，故可出现呕逆情况。病位在表，故脉象为浮；寒邪外束，故脉可有紧象。

鉴别：

①与太阳中风鉴别：二者均可有头项强痛、脉浮。但本证无汗，中风证时

自汗；本证脉不虚、不弱、不软，甚至脉紧，而中风证常脉缓。另外，中风证因卫气与邪争之力不强，加之时自汗出，故本证所现之寒热与肢体疼痛一般均较伤寒表实证为轻。

②与太阳风温鉴别：本证恶寒无汗，而风温表证多汗出不恶寒（即使初起微恶风也会很快自行消失）；本证多无口渴，而风温表证多口渴。从机理上讲，太阳伤寒之发热是卫阳抗邪的表现，在临床上风寒犯于太阳时初起发热可较轻，甚至无自觉发热感觉，却必然有强烈的恶寒感，与太阳风温必发热的自觉感受有明显区别。

③与太阳风湿鉴别：二者均可有恶寒发热的表现，但在疼痛性质上有紧痛与沉重酸痛的区别，且太阳风湿脉象多迟，也可能出现其身如虫行皮中状者的特殊表现。

④与少阴伤寒鉴别：二者均可出现自觉身体怕冷并见发热的表现。但少阴伤寒脉象沉，且不会出现太阳伤寒的头痛现象，此可作为鉴别点。

（2）寒风闭热（重症）

征象：恶寒，发热，头身紧痛，不汗出而烦躁不安，脉浮紧。或现症：咽痛，目赤，口干。

机理：寒邪外闭，郁热在里。

治法：辛温发汗兼清里热。

方药：大青龙汤（《伤寒论》）。麻黄六两（去节），桂枝二两（去皮），甘草二两（炙），杏仁四十枚（去皮尖），生姜三两，大枣十二枚（擘），石膏如鸡子大。

说明：本证寒风外闭，故现恶寒，脉浮，无汗。寒闭体内之阳气，阳气奋起抗争，故烦躁。本证之烦躁为寒甚所致，故发汗较麻黄汤更甚，且随汗出烦躁即可得到缓解，故烦躁当与不汗出为同时出现。本证郁热的位置应当在手太阳经，因为太阳之气出入胸中，心胸的郁热表现与太阳经系特别是手经存在密切的关系。且本证的烦热相较外寒闭阻于表并非机理的关键，与阳明经的里热有明显区别。本方中麻黄与石膏的用量亦说明表寒是病情的关键问题。

鉴别：本证与肺经的风寒闭热（麻杏石甘汤证）初起表邪未解时均可有无汗、身热、脉象浮的表现，但肺经的风寒闭热是以里为主，且以影响肺的宣发肃降为主，故表现以咳逆气急，甚则鼻扇。

大青龙汤证是寒风闭热的典型病证，与麻黄汤证比较，都具备寒风闭表的机理，均会出现恶寒发热、无汗、身痛、脉浮紧等症，鉴别点在于大青龙汤证还存在闭热的机理，典型表现是烦躁，麻黄汤证则无烦躁。

（3）寒风闭热（轻症）

征象：恶寒（轻）发热（重），无汗或汗出不彻，微烦，面色缘缘正赤，口微渴，溺赤，脉浮数。或现症：目畏光而欲寐，鼻衄，咽干，咽痛。

机理：外寒郁闭，经络郁热。

治法：辛温发汗兼清里热。

方药：桂枝二越婢一汤（《伤寒论》）。桂枝（去皮）、芍药、麻黄、甘草（炙）各十八铢，大枣四枚（擘），生姜一两二铢（切），石膏二十四铢（碎绵裹）。

说明：本证寒风闭热从热化，故发热较恶寒明显，而咽干、咽痛、溺赤、口渴均与手太阳经络的循行及功能密切相关。本证机理与大青龙汤类似，均为寒风闭阻体内阳气，在症状上也均有恶寒、发热、烦躁的表现。但两者轻重不同：大青龙汤证寒邪闭表的程度与热郁于内的程度更重，因而烦躁亦重，并伴有恶寒、无汗、身疼、脉紧等寒闭的现象；桂枝二越婢一汤证寒闭较轻，故其上述大青龙汤证的寒邪闭表诸症均不突出，同时其烦躁亦轻，因为表寒轻则所闭之热易于外达，故发热重于恶寒而内烦反不自觉。结合方剂来看：桂枝二越婢一汤所用之药与大青龙汤仅有一味之差（大青龙汤无芍药而多一味杏仁），但用量却远较大青龙汤为小。若将发表与清里的主药来比较，本方麻黄用量仅为大青龙的八分之一，桂枝用量仅为八分之三，石膏用量亦远小于大青龙汤，这就从另一方面证实了本证之表寒及郁热均较轻。机理上大青龙汤烦躁与恶寒是因果关系，寒甚则弥烦；本证烦躁与身热相关，是邪热充斥的表现。两者在程度上也有明显的区别，且本证可能出现自汗的情况。本证与少阴阴胜格阳均有热多寒少的表现，但本证脉象不弱反而略旺（郁热的表现），与少阴真寒假热脉微弱可鉴别。

鉴别：桂枝二越婢一汤证与桂枝麻黄各半汤证均可出现发热恶寒、热多寒少，而前者为表寒闭热，必须用药；后者却为即将痊愈，或可不治，或当其"面色反有热色"时才用纯辛温的桂枝麻黄各半汤治疗。前者往往有郁郁微烦、脉数，亦常有口渴尿黄等症；即将痊愈的热多寒少之表证，不但无上述热症，且脉缓，故可鉴别；桂枝麻黄各半汤证虽可面红，甚至脉亦浮数，然其必无心烦尿黄之症，口渴亦不明显，亦可鉴别。

（4）风寒凝闭经脉（刚痉）

征象：项背强几几，发热，无汗，恶风寒，甚则无汗而小便反少，气上冲胸，口噤不得语，舌淡红，苔白，脉浮紧。

机理：外寒郁闭，经络不舒。

治法：辛温散寒，升津舒经。

方药：葛根汤（《金匮要略》）。葛根四两，麻黄三两（去节），桂枝二两（去皮），芍药二两，甘草二两（炙），生姜三两（切），大枣十二枚（擘）。

说明：本证乃风寒之邪（寒重）闭阻太阳经脉，经气不舒，阻滞津液不能输布，致太阳经脉失于濡养所致。太阳经脉循身之背，上额交颠络脑，还出别下项，寒闭太阳经脉即出现头连项强痛，进而项背强。太阳主皮毛，寒闭皮毛，卫阳被郁，则出现恶风寒、无汗、脉浮紧等。正邪相争则发热。严重者，可因寒动其水而小便反少；风势上逆，气上冲胸而胸满，风中经络而口噤不得语，即《金匮要略》所述的"欲作刚痉"，治疗仍可用葛根汤辛温散寒祛风，升津柔经。寒闭太阳经脉，致项背强几几，虽未达到痉病发作背反张的程度，但此时查体即可发现患者项部已有轻度抵抗，所以出现项背强几几时，即预知其欲作刚痉。

鉴别：本证与麻黄汤证同属寒闭太阳，均可出现头项强痛、无汗、恶寒发热、脉浮等症，但病位侧重点略有不同。麻黄汤证属寒闭皮毛，以恶寒发热、无汗而喘为主症；葛根汤证主要是寒闭太阳之经脉，以项背强几几，甚则背反张为主症，鉴别并不困难。

2. 伤风类

《素问·生气通天论》曰："故风者，百病之始也。"而太阳亦为六经藩篱，故风邪易犯于太阳经系之表。在疾病发展的过程中，因素体不同或疾病的治疗不当，太阳经中风又可发生众多转化，影响他经，形成众多兼变证。

（1）太阳中风

征象：汗出，微恶风寒，发热，头项强痛，舌淡红苔薄白，脉浮缓。或见症：鼻鸣干呕。

机理：风寒外束，营卫不和。

治法：发汗解肌，调和营卫。

方药：桂枝汤（《伤寒论》）。桂枝三两（去皮），芍药三两，甘草二两（炙），生姜三两，大枣十二枚。

说明：风性疏泄，腠理开泄，故汗出。风寒之邪犯于太阳之表，故脉有浮象且有头项强痛。本证风邪为主，故微恶风寒，避风即减。脉来迟缓是与太阳伤寒的脉紧对应的，而营卫不和则是以营弱卫强为主。太阳中风与太阳伤寒对比见前。太阳中风与太阳中暍均可有汗出、恶风、发热的相似表现，但太阳中暍见有脉象虚，且口渴明显，同时在发病季节上也只见于暑季。

（2）太阳受寒日久，表郁不解

征象：寒热阵发，发作如疟状（一日二三度发），二便平，面赤身痒，无汗，舌苔薄白，脉微浮。

机理：病久邪退，阳气怫郁。

治法：微发汗。

方药：桂枝麻黄各半汤（《伤寒论》）。桂枝一两十六铢（去皮），芍药、生姜（切）、甘草（炙）、麻黄（去节）各一两，大枣四枚（擘），杏仁二十四枚（汤浸，去皮尖及两仁者）。

说明：本证为太阳受寒日久，邪退不尽，而体内之卫阳受伤，无力抗邪外出，故邪气稽留不退。当阳气稍强则有发热，但寒邪不解故始终无汗而恶寒。身痒则是因太阳被郁，腠理不得汗而郁滞不通所致。

（3）喘家病中风

征象：素有咳喘病史，又外受风寒之邪，微恶风、寒，自汗，发热，喘促不宁。本证也可因太阳中风误下而成。

机理：风寒外受，肺失宣降。

治法：发汗解肌，宣畅气机。

方药：桂枝加厚朴杏子汤（《伤寒论》）。桂枝三两（去皮），甘草二两（炙），生姜三两（切），芍药三两，大枣十二枚（擘），厚朴二两（炙，去皮），杏仁五十枚（去皮尖）。

说明：本证因太阳风寒引发太阴宿疾，在太阳中风的基础上出现喘促、胸闷的情况。与小青龙汤机理相似，两证均为太阳之表影响了太阴之里。但本证外为太阳中风，故郁闭的程度相对小青龙汤证较轻。另外，对肺的影响以气机的宣降不利为主，并未引动水饮（亦可里无水饮），一般不会有喉间痰鸣、不得平卧的症状，也自然不会出现小青龙汤的大量或然证。但在临床上，咳喘日久的患者往往兼夹有饮邪，所以可以参考小青龙汤治饮之法或合方使用。

（4）过汗伤阳（太阳兼少阴）

征象：无热，恶风，小便难解，四肢有拘急，汗出不止，舌淡红苔薄白，脉浮而弱。

机理：过汗伤阳（卫），阳气不固，津液外泄。

治法：扶阳助卫，祛邪固津。

方药：桂枝加附子汤（《伤寒论》）。桂枝（去皮）、芍药、甘草（炙）、生姜（切）各三两，大枣十二枚（擘），附子一枚（炮，去皮，破八片）。

说明：本证邪退未尽故无热，恶风。过汗后，阳随汗泄，在表的阳气不足，筋脉不通，且卫不固外，津液外泄，筋脉不养，故有四肢拘急的表现。太阳经系阳气受损，故膀胱气化不利而有小便难解。脉象上表邪仍在，故脉浮，阳气受损故弱。治疗上本证的关键在阳气不固，而卫阳根于里阳，加强温里即可助表。

3. 伤暑类

太阳中暍（风暑夹湿，犯太阳之表）

征象：主症为夏日受风受湿致身微热，症现无衣则凛凛，着衣则烦热，微恶风，时自汗出，头昏，倦怠乏力，肢体疲重，心烦口渴，尿黄，脉浮数。或现症为身重而汗出不彻，小便不利，大便溏，日数行，脉浮软，舌苔薄白或微厚腻。

治法：解表疏风，透湿祛暑。

方药：藿香正气散（《太平惠民和剂局方》）。藿香（去土）三两，白芷、大腹皮、茯苓（去皮）、紫苏各一两，陈皮（去白）、白术、厚朴（去粗皮，姜汁炙）、苦桔梗、半夏曲、炙甘草各二两，甘草（炙）二两半。上为细末，每服二钱，水一盏，姜三片，枣一枚，同煎至七分，热服。如欲出汗，衣被盖，再煎并服。

说明：暑夹寒犯太阳，腠理开泄。本证恶寒、发热的表现特殊，如脱衣少衣则觉身凉，加衣稍多则感烦热明显，且汗出多。渴而喜冷饮，但仅仅前板牙燥。伤津液甚时可有虚脉。"太阳中暍"证，只需掌握以下要领，即不难诊断：

第一，夏季或夏季前后不久发病；第二，发病前有贪凉或外感水湿史；第三，有太阳之表的伤寒、中风或风湿的现症；第四，有暑热或夹湿，或暑伤气津的现症；第五，无很突出的里证。同时存在上述五方面中的四项者，即可确定诊断。

鉴别：

①与太阳伤寒表证鉴别：单纯的太阳伤寒表证无心烦、口渴，多无身重；"太阳中暍"证则常有以上三症。另外，太阳风寒表证无汗；而风暑夹湿的太阳中暍证多有汗。

②与太阳中风表证鉴别：风暑夹湿的太阳中暍证与太阳中风表证，虽均可具有恶风、发热、自汗、身疼、脉浮等脉症，但前者具有的口渴、稍加衣服则反觉烦热、尿短赤等症，后者往往不具备；而且，一般来说，身重、乏力之症，后者远不如前者显著。

③与太阳表里相兼、寒风兼蓄水的五苓散证鉴别：太阳中暍证与太阳表里相兼的五苓散证虽可同具寒热、烦渴、小便不利等症，但前者不具后者的水入即吐、小腹胀满之症，而五苓散证则以此二症为主症。

④与阳明气分实热证鉴别：太阳中暍证与阳明气分实热证，虽同可兼烦渴、自汗、尿黄等症，但单纯的未合并阳明暑热的太阳中暍证，上述诸症远不如阳明气分实热证显著，更不会出现阳明热甚的大烦、大渴、大汗、脉洪大，甚至神昏谵语等症；反过来，阳明实热证不会出现太阳中暍证的全身恶风恶寒、头痛身疼之症，只是阳明热邪内郁或大伤气津之时，才会出现一时性的背微恶寒、汗出时背微恶风而已。

4. 伤燥类

燥邪犯人之表时，因肺的生理特性，故其生理功能易受到影响，但在其初期阶段亦可影响太阳经系之表。且太阳经系的功能亦影响皮毛、腠理，故不能单纯地将燥邪犯皮毛归为肺经病变。

太阳凉燥

征象：畏寒，头微痛，腰项不利，无汗，鼻塞，舌苔薄白，脉浮。或现咳嗽，皮肤干痛，口唇干燥。

机理：凉燥犯表，卫闭营滞。

治法：苦温平燥法。

方药：雷氏辛散太阳法（《时病论》）。嫩桂枝（一钱），羌活（一钱五分），防风（一钱五分），甘草（五分），前胡（一钱五分），淡豆豉（三钱）。加生姜二片，红枣三枚，煎服。

说明：本证为凉燥初犯于表，其邪性寒，故有畏寒、无汗。燥邪犯表，营气不行，太阳经系脉络不养，故头微痛，腰项不利。因凉燥郁闭，故太阳经系相关的苗窍亦出现不利而又鼻塞。皮肤干痛、口唇干燥均是燥邪犯表的特征。凉燥之邪影响肺的宣发肃降则可出现咳嗽。如凉燥化热牵涉手经，或入里犯肺，则均不应用本方。如《时病论·秋伤于湿大意》记载："若热渴有汗，咽喉作痛，是燥之凉气，已化为火，宜本法内除去苏、荆、桂、加元参、麦冬、牛蒡、象贝治之。如咳逆胸疼，痰中兼血，是肺络被燥火所劫，宜用金水相生法（东洋参、麦冬、五味子、知母、元参，炙甘草）去东参、五味，加西洋参、旱莲草治之。"本证与凉燥犯肺的区别在于，本证以经络失养及寒气郁闭征象为主，而非咳逆咳痰。

5. 温热类

风热外袭太阳

征象：主症为发热，微恶风寒，咽痛，头痛，无汗，口不渴或微渴，舌尖边红，苔薄白，脉浮。或现症为咳嗽，脉数。

机理：风热犯于太阳，手经为主。

治法：辛凉解表。

方药：银翘散（《温病条辨》）。连翘一两，银花一两，苦桔梗六钱，薄荷六钱，竹叶四钱，生甘草五钱，芥穗四钱，淡豆豉五钱，牛蒡子六钱。上为散。每服六钱，鲜苇根汤煎，香气大出，即取服，勿过煮。

说明：本证风温袭表，卫气被郁，故发热，头痛。风性开泄，故微恶风。手太阳经循行于咽部，受风热之邪，故咽痛（主症）。邪气尚在卫分，故口不渴或微渴。风热影响手太阴导致肺气失宣则可出现咳嗽。脉浮数、舌边尖红均为热邪犯表的表现。本证需与风热犯肺证鉴别。银翘散的病证表现是以太阳经系的咽痛、头痛、发热及卫分郁闭的发热恶寒为主，而风热犯肺证则是以咳嗽、口渴等为依据的。

【整理补论】

①姚荷生教授在为研究生讲授自己对伤寒与温病学说相互沟通的理论研究心得时，除了阐述本节所收辑的内容之外，尚扼要阐明了以下几种观点：第一，

之所以会产生《伤寒论》以六经分证、温病以卫气营血及三焦分证，只是为了便于指导临床，从不同角度来进行证候分类而已。其实二者分类的理论基础，均出自中医的解剖、生理和病理学说等基础理论；分类的客观依据，均来源于临床事实，故二者并无根本矛盾。第二，从大的方面说，二者相异之处，是《伤寒论》强调了时病从表及里、寒邪先伤阳经后伤阴经的一般发展过程，故首论太阳病；温病学说较倾向于时病从上而下的发展过程，温邪易首伤上焦手太阴肺，故首论太阴病。第三，卫气营血辨证是以病机为纲来做证候分类的，这固然是温病学说首创，然卫、气、营、血的病机却并非温病所独有，《伤寒论》中同样讨论了这些病机；如果以营卫来分类太阳主证，则麻黄汤证与桂枝汤证两者相对而言，前者偏重于卫分，后者偏重于营分，这与桑菊饮证偏重于卫分、银翘散证偏重于营分有些相类，只是病因有寒热之分而已。第四，营与气、血的浅深基于生理是统一的，即无论在伤寒、温病、杂病都是营与卫同属表，气血为里。

②姚荷生教授在解释《伤寒论》之所以说麻杏石甘汤证"无大热"时，主要阐述以下观点：第一，此处所谓的"无大热"是指"表无大热"，即医者用手触患者体表，感到其身上热度并不高。产生这种现象的原因，主要是此时患者体表汗出，造成手触体表感不到高热；另外，因为麻杏石甘汤证并非表里俱热证，其热邪主要在里，故"表无大热。"第二，有关证属里热而体表无大热之症的，在《伤寒论》中另外还有记载，姚荷生教授搜集出来的就有4条，例如172条白虎加人参汤的"无大热"、252条大承气汤证的"身有微热"、242条大承气汤证的"时有微热"等，即是例证。第三，汗出而表无大热用麻黄与石膏相配来治疗的例子，尚有《金匮要略·水气病篇》的"……续自汗出，无大热，越婢汤主之"等。第四，从临床事实来看，风热犯肺者以汗出而体表无大热为常例。

③临床上，麻杏石甘汤亦可用来治疗表寒闭热的喘咳，在应用时必须注意两个问题：第一，表寒闭热以至于咳喘甚者，以无汗、身大热、口渴、心烦为特征，这与风热犯肺的汗出而喘无大热，较易鉴别。第二，风热犯肺的麻杏石甘汤证，麻黄与石膏的用量比一般为 1：2；而表寒闭热的喘证在用麻杏石甘汤时，麻黄与石膏的用量比例应参照大青龙汤与桂枝二越婢一汤，一般接近1：1。

6.伤湿类

（1）伤寒夹湿

征象：主症为恶寒发热，头痛，无汗或微有汗出，身体烦痛，转侧不利，舌苔稍腻，脉浮缓或欠流利。或现症为咳喘，胸闷，呕逆。

机理：风寒夹湿犯于肌表。

治法：辛温发汗祛湿。

方药：苏羌达表汤（《通俗伤寒论》）。苏叶（钱半至三钱），防风（一钱至钱半），光杏仁（二钱至三钱），羌活（一钱至钱半），白芷（一钱至钱半），广橘红（八分至一钱，极重钱半），鲜生姜（八分至一钱），浙苓皮（二钱至三钱）。

说明：本证寒邪夹湿，卫气闭阻故恶寒，无汗，头痛，发热，且有苔腻，脉缓或欠流利。影响肺胃之气机则可有咳嗽、胸闷、呕逆的表现。但本证头痛、身痛均伴有沉重感，拘急不如麻黄汤证明显。

（2）风湿犯于太阳表里

征象：头痛，发热，微汗出，恶风，骨节烦疼，身体沉重，微有浮肿，小便欠利，舌淡苔腻，脉浮缓或尺沉。

机理：风湿犯太阳，经腑同病。

治法：发汗散表，内利水湿。

方药：雷氏两解太阳法（《时病论》）。桂枝一钱五分，羌活一钱五分，防风一钱五分，茯苓三钱，泽泻一钱五分，生米仁四钱，苦桔梗一钱五分。

说明：本证表里俱感湿邪，故在太阳表证之外还有小便不利的表现。本证与水蓄膀胱均为太阳表里同病。湿邪弥漫，故不会出现水入即吐、少腹满等有形实邪困于里的表现。

（3）风寒湿闭太阳经络

征象：头痛，头重，一身尽痛，腰脊沉重痛，微热昏倦，舌质淡红，苔薄白或稍腻，脉浮寸脉不流利。或见恶寒发热，鼻塞。

机理：外感湿邪，闭阻太阳。

治法：祛风散寒除湿。

方药：①羌活胜湿汤（《脾胃论》）。羌活、独活各一钱，藁本、防风、炙甘草各五分，蔓荆子三分，川芎二分。

②麻黄加术汤（《金匮要略》）。麻黄三两（去节），桂枝二两（去皮），甘草一两（炙），杏仁七十个（去皮尖），白术四两。

说明：湿邪犯于太阳经络故头重痛而身烦痛。太阳所过之腰脊亦为湿邪所阻，此腰痛活动后稍可减轻，与肝肾不足的腰脊酸痛、空痛明显不同。如经络之中郁热不能外散则微微发热。本证因风、寒、湿三气夹杂而至，故治疗上亦当分清主次。湿重则肢体麻木不仁，小便不利，大便溏泄；风湿为主则伤于上，痛以肩背颈项为主，且痛无定处；以寒湿为主者，腰脊症状明显，痛有定处，亦可出现皮肤反应迟钝、筋脉屈伸不利的表现。湿邪所犯，故苔腻（表为主，故舌苔可无明显变化）且脉不流利。

（4）风湿犯表，卫气不足

征象：身体疼烦而重，不能自转侧；微觉翕翕发热，汗出恶风，然汗出不彻，或汗出剂颈而还，或汗出剂腰而还；脉浮虚而涩。

机理：卫气不足，复受风邪。

治法：助卫解表，祛风胜湿。

方药：桂枝附子汤（《金匮要略》）。桂枝四两（去皮），附子三枚（炮，去皮），生姜三两（切），大枣十二枚（擘），甘草二两（炙）。

说明：由于本证卫气不足，其卫气虽尚能与风湿相争而致翕翕发热，然其相争究属不力，故其发热较微；卫气虚的程度较重者，则难以自觉发热。正因本证卫气不足，加之风邪之性缓散，故患者症现汗出恶风。另外，本证病因属风湿，且以湿痹肌表阻滞营卫为主，故其汗出反不彻，此乃因湿邪重浊而易趋下流，故湿邪常偏于痹阻身体下部营卫气血，导致身体下部更难以出汗；表现于临床，其汗出不彻的特点是但头出汗，或汗出剂腰而还，与寒风犯表的桂枝汤证一时汗出全身、一时又无汗的汗出不彻，有着明显的不同。其脉浮，亦主邪气犯表；其脉虚，则主卫气不足；其脉涩，即主湿邪痹阻营卫。风湿犯太阳之表，表实与犯表卫气不足故均可身体烦疼而重，难以自转侧；亦均可现发热恶风寒而脉浮。然实证者无汗；兼虚者可自汗出。实证脉浮不虚，或兼弦；兼虚者脉浮而虚，一般不弦紧。实证者无汗则恶寒稍显著，得汗出则恶寒减；兼虚者得汗出则恶风寒更甚，汗越多则恶风越显著，因其汗出乃卫虚失于固表所致，汗越多则说明其卫气越虚，表卫失固而更难御外风外寒也。

7. 瘟疫类

（1）温疫初起，邪越太阳

征象：主症为病发先有恶寒，后恶寒止而但热。头疼身痛，胸闷脘闷，时作呕吐，舌苔白腻如积粉，脉弦数。或现症为腰项背痛，目痛，眉棱骨痛，眼眶痛，鼻干不眠，口苦，胁痛耳聋，寒热如疟。

机理：疫疠犯于膜原兼涉太阳经。

治法：开达膜原，兼透太阳。

方药：达原饮加羌活（《温疫论》）。槟榔二钱，厚朴一钱，草果仁五分，知母一钱，芍药一钱，黄芩一钱，甘草五分，羌活一钱。

说明：本证为湿热之邪犯于膜原半表里，间接影响胃气及胸中之气的运行，故胸闷脘闷。但仍有一不可忽视的征象表现，即头身痛，这说明半表半里与一身之大表太阳关系密切。三组或然症分别与三阳经系相关。舌苔白腻如积粉，主湿遏热伏。脉来弦数，是湿阻气机、热郁于里的表现。

（2）太阳瘟疫

征象：头痛项强，腰脊强，发热，不恶寒，作渴，脉浮。

机理：瘟疫外袭，卫闭营郁。

治法：解表透热，调和营卫。

方药：元霜丹（《松峰说疫》）。浮萍三钱，麦冬二钱（去心），元参二钱，丹皮二钱（酒洗），芍药一钱，甘草一钱，生姜三钱（切），大枣二枚（劈）。

说明：本证为冬不藏精，相火盛泄，外受瘟疫之邪，发于手太阳经，故热化重，初起无恶寒，但发热，犯于太阳经系故有头痛项强、腰脊强痛的表现。本证如表邪重而津伤不重，去麦冬、元参。如经络热盛可用浮萍黄芩汤（《松峰说疫》）：浮萍，黄芩，杏仁，甘草，生姜，大枣。

8. 水郁肌肤

征象：肉上粟起，渴欲饮水反不解渴，微有恶寒，舌淡红苔微腻，脉浮。

机理：水邪郁热于皮肤。

治法：利水透热。

方药：文蛤散（《伤寒论》）。文蛤五两。

说明：本证为太阳外感风寒之后，冷水淋于体表所致，卫阳为寒水郁闭。本证发热不高，因本证原有发热为卫气抗争寒邪所致，而用冷水淋后卫气被遏，故暂时体温可降低。但本证之热因郁闭而生，故较一般太阳伤寒之热更难消退。本证之口渴为津液不能上承的表现。本证的机理，对于目前临床上治疗外感疾病不分寒热地大量输液所导致的停湿、寒热难退亦有参考价值。

9. 太阳经湿热头痛

征象：头项闷胀痛，可兼有脑中痛。伴见汗出不彻，心胸痞满。舌稍红苔薄黄，或见腻苔，脉浮。

机理：风邪夹湿热犯于太阳经络。

治法：祛风清热利湿。

方药：选奇汤（《兰室秘藏》）。炙甘草（夏月生用）、羌活、防风各三钱，酒黄芩一钱（冬月不用此一味，如能食，热痛倍加之）。

说明：风湿热犯于太阳经络，故见有头项不适，风邪为主，故以上部为主。足太阳膀胱经络脑，故可兼脑中痛。如《症因脉治·卷一·头痛论》谓："太阳之盛，热反上行，头项脑户中痛。"湿热犯表，营卫不和，故汗出不彻。太阳之气过胸中，即可能出现心胸痞满的表现。以表为主，故舌苔不一定见明显腻苔的表现。

二、太阳经系病变——里证类

太阳经系的里证以膀胱腑、小肠腑的功能异常为主要表现。如《脏腑虚实标本用药式》曰："小肠……本病，大便水谷利，小便短，小便闭，小便血，小便自利，大便后血，小肠气痛，宿食夜热旦止。……膀胱……本病，小便淋沥，或短数，或黄赤，或白，或遗矢，或气痛。"同时，太阳与少阴相表里，故太阳经系的里证与心肾的关系密切，如心热下遗小肠导赤散证等。

1. 热结膀胱

征象：主症为感受风寒后，出现恶寒发热，再经数日转现小便黄赤不利，少腹小腹急结鼓胀，其人烦而多语、语言与意识偶欠清晰而如狂，且恶寒已除，只是发热。或现症为脉数或兼弦；舌质红或唇亦红；尿血，或尿血欠畅伴涩痛；或少腹急结而灼热。

机理：太阳风寒随经传腑，由表传里形成膀胱里证。

治法：通腑化瘀泄热。

方药：桃核承气汤（《伤寒论》）。桃仁五十个（去皮尖），桂枝二两，大黄四两，芒硝二两，甘草二两（炙）。

说明：太阳经感受外淫风寒后，发为寒热且数日不解，病变可随经自传其腑，由表传里形成膀胱里证。表证传里是形成表里相兼证，还是单纯的里证则须视其表邪是否罢除而定。本证因恶寒已除，则知其表寒已罢，即邪气已由寒化为热，由表入于里。患者少腹小腹急结而小便黄赤不利，乃因膀胱为州都之官，气化正常则能排废津于体外，解出清利之小便；今膀胱之气因热而结，热则其色变黄赤，气结难化则小便不利而涩痛；又因膀胱居小腹，其气与热邪相结，则患者自觉小腹甚至引及少腹胀急而灼热。本证热邪并非仅伤及膀胱气分与气相结，而是偏重于入膀胱血分与血相结，故患者自觉小腹少腹持续性胀急不解，且同时出现血分瘀热的多语及偶尔语无伦次的"如狂"征象；热入血分则唇舌俱可红。

鉴别：

①与膀胱蓄水证相鉴别：膀胱蓄水的五苓散证属膀胱气分病变，系表寒郁阳，阳气失其气化之功而动水蓄水，故其症必现恶寒发热，小便显著短少而少腹满。但因其无热邪及热与气血相结之机，故其小便不黄赤，不涩痛，更无尿血或血自下，仅现少腹（或小腹）满而不急结，无小腹灼热，亦无如狂与舌质红之征象。然本证属表寒已罢，热邪与血及气相结，故其症现发热不恶寒，小便黄赤不利，尿时略感涩痛。且由于本证偏重于热与血结，而热与气结不重，故小便不利的程度可较轻，但常有尿血、小腹少腹急结或有灼热感。热入血分与血相结，则唇舌可俱红，其人可"如狂"。

②与下焦蓄血（抵挡汤）证相鉴别：下焦蓄血证仅属热与血结而未涉及气分，且血结的程度重，血结的时间也可能较久，故其小便自利、大便色黑反易解出，脉沉结，少腹硬满，其人发狂或善忘。本证则属热入膀胱气分与血分，且热与气及血俱结，虽然热与血结的程度较气结重，但较蓄血证轻，血结的时间也不长，故其小便不利，尿黄赤或尿血，溺时涩痛，小腹或少腹仅急结鼓胀，而硬的征象并不显著，神志昏乱的情况不重而仅"如狂"。

③与冷结膀胱关元相鉴别：冷结膀胱关元乃因肝肾阴寒凝结所致，故其症现手足逆冷而不发热，小便清白，小腹硬满痛而拒按；本证因热所致，故发热，若属少阴肾经移热于膀胱，尚可"一身手足尽热"，小便黄赤甚至尿血，小腹可

灼热，少腹（或小腹）虽急结然硬痛拒按却不显著。

2. 小肠虚寒

征象：小腹隐痛，压痛不明显或无弥漫不定，时轻时重，遇寒则盛，得温则减。喜按，喜甘甜、热食，但多食易满闷。肠鸣，便溏或夹完谷，或久泄不止而小便不利。舌淡苔可见白腻，脉沉偏缓。

机理：阳气不足，肠腑不温。

治法：温中行气止痛。

方药：理中丸（《伤寒论》）。人参、干姜、甘草（炙）、白术各三两。

说明：小肠虚寒，肠道不能温养，发为隐痛。本无实邪，故压痛不明显。病因为虚、为寒，故时轻时重。得温养则痛可缓解。营不足，故喜甘甜。因分清别浊受到影响，故大便溏而小便不利。如《症因脉治·卷三·肿胀总论》所谓："小便时赤，小腹胀满，小肠胀也。"因小肠主液与水液代谢关系明显，故易感湿邪，且本证与脾胃不温而导致的阳明燥化不及易形成兼夹，故本证舌苔可腻。本证与脾胃虚寒的鉴别除了疼痛部位的差异，还有小便不利的特殊表现。因为单纯的脾胃虚寒小便异常也是以清长为主的。

补充：临床上本证可以小便不利为主症的形式出现，并不一定兼有腹痛。正如《症因脉治·卷四·小便不利论》所谓："泄泻不止，水谷不分，腹中辘辘有声，或痛或不痛，小水全无。此水液偏渗于大肠也。"

3. 小肠食滞

征象：小腹满闷，胀痛，痛处拒按。厌食，粪便甚臭，夜热且止，可伴有嗳腐吞酸。苔厚腻，脉滑。

机理：饮食停滞，小肠失降。

治法：行气消食导滞。

方药：枳实导滞丸（《内外伤辨惑论》）。大黄一两，枳实（麸炒，去穰）、神曲（炒）各五钱，茯苓（去皮）、黄芩（去腐）、黄连（拣净）、白术各三钱，泽泻二钱。

说明：本证因宿食停滞于小肠，故小腹满闷，痛处拒按。浊气不降，故厌食，甚者闻到食物气味即有恶心欲呕感。食谷不化，故粪便臭甚。宿食化热积于阴分，故夜热且止。如影响胃气顺降则引发嗳腐吞酸的情况。苔腻，脉滑亦为食积的表现。

4. 小肠气（滞）痛

征象：小腹胀痛，可伴有绞痛或挛急痛感，可放射状牵连腰背，下可连及睾丸。腹胀，肠鸣，排气后可缓解疼痛。可诱发阴囊疝痛。舌质淡，苔薄白，脉沉弦或弦紧。或见泄泻而兼小便不利。

机理：气机逆乱，血络不通。

治法：行气散结。

方药：天台乌药散（《圣济总录》）。乌药、木香、茴香子（微炒）、青橘皮（汤浸，去白，焙）、高良姜（炒）各半两，槟榔（锉）二枚，楝实十枚，巴豆（微炒，敲破，同楝实二味，用麸一升炒，候麸黑色，拣去巴豆并麸不用）七十枚。

说明：本证小肠气机逆乱，而引起不通则痛。血络因气滞不行而不通，故可出现绞痛、挛急痛。因经络所过，故在腰背及睾丸等处可出现连带的疼痛，如放射状。气机阻滞证，故排气后疼痛可暂时缓解，但如若影响血分（络）者则并不能缓解。脉紧为痛甚的表现。本证与肝经寒凝证均有少腹绞痛、阴囊肿胀、重坠而痛、脉弦紧等类似表现，但小肠气痛证以腹胀、肠鸣、泄泻、小便不利等症状为主；肝经寒凝证则是以胸胁胀、满、闷，阴部湿冷，阳痿不举或见黄疸、呕吐为主要表现。

5. 小肠实热

征象：心烦，咽痛，口渴欲饮，小便短赤涩痛，舌质红，苔黄，脉滑数。或见有耳聋，口舌生疮，血尿，茎中疼痛。

机理：心热下遗小肠。

治法：清利实热。

方药：导赤散（《小儿药证直诀》）。生地黄、甘草（生）、木通各等份。上同为末，每服三钱，水一盏，入竹叶同煎至五分，食后温服。

说明：本证小肠实热，故小便短赤涩痛，口渴欲饮。热发于经络，故出现手太阳小肠经系所过及络属之处的热证，见咽痛，心烦，耳聋，血尿，茎中疼痛。小肠与心经相表里，故可现心烦，口舌生疮。苔黄、脉滑数均为实热之证的表现。本证与膀胱湿热证均可出现小便短涩、排尿困难或尿血的情况，但手足经循行有别，故小肠湿热可见咽痛、口舌生疮、舌尖红的明显表现；而膀胱湿热多以尿频、尿不尽、尿急、小腹胀闷、腰痛为特征表现。

6. 膀胱湿热

膀胱湿热根据湿热的比重可分为湿重于热、热重于湿两大类，但它们均可表现小便不利为主的征象。如《备急千金要方》谓："右手尺中神门以后，脉阳实者，足太阳经也。病苦胞转不得小便，头眩痛，烦满，脊背强，名曰膀胱实热也。"

（1）湿重于热

征象：小便不通，热蒸头痛，身重而痛，呕恶不食，口干而不欲饮，舌苔白腻，脉濡或模糊。

机理：湿热闭窍，膀胱气化不利。

治法：淡渗利湿。

方药：茯苓皮汤（《温病条辨》）。茯苓皮五钱，生薏仁五钱，猪苓三钱，大腹皮三钱，白通草三钱，淡竹叶二钱。

说明：湿重于热，阻滞膀胱，水道不通、下窍闭塞，故小便不通。因湿重于热，湿邪闭阻下窍，可使小便点滴皆无，而尿道并无灼痛感。湿阻气机，气化不利，津不上承，故口干，然湿停于内，非津液受伤，故口干而不欲饮。湿邪为患，故舌苔白腻，脉象或濡或模糊。本证与《温病条辨》中湿热蒙蔽心包三焦腑的安宫牛黄丸和茯苓皮汤证均可有小便不利、身痛呕逆的表现。但本证病位在膀胱，小便不利是膀胱气化不利所致，而湿热蒙蔽心包及三焦腑的小便不利是因下焦焦膜为湿所闭间接影响而成，且本证无神志如蒙的精神症状。

（2）热重于湿

征象：身热口渴，尿频尿急，溺时热痛，淋沥不畅，尿浑色黄，甚则尿中带血，舌苔黄腻而干，脉数。

机理：湿热犯于膀胱，气化不利。

治法：泄热利尿。

方药：八正散（《太平惠民和剂局方》）。车前子、瞿麦、萹蓄、滑石、山栀子仁、炙甘草、木通、大黄（面裹煨，去面，切，焙），各一斤。上为散，每服二钱，水一盏，入灯心，煎至七分，去滓，温服，食后临卧。小儿量力少少与之。

说明：湿热侵犯膀胱，热重于湿，水道不利，热甚津伤，故身热口渴。热性急趋，迫于膀胱，乃致尿频而急，溺时尿道热痛。湿热阻滞，水道不利，下窍闭塞，则溺时淋沥不畅。湿热裹结，则尿液混浊而黄。热邪灼伤血络，则尿中带血。舌苔黄腻而干，是热重于湿的表现。脉数为热邪的表现。本证热重与湿重的膀胱湿热鉴别在于口渴与否，苔黄与白，脉数与脉濡（或不流利）。

7. 膀胱气化不及

征象：小便不利，或可点滴而出，尿色清长，小腹胀满，或见尿后寒战，便意频频，舌淡红，苔薄白，脉虚细。

机理：阳气不足，膀胱气化不利。

治法：补气通腑以利小便。

方药：宣阳汤（《医学衷中参西录》）。野台参四钱，威灵仙钱半，寸麦冬（带心）六钱，地肤子一钱。

说明：阳气不足，膀胱气化无力，故见小便排泄不畅，但尿量不少反多。州都之官不通，故有小腹胀满。阳气不足故脉虚细。张锡纯谓本方是："治阳分虚损，气弱不能宣通，致小便不利。……地肤子为向导药。"本证与肾阳不足均可有小便不利，且临床亦可兼夹出现。但本证以州都之官不行的小腹胀满为特征表现，而肾气不足者多有腰酸、腰中空痛，全身怕冷，或见头面浮肿等临床表现，故不难区别。

8. 手足太阳湿热

征象：尿频尿急，溺时热痛，淋沥不畅，尿浑色黄，小腹胀痛，大便溏泄，舌苔黄腻，脉弦。

机理：湿热阻滞气机。

治法：清热理气利湿。

方药：加味通心散（《医宗必读》）。瞿麦穗、木通（去皮）、栀子（去壳）、黄芩、连翘、甘草、枳壳（去瓤）、川楝子（去核）、归尾、桃仁（去皮尖，炒）、山楂各等份。上为末。每服三钱，灯心、车前草煎汤，空心调下。

说明：本证因湿热阻滞，故膀胱气化不利，而小肠腑气不通，故兼有小肠气滞及膀胱湿热的表现。

9. 太阳蓄水

征象：微恶寒，汗出，烦热，渴欲饮水但水入则吐，小便不利，少腹满，大便溏或泄，脉浮兼数。或现症：或微恶寒发热，或发热出汗不彻，或烦渴，甚至消渴引饮；或口渴不多饮，喜热饮；或少腹满，欲尿而胀急难忍；或下利；

舌质淡红，苔白。

机理：过汗伤阳，津不上承。

治法：利小便兼以解表。

方药：五苓散（《伤寒论》）。猪苓十八铢（去皮），泽泻一两六铢，白术十八铢，茯苓十八铢，桂枝半两（去皮）。

说明：本证因太阳风寒，过汗，伤阳，病陷于腑，津液不能上承，故口渴甚如消渴状。但本证为伤阳寒化，故太阳经寒水不化于里而停滞，故水入即吐，并少腹满。本证表未解故有微恶寒，脉浮之表现。本证"烦渴""消渴"与白虎汤证之烦渴引饮有别，白虎汤证因里热炽盛，热伤津液，故烦渴喜冷饮，得水则快；本证因水蓄膀胱，气不化津上承于口而渴，故渴喜热饮，或不多饮，多饮反觉不适，甚则水入即吐，并具小便不利、少腹满等症。

三、太阳经系病变——表里兼夹类

表里兼夹的杂病最为复杂，从内容上包括太阳经系自身的表里合病，因太阳经为寒水之经，寒为水之气，故寒邪很容易引动体内水饮形成，导致表有寒邪、里有水饮的表里相兼证，形成水饮内停的太阳蓄水。亦包括以太阳外感之表夹有他经食积、血瘀等杂病的证治，以及太阳经系与他经的表证或里证兼夹的多经并病。如《通俗伤寒论》所谓："伤寒最多夹证，其病内外夹法，较兼证尤为难治。凡伤寒用正治法，而其病不愈，或反加重者，必有所夹而致……"

1. 表寒里水

（1）太阳兼太阴（外寒里饮）

征象：恶寒发热，咳喘，无汗，清痰量多，平卧或夜间更甚。口不渴，或渴欲热饮，但多饮不适甚可呕逆，胸闷，平卧时可加重。可出现小便利，下利，少腹满。舌质淡苔白滑，脉浮弦紧。

机理：风寒外束，寒饮内停。

治法：辛温解表，温肺涤饮。

方药：小青龙汤（《伤寒论》）。麻黄三两（去节），芍药三两，细辛三两，干姜三两，甘草三两（炙），桂枝三两（去皮），五味子半升，半夏半升（洗）。

说明：本证风寒外束，与太阳伤寒机理相同，故亦有恶寒发热，无汗，但因素有水饮停留，故一遇表寒即影响肺的宣发肃降，故咳喘为主。饮为阴邪，且游走不定，故出现众多或然证。本证当不渴，但如果饮邪影响气机的升腾则可有口渴，如饮邪影响胃腑则可出现干呕的表现。因本方寒与饮共同致病，故脉象可弦紧互现。本证与射干麻黄汤证均为外寒里饮，但机理上本证有未解的太阳表邪，症状上射干麻黄汤证有喉间痰鸣如水鸡声的特殊表现，本证因表邪未解故全身症状更为明显。

（2）水停心下　病属表寒里水且水停中焦心下的太阳经证候，其病因机理虽不复杂、病所亦较明晰，但由于其病有偏表偏里、轻重缓急、是否波及他经等方面的差异，故临床上的现症各有不同，治疗宜同中有异。归纳起来，有关太阳经表寒里水、水停中焦的证候，有表寒里水均轻，表寒轻里水重，表寒里水均重，表寒里水俱轻、初动肾气四种。

①表寒里水均轻

征象：恶寒，发热，汗出，心下悸，口不渴。

机理：风寒未尽，水气凌心。

治法：解表散寒，温阳利水化饮。

方药：茯苓甘草汤（《伤寒论》）。茯苓二两，桂枝二两（去皮），甘草一两（炙），生姜三两（切）。

说明：寒风犯表，则可现恶寒发热；表邪不重，故寒热均轻，且可汗出；水停心下，故口不渴；心下停水，距心不远，水气常可凌心，故心悸或心下悸为该类病的常见症状。本证与表寒兼膀胱蓄水之证（习称五苓散证），前者水饮居于高位，必心下悸或心悸；后者水蓄低位，常无心悸，必小腹或少腹满，且常苦里急。前者阳受伤甚微，气化受阻不重，水津敷布障碍不大，所以小便利而口不渴；后者不但蓄水之势偏盛，且下焦阳气受伤受阻的程度稍重，气化功能难行，故常现口渴，甚至水入即吐，其小便必不利。

②表寒轻里水重

征象：心下胀满、气上冲逆欲呕，患者由卧位骤然坐起，甚或由坐位突然起身即觉头晕眩，微恶风寒，脉弦或沉紧。

机理：水饮内停，表寒未退。

治法：温阳利水化饮，解表散寒。

方药：苓桂术甘汤（《金匮要略》）。茯苓四两，桂枝三两（去皮），白术三两，甘草二两（炙）。

说明：伤寒太阳表证经误吐或误下后，一则造成表寒不去，二则吐下伤阳引邪入里，进而导致气不布水而水停心下，终致表寒里水证。因其表寒轻，则身仅微恶风寒；复因心下聚水过多，阻滞气机则致心下胀满；进而可阻胃气之顺降，则又可致胃气向上冲逆，甚则欲呕或呕涎水。水饮中阻，可阻碍脾之清阳上升于脑出现眩晕，尤其是当患者从卧位起坐、蹲位起立时，阳气必难骤升于脑而眩晕甚，甚则坐位起立、抬头晃脑即感天旋地转。饮阻气机，其脉可弦。至于"脉沉紧"，有可能系张仲景所遇见的患者患太阳伤寒表证后，又经误吐误下，造成阳气受伤、邪欲内陷的一时性脉象。临床上，表寒轻而里水稍偏重的苓桂术甘汤证出现脉沉紧者，非常罕见。另外，太阳之气出入于心胸，苓桂术甘汤证虽属太阳表证误下而邪气内陷，且以里证为主，但从其现"气上冲胸"一症来看，说明里水虽重但仍有表解之机，所以苓桂术甘汤虽重用茯苓，配以白术偏于治里水，但仍宜用桂枝兼以解表。

③表寒里水均重

征象：头项强痛，翕翕发热而无汗，心下胀满微痛，小便不利。

治则：风寒外闭，水饮中阻。

治法：解表散寒，温阳利水化饮。

方药：桂枝去芍加茯苓白术汤（《伤寒论》）。桂枝三两，甘草二两（炙），生姜（切）、白术、茯苓各三两，大枣十二枚（擘）。

说明：寒邪闭表，太阳经气受阻，则可头项强痛而无汗。卫阳与风寒相争于表，又可翕翕发热而必恶风寒。水停心下，郁阻气机，则心下胀满而微痛。若水津停蓄中焦，三焦难行决渎之功，水津难输下焦膀胱者，则小便不利。从其"小便不利"一症亦可看出，本证已涉及膀胱与肾。

④表寒里水俱轻、初动肾气

征象：太阳表证发汗太过，仍微恶寒，而患者觉脐下悸，欲作奔豚而未作奔豚。

治则：阳损水停，肾气欲动。

治法：温阳利水平冲，解表散寒。

方药：茯苓桂枝甘草大枣汤（《伤寒论》）。茯苓半斤，桂枝四两（去皮），甘草二两（炙），大枣十五枚（擘）。

说明：太阳之表的风寒经过度发汗后，表之风寒虽大减而仅余微恶寒，然因过汗后阳气稍损，可致中焦水气微聚，而肾气欲动未动，出现患者觉脐下悸欲作奔豚，然而终究未发作成为"（气）从少腹起，上冲咽喉"的奔豚证。

2. 外感风寒兼有郁热（三阳为主兼足三阴）

征象：恶寒发热，肌表无汗，头痛项强，肢体酸楚疼痛；口苦微渴；苔白或微黄，脉浮。

机理：外感风寒，兼有郁热。

治法：发散风寒，兼清郁热。

方药：九味羌活汤（《此事知难》）。羌活，防风，苍术，细辛，川芎，香白芷，生地黄，黄芩，甘草（原著本方无用量）。

说明：本证风寒犯于三阳经，故有恶寒发热、肌表无汗、头项强的表现。少阳郁热而又有口苦之证，邪气阻滞经络而见肢体疼痛。本证亦可见有厥阴、少阴头痛。原书服法中强调"视其经络前后左右之不同，从其多少大小轻重之不一，增损用之"。亦说明本证是以表证（肢体经络）兼夹为主，热当为郁热。

3. 湿温犯于太阳表里

征象：憎寒壮热，汗出不彻，小便赤涩，亦可淋沥不尽，甚或小便闭，大便溏稀。舌苔灰色滑腻者。脉寸浮而尺沉，或可见数脉。或见头项重痛，转侧不利，腰部沉重，肢体微肿。

机理：湿热两犯太阳经腑。

治法：清热，透表，利湿。

方药：宣解汤（《医学衷中参西录》）。滑石一两，甘草二钱，连翘三钱，蝉蜕（去足土）三钱，生杭芍四钱。

加减：若滑泻者，甘草须加倍。

说明：湿温犯于太阳之表，故恶寒、发热，但因湿温之邪，故表现为壮热，汗出不彻。里证方面则是外感湿温之邪，由表入里，影响膀胱气化，故有小便赤涩，淋沥不尽的表现。湿邪为患故大便溏，且苔灰滑腻。如湿重则脉寸浮而尺沉（可不流利），如热重则可有脉数的表现。

4. 太阳伤寒夹食积

征象：恶寒无汗，头痛身热，胸间满痞，恶心，嗳腐吞酸。甚者有呕吐泄泻。舌苔白厚，或兼淡黄，或兼灰腻。脉象左右均紧，兼见沉伏或兼见滑。

机理：寒束食停，卫闭气滞。

治法：辛温发汗，行气导滞。

方药：羌活冲和汤去生地加桔梗、枳壳（《伤寒六书》）。羌活、黄芩、枳壳、桔梗各一钱，川芎、防风、苍术各八分，白芷八分，甘草、细辛各三分。水二钟，姜三片，枣二枚，煎至一钟。槌法加葱白，捣汁五匙，入药再煎一二沸。如发汗，用热服；止汗，温服。

加减：夏月，加石膏、知母，名神术汤，如服此汤不作汗，加苏叶。喘，加杏仁、地黄。汗后不解，宜再服。汗下兼行，加大黄，釜底抽薪之法。其春夏秋感冒，非时伤风，亦有头痛恶寒，少热自汗，脉浮缓，宜实表，去苍术、细辛，加白术。若汗不止，加黄芪、芍药。

说明：本证或于外感风寒后暴食，或伤食后感风寒之邪，其脉症较杂。外感风寒故有恶寒无汗，头痛身热。食积于膈上则可见有胸间满痞。食积胃肠则有嗳腐吞酸，里有食积故苔厚腻，或黄，或灰。外感风寒故脉紧，且紧脉亦主宿食，如《金匮要略·腹满寒疝宿食病脉证治第十》谓："脉紧头痛有风寒，腹中有宿食不化。"若食积膈上则脉沉伏。食积胃肠者脉象为滑或可兼数。治疗上，如食积膈上，除本方外亦可用吐法。仲景所谓："宿食在上脘者，当吐之。"

5. 太阳伤寒兼血瘀痰饮气结

征象：恶寒，发热，无汗，头项强痛，脉浮。或见反胃，呕吐，心胸、胁肋脐腹胀满刺痛，肢体乏力，便溏不爽。脉可兼涩或弦。

机理：外受风寒，内兼宿疾。

治法：散寒解表，活血行气祛痰。

方药：五积散（《仙授理伤续断秘方》）。苍术、桔梗各二十两，枳壳、陈皮各六两，芍药、白芷、川芎、川归、甘草、肉桂、茯苓各三两，半夏（汤泡）三两，厚朴、干姜各四两，麻黄（去根、节）六两。上方除枳壳、桂两件外，余细锉，用慢火炒令色变，摊冷，入枳、桂令匀。每服三钱，水一盏，姜三片，煎至中盏热服。

说明：本证素有血瘀、痰饮，而见心胸、胁肋等处的刺痛或胸胁的胀满，湿犯于里气机阻滞而见反胃、呕吐、便溏等。《太平惠民和剂局方》谓本方："调中顺气，除风冷，化痰饮。"本证如单独夹血瘀者亦可用桂枝桃仁汤加味（《妇人大全良方》）：桂枝，桃仁，赤白芍，生地黄，炙甘草，炮姜，大枣。

6. 太阳兼阳明（风寒下痢）

征象：发热恶风寒，头项强痛，无汗，脉浮紧。同时伴有项背强急，或伴下利，或伴有呕吐。

机理：太阳阳明，风寒在表初陷于里。

治法：发汗解表，升津舒经。

方药：葛根汤（《伤寒论》）。葛根四两，麻黄三两（去节），桂枝二两（去皮），生姜三两（切），甘草二两（炙），芍药二两，大枣十二枚（擘）。

说明：本证是寒邪犯于太阳经输，经气不能通利，而导致经脉失于荣养，故头项强急，且本证的项强急不活动时也有明显的不适感，较太阳伤寒的项强更为明显。同时因寒邪不解于外，内犯于阳明，导致大肠传导失职，故出现水谷不别，或见下利的情况。当犯胃明显时可伴有呕吐，可用葛根加半夏汤治之。

7. 血燥太阳腰痛（太阳兼厥阴）

征象：腰酸痛，项背强直，活动及劳累后痛加重，休息后可稍缓解，腰背怕冷，舌淡，苔薄白，脉沉细或涩。

机理：血虚火盛筋燥。

治法：疏风养血。

方药：疏风滋血汤（《证治准绳·类方》）。当归，川芎，白芍药，熟地黄，羌活，独活，红花，牛膝，防风，白芷，家葛，升麻，甘草，柴胡，桃仁，生姜（原方无用量）。

说明：本证素体血虚筋脉不养，外受风寒而发于太阳经脉，为厥阴太阳合病。其中邪气所停留的部位为太阳经，在活血养血的基础上仍需疏通太阳经系。

8. 太阳风寒（湿）脑痛（牵涉阳明）

征象：脑痛连项，伴项强，筋急，牙齿动摇，牙龈袒脱疼痛，舌淡红苔薄白，脉浮紧。

机理：风寒湿邪循太阳经络犯脑。

治法：疏散风寒邪。

方药：羌活散（《兰室秘藏》）。藁本、香白芷、桂枝各三分，苍术、升麻各五分，当归身六分，草豆蔻仁一钱，羌活一钱五分，羊胫骨灰二钱，麻黄（去根节）、防风各三钱，柴胡五钱，细辛少许。

说明：本证足太阳受邪于表，循经络犯于脑，并影响头面诸窍。本证太阳经兼阳明经,故有牙疼(牙齿为阳明经脉所过)。袒露其齿作痛为寒邪犯阳明的表现。

9. 痘疮初起于太阳(太阳兼少阴)

征象:疮疹发于背部,可沿足太阳膀胱经循行部位,疹色暗淡,痘形扁平浆液少,痘疮难以溃破,破后难以愈合。关节不利,腰痛如折,恶寒,发热,口渴明显。舌红或绛,脉浮但按之不足。

机理:疫毒太少两感。

治法:透表散寒,通络止痛。

方药:①羌活当归汤(《幼科证治准绳》)。羌活、当归、独活、防风、川芎、黄柏各一钱,柴胡一钱五分,桂枝七分,栀仁、红花各八分。

②人参败毒散(《太平惠民和剂局方》)加细辛。柴胡,甘草,桔梗,人参,川芎,茯苓,枳壳,前胡,羌活,独活,生姜,薄荷,细辛。

说明:本证疫毒外袭,犯于太阳经脉,其性寒偏重,故疹色暗淡,难溃难消,再禀太阳寒水之性,故透发更难。又兼少阴阴液亏虚(多为幼儿素体不足),故相火内旺。两相兼夹故恶寒、发热(即所谓热在皮肤,寒在骨髓)且腰痛明显。本证腰痛甚是因邪气循膀胱经入肾经表里同病所致。治疗上以发表为主,以透邪外出为要,此方能扭转直下之病情。

10. 太阳兼少阳(风寒)

征象:发热微恶风寒,肢节烦疼,微呕,心下支结,脉浮弦。

机理:风寒袭扰太阳少阳。

治法:疏风散寒,和解少阳。

方药:柴胡桂枝汤(《伤寒论》)。桂枝一两半(去皮),黄芩一两半,人参一两半,甘草一两(炙),半夏二合半(洗),芍药一两半,大枣六枚(擘),生姜一两半(切),柴胡四两。

说明:本证为风寒袭扰足太阳与手少阳,营卫怫郁,枢机不利,水饮停蓄,相火内郁,正邪相争。故取桂枝汤、小柴胡汤合方。以桂枝汤疏风解肌,调和营卫,解太阳之表;以小柴胡汤疏气转枢,和解少阳。

11. 少阳兼太阳(风寒湿)

征象:寒战,发热,无汗,剧烈头痛,肌肉关节酸痛,舌苔白腻,脉浮或浮数者。

机理：少阳风寒兼太阳。

治法：和解少阳，发散太阳。

方药：荆防败毒散（《摄生众妙方》）。羌活、独活、柴胡、前胡、枳壳、茯苓、荆芥、防风、桔梗、川芎各一钱五分，甘草五分。

说明：本证之寒战、高热并发与太阳之恶寒有明显区别，是少阳受邪的表现，故用柴胡、前胡、川芎。同时又兼有太阳风寒湿之表现。

12. 三阳合病

征象：恶寒渐轻，身热增盛，无汗头痛，目疼鼻干，心烦不眠，咽干耳聋，眼眶痛，项强痛而连及两侧（胸锁乳突肌），背正中痛而连及肩胛，舌苔薄黄，脉浮。

机理：寒风郁闭三阳经脉。

治法：散寒解表，清透郁热。

方药：柴葛解肌汤（《伤寒六书》）。柴胡，干葛，甘草，黄芩，羌活，白芷，芍药，桔梗（原著本方无用量）。水二盅，加生姜三片，大枣二枚，槌法加石膏末一钱，煎之热服。

说明：本方证在外有未解的三阳风寒，同时郁闭少阳、阳明之火热，故恶寒仍在，并见头痛、无汗等症。而阳明经脉起于鼻两侧，上行至鼻根部，经眼眶下行；少阳经脉行于耳后，进入耳中，出于耳前，并行至面颊部，到达眶下部；初犯阳明、少阳，故目疼鼻干、眼眶痛、咽干耳聋。热扰心神，则见心烦不眠。脉浮是外有表邪，且方中重用柴胡为君，合黄芩以透少阳之火。少阳半表半里沟通太阳、阳明，故在外助散太阳之寒，向内兼可清阳明之热。

13. 痉病

征象：脉浮，发热，微恶寒，自汗出而汗出不彻，心烦，小便频数而色量一般，胫微拘急。

机理：素体阴虚，风寒郁热。

治法：解肌和营，兼以清热生津。

方药：栝楼桂枝汤（《金匮要略》），倍芍药、加黄芩。栝楼根二两，桂枝三两，芍药六两，甘草二两，生姜三两，大枣十二枚，黄芩二两。

说明：从症现脉浮、发热、恶寒来看，知其风寒犯太阳之表；从症现自汗出，又可知其病因虽然有风邪与寒邪，但又以风邪为主，寒邪仅属兼夹之邪而为次，如同桂枝汤证一样，风主疏泄即自汗出，寒主凝闭又汗时收，如此一来，汗时出时收而不能透彻，故云"汗出不彻"。"小便数"即小便次数频繁，从临床上看，若小便色赤而频数，多属热迫所致；若小便色清而频数不利，多属寒水不化；若小便色量一般而频数，则多与亡津液相关。综上所述，判断为"素体阴虚、风寒郁热"是有依据的。

第三节 太阳经系病案举例

一、太阳证

1. 表证类

（1）太阳风寒表证：发热案——葛根汤

张某，男，35岁，2022年12月30日初诊。主诉：发热1天。现病史：昨日外出穿衣较少，晚上出现发热，最高温度38.3℃，恶寒，无汗，身痛，无鼻塞流涕，无咳嗽咯痰；发热后出现小便频、量多色清，既往小便正常；纳可，眠可，大便可。舌质淡红，苔薄白；脉浮数。辨证：太阳风寒闭阻。

处方：葛根汤。葛根15g，麻黄10g，桂枝10g，炙甘草6g，生姜10g，大枣10g。1剂，水煎服，服后裹被助汗。

随访：服药后汗出热退，诸症悉除。

按语： 风寒之邪闭阻太阳之表，卫阳被遏，腠理闭塞，营阴郁滞，经脉不通，故见恶寒、发热、无汗、身痛；足太阳膀胱之表为风寒闭阻，进而影响在内膀胱之腑的气化；患者既无汗，津液在体表无出路，唯从下之膀胱而走，膀胱主贮存和排泄尿液，故出现小便频、量多色清。方用葛根汤发汗解表、宣卫和营，汗出后表证除，膀胱气化不利随之而解。

【问题讨论】脉浮数主风热，此处何以主风寒？

参考答案：数脉是热证的主脉，故脉浮数多主风热，此是常理而论，但从机理上讲，正邪斗争剧烈亦可见数脉。表证中卫阳与表邪相争，往往出现发热，而心率受体温影响，体温升高1℃，心率可增加12～18次/分，即现数脉。故临床上不可一见数脉即概作热论，脉浮数并非尽主风热。如《伤寒论》51条：

"脉浮而数者，可发汗，宜麻黄汤。"仲景明示浮数可主风寒，其机理为卫阳与风寒斗争激烈。

（2）太阳风寒表证：腹泻案——麻黄汤

患者，女，44岁，2014年4月18日初诊。主诉：发热恶寒，头身疼痛2天，伴腹泻半日。16日夜受风寒，次日凌晨出现头痛，恶寒，发热（体温最高38.3℃），微汗出，恶风，腰痛，四肢关节酸痛，下肢为甚，静脉滴注（具体药物不详）治疗1天效果不佳，今日上午出现泄泻，为淡黄色稀水便，共泻3次（患者素有脾胃虚寒史）。头、腰及四肢疼痛加重，给予肌注止痛药后汗出症状略减，须臾复故。诊见：发热，体温38℃，恶寒，恶风，头、腰及四肢疼痛，汗出时止，泄泻，舌苔薄白略干，脉浮数。化验血常规、尿常规均正常。西医诊断为发热，中医诊断为感冒。辨证：素有太阴脾虚，风寒外犯太阳兼太阴之表。

处方：麻黄汤化裁。蜜麻黄10g，桂枝10g，白芍10g，生姜3片，炙甘草6g，藿香6g，独活10g。5剂，水煎服，日1剂，分2次温服。

二诊（2014年4月23日）：发热恶寒症除，身痛大减，恶风症状有所缓解，大便次数明显减少，日2～3次，不成形，舌淡，苔白，脉细缓，两寸浮。用桂枝汤原方7剂。

三诊（2014年4月30日）：身痛及恶风均除，仅有大便不成形，舌质淡，苔薄白，脉细缓，给予理中丸巩固治疗1个月。

按语："邪之所凑，其气必虚。"患者素有脾胃虚寒史，现猝然受风寒之邪。因太阳主一身之表，外受风寒，太阳经首当其冲，出现头腰疼痛；此处身痛给予止痛药，虽然暂得缓解，然非治本之法，表邪不解，身痛不除，故首诊用麻黄汤以解太阳之表。加减方面因见有膀胱经脉受寒之腰疼，加用独活通络散寒止痛；其风寒之邪误用寒凉药物（静脉点滴寒湿直接入里）助湿困脾而有泄泻，加用藿香醒脾祛湿。二诊时用桂枝汤解太阴之表，散寒止痛。最后表证已衰大半，以中焦里虚寒为主，表除乃可专于温里，故用理中丸以巩固治疗。

2. 里证类

太阳蓄水证：小便频急案——五苓散

徐某，女，48岁，工人，1988年9月1日初诊。主诉：小便频急反复发作1年。患者经常小便频急，尿量少，少腹坠胀，小便常规检查正常，诊断为尿路感染。用高锰酸钾外洗，皮肤觉发干明显；内服氟哌酸，虽能控制症状，但不能治本，反复发作。就诊时主要征象：尿意频急，白天每 2～3 小时一次，甚至不足 1 小时一次，夜间 3～4 次，尿量少，尿道轻微刺激感，少腹坠胀，口不渴，大便正常，舌苔白润而滑，脉缓有力。中医诊断为淋证。辨证：膀胱气化不利，水湿内停，日久兼郁热。

处方：五苓散化裁。白术 10g，泽泻 10g，猪苓 10g，桂枝 10g，茯苓 15g，白茅根 20g。5 剂，水煎服，日 1 剂，分 2 次温服。

回访：患者服上药后，尿频消失，尿意增加，少腹坠胀感明显减轻，口和舌润，脉缓有力。嘱再服 5 剂，症状消失，一切正常，临床痊愈。随访半年，未再复发。

按语： 尿道感染是妇科常见病，多数以消炎、清热解毒治疗，有的有效，有的无效，且反复多。用五苓散治疗本证，主要是抓住尿意频急、次数多量少的临床特征。本病证核心病机是膀胱气化不利，故小便不利，用五苓散化气利水治疗。因日久下焦稍有郁热，尿道轻微刺激感，加白茅根合五苓散淡渗兼清热之意。有时尿中检出白细胞，可加金银花、白花蛇舌草、苦参、十大功劳叶之类，任择 1～2 味。如尿道口瘙痒，伴白带较多，用五味消毒饮加土茯苓、蛇床子、地肤子之类，煎药坐浴、外洗，有清热解毒、清洁外阴的功效，与五苓散配合用，内外合治，相得益彰。

3. 表里兼夹

（1）手足太阳湿热证：小便灼热疼痛案——八正散

张某，男，20 岁，2023 年 6 月 2 日初诊。主诉：小便灼热疼痛 2 天。现病史：2 天前患者受凉后出现发热，体温 39℃，伴小便灼热疼痛，恶寒，无汗，于诊所口服退烧药及阿莫西林后发热退，余症除；昨日再次出现小便灼热疼痛，未见发热，伴瘙痒，小便频、黄短；大便黏，难解，色深黄，味重；口干饮温，无心烦口苦；纳可，食生冷易腹泻；眠可。舌质尖红，苔白厚腻满布，脉尺沉。辨证：膀胱湿热。

处方：八正散化裁。木通 6g，车前子 10g，瞿麦 15g，萹蓄 10g，大黄 2g，滑石 15g，甘草 4g，地肤子 15g，枳实 10g，白术 10g，陈皮 10g。6 剂，颗粒剂温开水送服，嘱停服阿莫西林。

药后随访：诸症除。

按语： 患者外受风寒，太阳表里同时受邪，不仅闭阻太阳表卫之气，亦化湿郁热于太阳膀胱之里，在表见发热恶寒、无汗，在里见小便灼热疼痛。服用退烧药及抗生素后，表证虽除，里证反复，风寒虽无，湿热缠绵，故见小便灼热疼痛、瘙痒，小便频、黄短。方用八正散加减，清利膀胱湿热；患者大便黏、难解，食生冷易腹泻，又以枳实、白术、陈皮降气燥湿、顾护脾胃。

（2）太阳表卫阳气虚兼有湿滞：汗证——桂枝加附子汤

刘某，女，51岁，2021年3月31日初诊。主诉：易汗出3年。症见：易汗出，汗滴如珠，恶风畏寒，头紧痛，身重乏力；纳可，无口干口苦，大便溏，小便调；嗜睡，无心烦；舌质偏淡，苔薄白腻，脉弱。辨证：太阳表卫阳气虚兼有湿滞。

处方：桂枝加附子汤化裁。桂枝10g，白芍10g，甘草6g，生姜10g，大枣10g，炮附片10g，黄芪20g，茯苓15g。5剂，水煎服。

二诊：汗出减轻，汗珠由大滴转细密，恶风畏寒减轻，头紧痛除，身重乏力减轻，嗜睡减轻，较前口干。前方加天花粉15g，续服5剂。

按语： 患者卫阳不固，表虚漏汗，故见易汗出，恶风畏寒；津液外泄日久，卫阳营阴耗伤愈甚，阳气不振，见嗜睡、舌质偏淡。方以桂枝加附子汤调和营卫，扶阳固表；身重乏力、大便溏，苔薄白腻，为兼有湿滞，加茯苓利水渗湿，加黄芪则合以桂枝加黄芪汤，益气助卫，振奋卫阳，宣行肌表水湿。

【问题讨论】太阳表卫阳虚与太阳中风如何鉴别？

参考答案：两者均可见汗出恶风，舌淡脉浮，但太阳表卫阳虚为卫阳不固，汗出较甚，不唯恶风，更有畏寒；且"阳气者，精则养神，柔则养筋"，卫阳虚者虚象明显，可见神疲乏力，筋脉失养，肢急难伸，脉弱；而汗出过多，阴津受损，气化不利，又可见小便困难。太阳中风为寒风郁表，营弱卫强，故可见发热，头项强痛，身体酸疼，恶寒，虽有汗出而不彻。治疗仅以桂枝汤疏风散寒、调和营卫，无需附子扶阳固卫。

二、太阳兼他经病证

1. 太阳兼少阳

（1）太阳少阳合病风湿证：肩颈疼痛案——仿柴胡桂枝汤

侯某，男，66岁，2022年4月2日初诊。主诉：颈肩反复疼痛4年余。患者曾于他医处就诊，处方小柴胡汤加减，效不佳。现症：左侧颈肩处疼痛拒按，按则痛重，左侧锁骨处刺痛感，自觉肌肉僵硬不柔，左肩部及上臂活动受限，时有夜间低热，体温 37.1℃左右，平素怯寒，恶风，晨起或夜间有少许白黏痰，食纳、睡眠平。舌质青，苔白底，浮黄较厚腻，中见裂纹，脉偏细，略弦带紧，左略弹指，稍欠流利。中医诊断：痹证。辨证：素有湿热与外风相搏，痹阻经络，营分瘀阻，病位以手太阳、少阳为主。

处方：仿柴胡桂枝汤化裁。羌活 10g，姜黄 10g，葛根 30g，白芍 10g，川芎 10g，炙甘草 6g，连翘 10g，赤小豆 15g，法半夏 10g，陈皮 10g，防风 10g，薏苡仁 15g。7 剂，水煎服，日 1 剂，分 2 次温服。

二诊：服上方16剂（7剂服完后，原方自续8剂），颈肩部疼痛减轻6分，左臂能轻微活动。舌质暗，淡黄厚腻，脉细减，弦紧减，左脉按之弹指，欠流利减。上方加鸡血藤 15g，继服药 10 剂。

三诊：颈肩部疼痛已不明显，左上肢活动接近正常范围，仍有锁骨处按压痛。舌质暗红，有裂纹，尖少苔、中后部苔稍厚白。脉弦略急，左下部偏细。上方去羌活、连翘、赤小豆，加当归 15g，五指毛桃 20g，5 剂。后嘱注意避风避湿，忌饮酒、饮食油腻。回访 3 个月疼痛情况稳定。

按语：①患者颈肩部疼痛，按经络循行，当属少阳、阳明之经所过，然证在体表，以疼痛为主诉，说明关键病机乃经络所行之营分瘀阻。太阳为人身之藩篱，统体表主要生理物质——营卫，且患者时有低热之症，说明波及卫气。从邪气所犯之地带及影响的精气功能障碍两方面考虑，此患病之病位以太阳、少阳为主，兼涉阳明经脉（六经辨证不能局限于经脉循行，也需结合经脉的气化与所统摄的精微物质）。具体选方遣药上因寒热症状较轻，而疼痛感觉凸显，加之患者素好饮酒，舌质青，舌苔厚腻，脉欠流利，故治疗应以祛风散湿、行营通经为重点。②柴胡桂枝汤重在散寒、祛湿、活营力弱，故仿柴胡桂枝汤，以羌活易桂枝，川芎替柴胡，增强祛湿。但不去白芍之酸收乃是顾护营气，更配辛散药物取活营通经之力。对于素体湿热辨证为湿中郁热，以清透为主。上以连翘循太少所过之咽外透，下以太阳之足经以薏苡仁、赤小豆淡渗而出，故不用小柴胡汤中黄芩之苦燥。此法更蕴含了辛散风药配以连翘、薏苡仁、赤小豆之湿热由表透出的复合类方。此乃刘英锋教授日常许多疑、难、奇、疴证屡屡取效的经验治法。二诊时疼痛大减，说明湿邪痹阻见退，顾及患者本体血分不足，加鸡血藤养血通络，邪气大退后再加当归、五指毛桃益气养血，经络不易再受邪气。

（2）太阳少阳合病湿热证：腰胀案——石韦散合温胆汤

李某，女，35岁，2019年5月10日初诊。主诉：腰部偶有胀感2年。患者两年前无明显诱因出现腰部隐胀感，曾做腹部CT示尿路泥沙样结石。西医未予治疗，嘱多饮水，活动腰部。两年间，腰部不适感无明显加重或缓解。平素食纳平，容易口干，喜饮凉水，口气重。大便成形但质地偏软。怕热，汗多，汗出黄染。形体胖壮，面色稍滞，语声沉闷而缓。舌质淡红带青，有齿痕，苔薄白干净。脉软，尺部较旺，左较细。中医诊断：石淋。辨证：素体少阳痰湿郁热，湿热下注膀胱，久则影响血分，煎熬成石。

处方：石韦散合温胆汤化裁。石韦20g，瞿麦10g，冬葵子10g，海金沙10g，生鸡内金10g，金钱草10g，陈皮10g，法半夏12g，竹茹12g，枳壳12g，益母草10g，乌药5g。10剂，水煎服，日1剂，分2次温服。

二诊：服上方10剂，自诉服至第8剂时，小腹部发作两次一过性刺痛感，余无明显不适，腰部胀感见减3分。舌质淡红略青，苔薄白干净。脉偏软，尺部旺见减，左细。考虑患者小腹部一过性疼痛为服药后泥沙样结石由膀胱通过输尿管排出所致，患者腰部胀痛见减，故守上方加绵萆薢12g，以化湿浊，后加减调治1个月左右，患者经查CT显示结石已无。

按语：①该患者以尿路结石为主诉前来就诊，考虑其正值壮年，观其形体胖壮，闻其语声有力，故考虑其证多实。据患者平素怕热，口干喜凉，口气重，大便质软，言语速缓，脉软而舌有齿痕，可见患者素体痰湿郁热，膀胱湿热久蕴，热煎湿浊，遂形成有形之结石。以石韦散合三金清利湿热，化石通淋，配以温胆汤顾其体质，前后服药一月余而结石通过小便排出体外。②患者结石虽在肾与膀胱，但西医解剖之肾脏与中医藏元阴元阳、主水液、主生殖之肾并不等同。中医之肾乃藏精之所，少阴之脏，其为病在虚实方面多以虚为主，或本虚标实，而本案虚象不显，乃湿热日久为患，故其病位、病机仍以湿热阻滞膀胱之腑、气化不利为主。要理解痰湿热在太阳与少阳之间的相关性，最重要的是明确手少阳三焦在水火气机调节中的道路作用，其功能失调导致的水火气机失和就可出现痰湿热内生，进而影响下焦膀胱的功能。（具体内容见本书后文中手少阳三焦经系相关的理论基础）

2. 太阳兼太阴

太阳外受风寒兼太阴营弱气虚证：产后出汗案——桂枝加附子汤

黄某，女，34岁，2020年5月24日初诊。主诉：产后汗出8个月余。患者8年前首次分娩后出现胃部畏寒，进食生冷食物或受风后常胃痛，易腹泻，大便多糊状或水样，胃镜示：浅表性胃炎，胃息肉，最近自服桂附理中丸后，大便可成形。2019年10月二次分娩，分娩过程顺利。后遗留进食或入睡后易汗出，汗凉，质地清稀，水样，无明显异味，身不热，伴腰以下明显怕风怕冷感，同时分娩后伴身怕冷明显、全身大小关节冷痛、视力下降、视物模糊等症。食欲、食量一般。性格多思虑，现因病情绪低落。月经周期平，周期淋漓不尽至十余天，血色偏暗，经期腰酸明显，无痛经。舌淡红略青，苔薄白干净。脉细偏沉，右寸不足。中医诊断：自汗。辨证：素体脾阳不足，产后营血亏，易受风寒，卫阳不固。

处方：桂枝加附子汤化裁。桂枝10g，炒白芍20g，大枣15g，炙甘草10g，制附子15g，煅牡蛎30g，麻黄根5g，浮小麦30g，陈皮10g，生姜10g。7剂，水煎服，日1剂，分2次温服。

二诊：患者服上方7剂后，自觉汗出情况缓解3/10分左右，舌淡红略青，苔薄白干净。脉偏沉细，右寸仍不足。考虑患者肺脾之气不足凸显，上方合玉屏风散再处7剂。后回访自汗好转大半，守调和营卫、益气温阳之法，共服药月余而愈。

按语：产后多虚，该患者首次分娩后易腹泻，胃部怕凉，可见其脾阳不足。二次分娩后，又添汗出清冷，身畏寒甚，全身关节冷痛诸症。从八纲而言，虚实以虚为本，寒热以寒为主，现虽有视物模糊、情绪低落等症，就其自汗、身痛，表里应以表为多，自汗乃卫气卫阳不足以固摄营阴所致，身痛为气血不足，风寒侵袭体表经络之果。因其素体脾阳不足，卫阳受累，不足以发挥其正常的温煦、固摄、防御功能，故选用桂枝加附子汤，以桂枝汤调和营卫，祛风散寒，加炮附子温阳助卫。二诊时汗减，因虑其右寸不足，考虑原方益气固表之力稍弱，故再合玉屏风散，气阳共治，温固并行。

【问题讨论】桂枝加附子汤与桂枝附子汤仅一药之差，其病因病机有何不同？

参考答案：桂枝加附子汤条文为："太阳病，发汗，遂漏不止，其人恶风，小便难，四肢微急，难以屈伸者，桂枝加附子汤主之。"其病本太阳中风，应以桂枝汤缓汗解表，但却误用伤寒峻剂，过发其汗，导致寒去热退的同时，阳随汗泄过多而受伤，继发漏汗，甚则四肢筋脉失于温煦濡养而拘急，风邪亦因正虚而流连难去。此时以桂枝汤祛太阳之寒风并附子温阳固卫。其病因为寒风及阳虚，病所仍以太阳所统之营卫为主。桂枝附子汤条文为："伤寒八九日，风湿相搏，身体疼烦，不能自转侧，不呕不渴，脉浮虚而涩者，桂枝附子汤主之。"其病太阳伤寒不解，经八九日，传入太阴，寒兼湿化，三气相搏，合而为痹，出现身体酸疼痹滞难忍，令人不安，甚至影响周身以致不能自如转侧，但并无呕、渴等内症，脉仍浮却虚而涩，乃病涉太阴体表之肌肉，以桂枝配附子、生姜，佐大枣、甘草，祛风行湿，助阳解表。其病因不仅有风有寒，更有从太阴本气而化之湿邪，故身显酸疼不安，由寒热转身痛，不能自转侧；病所由太阳渐传太阴之表为主。湿性缓滞，芍药养营而酸敛之性显，故去芍药，功重辛温解表、助阳祛湿。

3. 太阳兼多经

太阳少阳风寒兼涉手足太阴证：咳嗽案——人参败毒散

王某，女，47岁，2023年12月22日初诊。主诉：鼻塞咳嗽4天。患者18日受凉，症见鼻塞咳嗽明显，打喷嚏多，流清鼻涕，头痛。素怕冷，本次感冒后怕冷更重，触诊未见明显汗出，未测体温，头颞部及颈项紧胀痛，颈部僵硬感，恶风。咳时头痛明显。咳声较紧，有痰音，但痰较难出，痰前黄后白。口干口苦口黏，食欲较差，右胁下略胀痛，触之明显。二便、眠平。舌淡红偏暗，苔淡黄厚。脉沉略弦左细，欠有力。中医诊断：感冒。辨证：素体气弱卫气不足，现太阳少阳外受风寒波及肺。

处方：人参败毒散化裁。柴胡10g，前胡10g，白参10g，羌活6g，茯苓15g，枳壳10g，桔梗10g，苏叶10g，杏仁10g，黄芩6g。7剂，水煎服，日1剂，分2次温服。

7剂后回访，患者咳嗽、头痛等感冒症状俱除，口干口苦缓解7分。因患者素有痰饮内伏的哮喘，后转上焦，宣痹汤、二陈汤、补中益气汤等加减治其哮喘。

按语： 患者有哮喘病史十余年，据其脉象、形色，可见其平素体质为肺脾气虚，卫气不足而痰伏于肺与上焦。现新感于寒，其症头两侧、颈项痛，为太阳少阳两经循行之处，口干口苦乃少阳外受寒风，郁火上炎苗窍所致。鼻塞、咳嗽、流清鼻涕是肺经受邪之征。本次病程卒病与痼疾相互影响，体质亦参与其中，影响因素多，但当前阶段病因病机重点在于外邪，如《伤寒论》所言："其外未解者，尚未可攻，当先解其外。外解已，乃可攻之。"否则外邪稽留，必有内陷传变之虞。选方人参败毒散，正为素体气虚，风寒湿伤于太阳少阳经并波及肺，肺气不利所设。因其素体气弱，恐解表力大而汗出过多反伤其正，故以白参10g，配羌活6g，扶正解表。服药7剂，外证已解，转为治内。关于该案例中活用形色也是刘英锋教授平时辨证的重要手段，刘教授认为形色、舌色、声音、脉候均是辨证的重要内容。

【问题讨论】《伤寒论》中表里同病有哪些情况？其表里先后治则为何？

参考答案：若表里同病俱实，则有汗下两攻之治。此时表里标本有三种关系：病表及里：表为发病之源，里为传变之流；先治其源，后治其流。如伤寒太阳表寒不解，继发阳明热结者，先予桂枝汤，后予调胃承气汤。病里招表：里为启病之本，表为助病之标。如内伤胃肠积热，招致风热上感咽痛者，先予凉膈散，后予银翘散。表里并发：表里相互依据，病变同进同退。如杂病内蕴湿滞积热，因外感风寒引动而腹痛者，予厚朴七物汤/防风通圣散。始发为源为本，继发为流为标，并发互为标本。若表里俱寒正虚者，则先里后表。如《伤寒论》第92条："病发热头痛，脉反沉，若不差，身体疼痛，当救其里，四逆汤方。"因表阳根于里阳，不急救里阳，外阳也不得助，若再发其汗，外寒虽可解，但虚阳也随之外泄而脱，难免"病去而人亡"！

第二章 阳明经系

第一节 阳明经系相关的理论基础

阳明经系是以六经辨证原理为指导,界定出的由胃腑、肠腑、手足阳明经脉循行络属相关的苗窍肢体,及本经的卫营气血所组成的生理体系。

阳明经系病变即上述生理体系相关的病证。该类病证总体可分为两大类:第一类是本经中的脏腑、经络、体窍、气血津液及气化过程受到内外病邪影响所发生的病变,包含里证、表证、表里间证、表里同病四大类型。第二类是与其他经系兼夹而形成的病变。

本章节中所研究的阳明经系病变与传统"阳明病"的异同:阳明经系病变与传统的"阳明病"均是在气化理论的基础上,对阳明经系病变的认识。不同点在于本文是基于经典辨证方法的统一性与规范化的研究体系,从扩大经典证治范围的角度出发,结合历代医家的相关论述及临床观察,对阳明经系病变做较为全面的总结和研究,而非单单局限于《伤寒论》中的病证。其病变范围有所扩大,不仅局限于伤寒中的阳明经系病变,亦包括温病、杂病中的阳明经系病变。

一、阳明经系的生理特点

阳明经系主要包括手足阳明经的经脉循行部位和胃腑、大肠腑的生理组织结构,其所主的气化功能及其所运行的生理物质,协同构成。

(一)阳明经系的生理结构

1. 手足阳明经经脉循行

《灵枢·经脉》曰:"大肠手阳明之脉,起于大指次指之端,循指上廉……循臂上廉，入肘外廉，上臑外前廉，上肩，出髃骨之前廉……下入缺盆，络肺，下膈，属大肠……入下齿中，还出挟口，交人中，左之右，右之左，上挟鼻孔。"

《灵枢·经脉》曰："胃足阳明之脉，起于鼻之交頞中，旁约太阳之脉，下循鼻外，入上齿中，还出挟口，环唇，下交承浆……出大迎，循颊车，上耳前，过客主人，循发际，至额颅……循喉咙，入缺盆，下膈，属胃，络脾；其直者，从缺盆下乳内廉，下挟脐，入气街中；其支者，起于胃口，下循腹里……抵伏兔，下膝膑中……其支者，下廉三寸而别，下入中指外间……入大指间，出其端。"

《灵枢·经别》曰："足阳明之正，上至髀，入于腹里，属胃，散之脾，上通于心，上循咽，出于口，上頞頔（有本误作额颅），还系目系，合于阳明也。"

《灵枢·经别》曰："手阳明之正，从手循膺乳，别于肩髃，入柱骨，下走大肠，属于肺，上循喉咙，出缺盆，合于阳明也。"

《灵枢·经筋》曰："足阳明之筋，起于中三指，结于跗上，邪外上加于辅骨，上结于膝外廉，直上结于髀枢，上循胁，属脊。其直者，上循骭，结于膝。其支者，结于外辅骨，合少阳。其直者，上循伏兔，上结于髀，聚于阴器，上腹而布，至缺盆而结，上颈，上挟口，合于頄，下结于鼻，上合于太阳。太阳为目上网（当作纲），阳明为目下网（当作纲）。其支者，从颊结于耳前。其病足中指支胫转筋，脚跳坚，伏兔转筋，髀前肿，𤺄疝，腹筋急，引缺盆及颊，卒口僻，急者目不合……"

《灵枢·经筋》曰："手阳明之筋，起于大指次指之端，结于腕，上循臂，上结于肘外，上臑，结于髃。其支者，绕肩胛，挟脊。直者，从肩髃上颈。其支者，上颊，结于頄。直者，上出手太阳之前，上左角，络头，下右额。其病当所过者，支痛及转筋，肩不举，颈不可左右视……"

2.胃腑、大肠腑的生理结构

（1）胃腑

1）形态：成年人胃的容量可达 3000mL，空虚时可缩成管状。胃有上、下两口，前、后两壁和大、小两弯。《灵枢·肠胃第三十一》云："胃纡曲屈，伸之，长二尺六寸，大一尺五寸，径五寸，大容三斗五升。"

2）位置：胃在中等充盈时，其大部分位于左季肋区，小部分位于腹上区。《经络汇编》言："胃之上口，即食管下口，名为贲门。""胃之下口，即小肠上口，名为幽门。"现代医学对胃的解剖中仍然使用贲门、幽门等术语，描述的位置也与古代医籍大体一致。

3）重量：《黄帝内经》《难经·四十二难》载："胃重二斤二两，纡曲屈伸，长二尺六寸，大一尺五寸，径五寸，盛谷二斗，水一斗五升。"《备急千金要方》的记载与《黄帝内经》略有不同，如"胃重二斤十四两，胃中随时留有二斗谷、一斗五升水"。

（2）大肠腑

1）形态：略呈方框形，围绕在空肠、回肠的周围。《灵枢·肠胃第三十一》言："回肠当脐，左环回周叶积而下，回运还反十六曲……广肠傅脊，以受回肠，左环叶积上下辟，大八寸。"

2）位置：起自右髂窝内回肠末端，终于肛门。明代翟良在《经络汇编》中记载：（大肠）"当脐右回十六曲。""小肠下口，即大肠上口，名为阑门，言其阑约水谷，从此泌别清浊。"指明大肠在阑门处上接小肠，阑门即今回盲部。《医学真传》亦言："大肠名回肠，盘旋于腹之左右，小肠居大肠之前，脐乃小肠之总结……"

3）重量、长度与容量：大肠全长约 1.5m。《难经·四十二难》记载："大肠重二斤十二两。"《灵枢·平人绝谷》言："（回肠）受谷一斗，水七升半……（广肠）受谷九升三合八分合之一。"

（二）阳明经系的生理特性

1. 阳明之上，燥气治之

《素问·六微旨大论》言："……阳明之上，燥气治之，中见太阴；……太阴之上，湿气治之，中见阳明……"《素问·至真要大论》曰："少阳太阴从本……阳明厥阴不从标本，从乎中。"由于阳明、太阴的阴阳表里关系，在生理上，阳明为两阳合明，旺盛的阳气需得太阴之湿制其燥亢，方能气和无病，燥得湿济而无亢烈之害。正如张景岳所言"从其化者化之常，得其常则化生不息"。

2. 阳明为十二经脉之长，主润宗筋

《素问·热论》曰："阳明者，十二经脉之长也。"长者，首也、主也。足阳明胃经循行分布广泛，通过其所属的络脉、经别、经筋、皮部等，联系经络脏腑器官众多。"宗筋"通常指筋脉汇聚而成的大筋，有时也特指阴器。其功能有

三：第一，连接和维系骨节；第二，主持运动、保护躯体内脏；第三，作为阴器的宗筋还可将精血转输于其他经脉以供给其他脏腑、经络、组织营养。《素问·痿论》中言："阳明者，五脏六腑之海，主润宗筋，宗筋主束骨而利机关也。冲脉者，经脉之海也，主渗灌溪谷，与阳明合于宗筋。"《素问·厥论》曰"前阴者，宗筋所聚，太阴阳明之所合也。"正常情况下"筋为刚""以柔为顺"，动则强健有力，静则柔软滑顺。

3. 阳明阳气旺盛，多气多血

《黄帝内经》认为阳明为多气多血之经。首先，在经脉脏腑上，阳明属胃络脾，脾胃属土同居中焦，为气血生化之源；其次，在循行部位上，通常用人迎、跗阳处搏动来诊辨脉气盛衰，《黄帝内经》所载阳明刺法为"刺阳明出血气"，这两点也是阳明气血充盛的有力佐证。此外，《黄帝内经太素·经脉病解》曰："阳明，三阳之长也……阳之盛也。"《素问·阳明脉解》言："阳明主肉，其脉血气盛，邪客之则热，热甚则恶火。"《素问·血气形志》云："阳明常多气多血。"《素问·痿论》亦言："冲脉者，经脉之海也，主渗灌溪谷，与阳明合于宗筋。"

（三）胃腑、大肠腑的生理功能

1. 胃腑的生理功能

（1）胃主受纳、腐熟　胃具有接受和容纳食物，并将食物初步消化，形成食糜的功能。《灵枢·五味》言："胃者，五脏六腑之海也。水谷皆入于胃，五脏六腑皆禀气于胃。"《伤寒论·平脉法》言："谷入于胃，脉道乃行，而入于经，其血乃成。"《难经·三十一难》亦言："中焦者，在胃中脘，不上不下，主腐熟水谷。"

（2）胃主降浊　胃具有将食糜向下输送至小肠，将食物残渣下移大肠以及促进粪便排泄的功能。《四圣心源·卷四·劳伤解》述："脾为己土，以太阴而主升，胃为戊土，以阳明而主降。升降之权，则在阴阳之交，是谓中气。胃主受盛，脾主消化，中气旺则胃降而善纳……胃降则心肺亦降，金火不滞。"

2. 大肠腑的生理功能

（1）大肠主传化糟粕　大肠具有接受由小肠下传的食物残渣，再吸收其多余水分，形成粪便，并将粪便经由肛门排出体外的功能。《素问·灵兰秘典论》

言："大肠者，传道之官，变化出焉。"

（2）大肠主津　大肠具有接受由小肠下传的含有大量水液的食物残渣，将其中水液吸收，使之形成粪便的功能，即所谓的燥化作用。《灵枢·经脉》则认为："是主津液所生病者。"《脾胃论》中有"大肠主津"之说。

二、阳明经系的病理特点

1. 易感热邪

由于阳明经多气多血，阳气旺盛，"气有余便是火"，故其最易感热邪。《灵枢·经水》曰："足阳明……其脉大，血多，气盛，热壮。"《素问·阳明脉解》言："阳明主肉，其脉血气盛，邪客之则热。热甚则恶火。"柯琴则谓："阳明成温之薮。"俞根初称："六经实热，总清阳明……燥热实邪，从阳明下之。"

2. 易化燥入里

胃热亢盛，热与燥结，阻于肠道，易转化为热证、实证。正所谓"阳明之为病，胃家实是也"（《伤寒论》第180条）。显然，这里的"胃家"不仅单纯指胃腑，还包括大小肠在内。即《灵枢·本输》中言："小肠、大肠皆属于胃。"治疗上当以《伤寒论》中白虎、承气类方剂以"保胃气，存津液"。

3. 易湿从热化

在病理方面，六经之气时有盛衰，气有余则化生太过，气不及则化生不足。表现在阳明经气中，或者湿太盛，或者燥太盛，燥湿不得相济则反而为病。如：阳明之中气（湿）不及，则不从中化而反从本气之燥化；亦或从阳明标阳之热化，则阳明燥热亢盛。然阳明从中见太阴之湿化实为常，故当湿盛时，一方面本气之燥亦从其湿化太过，另一方面又难免受其标、本之化的影响，这样一来，湿热合病的概率远远高于他经病变。在临床上阳明湿热病证常显现其独立意义，尤其在温病中。章虚谷就曾言："胃为戊土属阳，脾为己土属阴。湿土之气，同类相召，故湿热之邪，始虽外受，终归脾胃也。"故阳明湿热特点在于：湿从太阴脾而来，势力不抵阳明之本燥标热，为湿从热化，热势显露。与太阴湿热的热从湿郁、热势不张有着标本关系上的差异。

4. 易与他经病证兼夹（主要为他经病邪所殃及）

（1）阳明乃五脏六腑之海，脾胃乃气血生化之源。《中藏经》言："胃气壮五脏六腑皆壮。"《素问·玉机真脏论》中亦言："五脏者，皆禀气于胃。胃者五脏之本也。"阳明脉虚，他脏乏气血鼓舞，故易受外邪所侵；而他脏受邪，难免伤及气血，故易祸及脾胃。李东垣有"贼邪不能独伤人，诸病从脾胃而生"，"内伤脾胃，百病由生"之说。《温病条辨·中焦篇》则进一步指出治从阳明的重要性："盖十二经皆禀气于胃，胃阴复而气降得食，则十二经之阴皆可复矣。"《通俗伤寒论》云："伤寒证治，全藉阳明……邪在太阳，须藉胃汁以汗之；邪结阳明，须藉胃汁以下之；邪郁少阳，须藉胃汁以和之。太阴以温为主，救胃阳也；厥阴以清为主，救胃阴也。由太阴湿胜而伤及肾阳者，救胃阳以护肾阳；由厥阴风胜而伤及肾阴者，救胃阴以滋肾阴，皆不离阳明治也。"

（2）手足阳明经脉循行分布广泛。"阳明为十二经脉之长"，通过其所属的络脉、经别、经筋、皮部等，联系经络脏腑器官众多，故也易与他经病证兼夹。再者，阳明"主润宗筋"。病理情况下，阳明受损，则宗筋失润致痿。《景岳全书·阳痿》中言："凡思虑、焦劳、忧郁太过者，多致阳痿。盖阴阳总宗筋之会，会于气街，而阳明为之长，此宗筋为精血之孔道，而精血实宗筋之化源。若以忧思太过，抑损心脾，则病及阳明冲脉，而水谷气血之海，必有所亏，气血亏而阳道斯不振矣。经曰：二阳之病发心脾，有不得隐曲，及女子不月者，即此之谓。"《临证指南医案·阳痿》中亦言："又有阳明虚则宗筋纵……纳食不旺，精气必虚……治惟有通补阳明而已。"

5. 阳明经系病变的常见症状

体表、苗窍症状：体表如大汗、发热恶热为主。苗窍类（鼻、牙龈、咽喉、颈、颊、前额、额角、颧部、颞颌关节部、下眼睑）：如口疮、口渴、鼻塞、咽喉肿痛、牙痛、前额痛等。李东垣言："胃气一虚，耳、目、口、鼻俱为之病。"经络症状：如臂痛、痿等。脏器症状（胃、大肠）：如厌食或消谷善饥、痞满、腹痛、呕吐、便秘、腹泻等。

三、阳明经系与其他脏腑体窍的联系

（一）阳明经系功能与心肺的关系

足阳明胃经通心安神，在循行上，胃经通过其经别与心经相关联，胃与心的关系通常称为"心胃相关"。《医学正传·胃脘痛》谓:"胃之上口,名曰贲门,贲门与心相连。"《证治准绳·心痛胃脘痛》亦言:"然胃脘逼近于心,移其邪上攻于心,为心痛者亦多。"一方面,胃为气血生化之源,而心为气血之主。前者为源,后者乃流,构成了"心胃同病"的生理基础。另一方面,心主神志,胃络通心。神以精气为物质基础,是脏腑气血盛衰的外露征象。胃的功能正常,气血生化充足,则神志得安。此外,李杲有"脾胃一虚,肺气先绝"之说。陈修园则言:"胃为肺母,胃安则肺气和而令行。"

大肠与肺关系密切,互为表里。《灵枢·本输》言:"肺合大肠,大肠者,传导之府。"此外,肺的肃降有助于大肠发挥其功能。黄元御在《素灵微蕴》中言:"肺与大肠表里同气,肺气化精,滋灌大肠,则肠滑便易。"叶天士在《临证指南医案》中指出:"湿结在气,二阳之痹。丹溪每治在肺,肺气化,则便自通。"陈士铎《石室秘录》亦云:"大便秘结者,人以为大肠燥甚,谁知是肺气燥乎?肺燥则清肃之气不能下行于大肠……"同理,若大肠传导功能失常,则肺的肃降功能也会发生异常。

(二)阳明经系功能与脾脏的关系

足阳明胃经络脾统肠,胃经与脾经互为表里,扩大了脾经的循行和主治病证。清代医家陈修园在其著作中不止一次强调脾胃两脏的重要作用,其指出"五脏皆受气于脾,脾为五脏之本""胃为五脏六腑之本,胃安则脏腑俱安"。

1.足太阴脾经与足阳明胃经,相互络属于脾胃,脾与胃相表里,位置上相互关联,同处于中焦。《医贯·行景图》言:"其左有脾,与胃同膜而附其上。"《黄帝内经》记载的经脉循行特点为:阴经不循行于头面,而脾主口,脾经腧穴也可以治疗头面部疾病,这与胃经循头面,"挟口、环唇"相关联。

2.胃主受纳,脾主运化。"脾主为胃行其津液也"(《素问·厥论》),"夫五味入口,藏于胃,脾为之行其精气"(《素问·奇病论》)。叶天士遵古而不泥古,在《临证指南医案》中创"太阴湿土,得阳始运,阳明燥土,得阴则安"之说。

3.脾主升,胃主降,相反相成。脾气升,则水谷精微得以输布;胃气降,则水谷及其糟粕才得以下行。叶天士亦有"胃为阳土,脾属阴土,脾为脏,胃为腑,脏宜藏,腑宜通,用各有殊"之说。

4.胃属燥土,脾属湿土。胃喜润恶燥,脾喜燥恶湿。燥湿相济,阴阳相合,才能完成食物的吸收与运化过程。

5. 阳明经脉与脾共主肌肉。《素问·六节藏象论》有"脾，其充在肌"之说。《素问·太阴阳明论》则载："四肢皆禀气于胃，而不得至经，必因于脾。"《素问·阳明脉解》亦言："阳明主肉。"

（三）阳明经系功能与肝脏的关系

阳明经系与肝脏的关系有以下三点。

1. 肝脏依于胃腑的转枢作用

《素问·刺禁论》称："肝生于左，肺藏于右……脾为之使，胃为之市。""使"和"市"即通畅无阻之意，可引申为"转枢"。五脏气机升降出入，肝气从左而升，肺气从右而降，心为阳脏，气布于表，肾为阴脏，气治于里，这些气机的升降出入运动，均有赖于脾胃的转枢作用。

2. 胃腑赖于肝脏的调达功能

厥阴之脉，挟胃属肝，上贯膈，布胁肋；又冲脉隶属于阳明，肝主冲脉，故肝胃之气相通，肝经调畅，胃气和顺。脾主升，胃主降，中焦气机的升降正常需要肝的疏泄功能顺畅才能实现。《素问·宝命全形论》称之为："土得木而达。"清代名医叶天士则在其《临证指南医案》中提出"肝为起病之源，胃为传病之所""凡醒胃必先制肝"之说。若肝失疏泄，木气郁结，壅滞于内，则木郁土壅，脾胃壅滞而为病。

3. 肝与大肠相通

明代李梴在《医学入门·脏腑》中言："心与胆相通，肝与大肠相通，脾与小肠相通，肺与膀胱相通，肾与三焦相通，肾与命门相通。此合一之妙也。"

（四）阳明经系与鼻、面、肌肉的关系

阳明经脉"起于鼻，交频中，旁约太阳之脉，下循鼻外……"《素问·热论》则称："阳明主肉，其脉侠鼻络于目，故身热目疼而鼻干。"《素问·脉解》亦称："阳明并于上，上者则其孙络太阴也，故头痛鼻衄腹肿也。"金代刘完素在《素问玄机原病式·热类篇》中论鼻窒："窒，塞也；火主膹腘、肿胀，故热客阳明，而鼻中膹胀则窒塞也。"可见，阳明经系与鼻部关系密切。此外，阳明经系循行于面部，《灵枢·邪气脏腑病形》有"风中于面，则下阳明"之说。阳

明经系与肌肉亦有密切联系,《素问·痿论》云:"治痿者,独取阳明。"

第二节　阳明经系病变证治分类

　　阳明经系病变的证治分类体系,采取病位、病因、病机三维立体的分类方法。以病位为纲,分里证类、表证类、表里兼证类、表里同病类、他经相兼类五大部分。在每一部分中再具体根据手足胃肠分经结合病因病机区分各种证型,并依次按征象、机理、治法、方药、说明或鉴别等项目对各部分证治要领进行阐述。

一、阳明经系病变——里证类

　　里证类在阳明经系病变中占有重要地位。"阳明主里",阳明里证以胃腑、大肠腑的功能异常为主要表现。阳明里证类试以六淫、气痰食虚等病因为线索,以手足阳明为病变中心,依据由表及里、由实至虚的传变过程,对阳明经系里证进行相对系统的证治分类。

1.六淫类

（1）胃中燥热

　　征象:蒸蒸发热,大汗出,不恶寒,反恶热,大渴,脉洪大,头痛自汗,目痛鼻干,不得卧,心烦躁乱,日晡潮热,甚则谵语,脉滑而厥。

　　机理:燥热炽盛于胃(属实、热、中焦、气分)。

　　治法:大剂甘寒,清气分之热。

　　方药:白虎汤(《伤寒论》)。石膏一斤(碎),知母六两,粳米六合,甘草二两(炙)。

　　说明:阳明为两阳合明,本燥而标阳,本证无论由热邪直中或由太阳病服桂枝汤大汗传来,或由他经误治之病势发展传来,均常见从热化而表现为热气有余,症见蒸蒸发热,大热,大汗出,不恶寒,反恶热;津液越出而大烦渴,甚则因胃络通心,胃热上扰心神而谵语;脉为热势所鼓涌故而洪大,有的热极壅阻清阳，热深厥深而表现脉滑，手足逆冷；阳明经脉盛于头面，阳明为多气多血之经，胃热蒸腾，故见面垢色赤。此外，后世医家在本方的基础上或加入养阴生津，或燥湿和胃，或凉血开窍等药，进而化裁出众多白虎汤类方，使热病伤阴耗气得到恰当的治疗，也使白虎汤的适用范围得到了充分的拓展。如：发热，舌上燥而口渴，背微恶寒者，乃胃津气损伤严重，本方加人参，即白虎加人参汤（《伤寒论》）；伤寒温病，邪传胃腑，燥渴身热，白虎汤证俱，其人胃气上逆，心下满闷，治当清胃降逆，本方加半夏、竹茹粉，减甘草、粳米，即镇逆白虎汤（《医学衷中参西录》）；温病气血两燔、高热神昏、抽搐者，治当清热开窍，本方加羚羊角、犀角（现以水牛角代），即羚犀白虎汤（《温热经纬》）。

（2）胃火炽盛

征象：满面发热，牙痛，或牵引头疼，或牙龈红肿溃烂，或牙宣出血，发斑，口唇干燥，口气热臭，消谷善饥，夜寐不安，大便干结，舌红苔黄，脉数。

机理：胃火循经上攻（属实、热、中焦、气血分）。

治法：清胃凉血。

方药：清胃散（《兰室秘藏》）。生地黄三分，牡丹皮半钱，当归三分，黄连六分，升麻一钱。

说明：本证因胃火炽盛，火热循足阳明胃经脉上侵头面所致。"足阳明胃经起于鼻旁，上鼻根，入目内眦，下循鼻外，入上齿中，还出绕口唇，下交承浆……"火热攻窜为害则见满面发热，牙痛或牵引头疼，牙龈红肿溃烂等。火热攻窜循经上炎，热迫血溢则发斑。燥热亢盛灼伤津液则口唇干燥。胃火熏蒸于上则口气热臭。胃火炽盛则消谷善饥。胃不和则夜寐不安。胃为多气多血之腑，胃热至血分则动血，故易患牙宣出血等症。胃热津亏，脾运受约不能为胃行其津液，以致肠燥便干。本证患者胃中通常素有火热积结，或多食辛辣刺激及海鲜之品，以致郁热化火所致。《医方集解》载本方有石膏，此可加大清胃热之功效。

（3）湿热积滞

征象：痢疾，脘腹痞闷或腹痛，里急后重，下痢或泄泻，或大便不通，小便黄赤涩少，舌红苔黄腻，脉沉有力。

机理：湿热食积交结胃肠（属实、热、下焦、气分）。

治法：清热祛湿，消食导滞。

方药：枳实导滞丸（《内外伤辨惑论》）。枳实五钱（麸炒），大黄一两，黄芩三钱（去腐），黄连三钱，白术三钱，泽泻二钱，茯苓三钱（去皮），神曲五钱（炒）。

说明：枳实导滞丸出自金代著名医家李东垣所撰《内外伤辨惑论》一书。《医方集解》对于此方解释甚为详尽："此足太阴、阳明药也，饮食伤滞，作痛成积，非有以推荡之则不行……故以大黄、枳实攻而下之……"

（4）燥热肠结

1）热盛结未实

征象：蒸蒸发热，或潮热，不恶寒，心烦，或郁郁微烦，卧起不安，谵语，大便难，或不大便，腹胀，喘满脉沉，有的心下欲吐，胸中痛，大便反溏，腹微满，或欲得极吐下而后快，或因误以丸药大下，小便利而反下利，脉调和。

机理：热邪盛，燥结尚未成（属实、热、下焦、气分）。

治法：调和胃气。

方药：调胃承气汤（《伤寒论》）。大黄四两，甘草二两，芒硝半升。

说明：本证与白虎汤、小承气汤证共属阳明胃腑热证，但三者之间存在性质、程度的不同。调胃承气汤是二者的过渡阶段。白虎汤证以蒸蒸发热、恶热汗出为主症，且不伴大便的明显异常；调胃承气汤证虽亦以蒸蒸发热、恶热心烦、潮热汗出为主症，但较白虎汤证已开始出现大便异常，即大便难解或不大便；小承气汤证以大便难为主症，恶热烦躁不显。此鉴别点恰与三者证型一致，即白虎汤证热盛无燥结，调胃承气汤证热盛结未实，小承气汤证结实热不盛，因而以三者主症类型作鉴别。

2）结实热不盛

征象：微烦不恶寒，能食，汗出多，小便数，大便因硬，硬则谵语，发潮热，或不大便六七日，腹满微喘，脉沉实，或滑疾，舌苔多黄厚稍干。

机理：结已成热不盛（属实、热、下焦、气分）。

治法：微和胃气。

方药：小承气汤（《伤寒论》）。大黄四两，厚朴二两，枳实三枚。

说明：本病与津虚便秘同样由于太阳、少阳误汗、吐下、利小便而来，但津虚便秘十余日无所苦，可供鉴别。本病潮热谵语，腹满便难与大承气汤证几乎一致，但大承气汤证热甚盛，来势颇急，而本病热不盛，来势热较缓和而轻微，以久则谵语一语为例，即可为证。此外，从临床辨舌来看，本病舌苔多黄厚稍干，而大承气汤证则常常黑厚干粗。

3）结热两盛

征象：潮热，烦躁发作有时，手足汗出，谵语，腹满不减，绕脐痛，小便利，能食，大便难（而）硬，（或）不大便上至十余日，反不能食，有的烦热汗出则解，又如疟状，日晡潮热，脉滑数（而）实，临床舌象每现焦黑起刺干裂。甚则发热汗多，（或）六七日不大便，腹胀，满痛，身有微热，烦不解，目中不了了，睛不和，甚者，直视谵语转为（郑声），喘满下利，脉短。

机理：结热两盛（属实、热、下焦、气分）。

治法：急下之。

方药：大承气汤（《伤寒论》）。大黄四两（酒洗），厚朴半斤（去皮炙），枳实五枚（炙），芒硝三合。

说明：本证个别由太阳传来，但绝大多数都由阳明本身燥热偏亢，或内有宿食所致。所谓正阳阳明，若阳明自病而误经发汗、吐下则津液直接受伤，津愈伤则热愈炽，津伤热炽而结愈实。此外，本证日晡潮热、烦躁谵语之势远胜于小承气汤证，临床常见午后高热谵语，亦非调胃承气汤证可比。汗液受伤而仅限于胃所主之四肢，故见手足汗出；胃肠为热灼干燥，大便往往燥结如羊屎，不仅大便硬且解之困难，可达十余日不解；腹满痛拒按，有的绕脐可触及粪块；原来热盛消谷能食者至此反不能食，脉滑数有力，舌焦黑干裂，均为结热两盛至极之象。"阳明之脉络于目"（《素问·热论》），热势内攻，见目中不了了，睛不和，即《金匮要略》所谓"目睛晕黄衄未止，目睛慧了知衄今止"者是也，此时热势内攻有力，烦不解而身（体表）反无大热，汗多，如果不急下存阴，则上注于目之五脏精华亦将干枯，目系急而形成直视，谵语变为郑声，气上脱而见喘满，精气下脱即下利，气血阴阳两竭而脉短。

（5）大肠湿热

1）湿热留恋

征象：下痢赤白，脓血相杂，里急后重。

机理：饮食不节，寒暑所伤，湿热蒸郁阳明胃肠（属实、热、下焦、气分）。

治法：清热燥湿，行气止痛。

方药：香连丸（《太平惠民和剂局方》）。黄连三分（去须，微炒），木香半两，丁香一分，肉豆蔻二枚，诃黎勒（炮，去核）半两。

说明：本证型与芍药汤证均可见湿热气滞，但本证病势较缓，病情较轻。

2）湿热蕴结

征象：腹痛，便脓血，赤白相兼，里急后重，肛门灼热，小便短赤，舌苔黄腻，脉弦数。

机理：湿热蕴结，阻滞气血（属实、热、下焦、血分）。

治法：清热燥湿，调气和血。

方药：芍药汤（《素问病机气宜保命集》）。白芍一两，当归半两，黄连半两，黄芩半两，大黄三钱，槟榔二钱，木香二钱，肉桂一钱半，甘草二钱（炙）。

说明：本证因湿热蕴滞肠中，气血失调所致。湿热下注大肠，搏结气血，酿为脓血，则下痢赤白；肠道气机阻滞则见腹痛、里急后重；湿热内蕴，则见肛门灼热、小便短赤、舌苔黄腻、脉象弦数等。清代陈修园非常推崇此方，其在《时方歌括》中言："初痢多服芍药汤。"原方后有"如血痢则渐加大黄；汗后脏毒加黄柏半两"，可用作临床参考。本方与黄芩汤均可治热痢，但本方清热燥湿之力颇强，且能行气调血，多用于治疗湿热痢疾、泻下赤白、腹痛里急、肛门灼热等。而黄芩汤的清热燥湿功用较弱，多用治湿热泄泻、大便不畅、兼口苦身热等症。

（6）湿热瘀毒

1）湿热壅盛，瘀毒蕴脓（肠痈）

征象：肠痈初起，少腹肿痞，拘紧拒按，按之即痛如淋，小便自调，时时发热，自汗出，复恶寒，苔黄腻，脉滑数。

机理：湿热蕴毒，瘀滞营血，肠腑气机失调（属实、热、下焦、血分）。

治法：攻下通腑，荡热逐瘀，消肿排脓。

方药：大黄牡丹皮汤（《金匮要略》）。大黄四两，牡丹一两，桃仁五十个，芒硝三合，瓜子半升。

说明：本证多见于肠痈初起，因湿热郁蒸，气血凝聚，热毒不散，营血瘀滞所致。热毒内聚，营血瘀滞，肠腑气机失常，经脉不通，故见少腹肿痞；热盛肉腐，脓液内蓄，故拘紧拒按，痛如淋；病在肠，与膀胱气化无干，故小便仍能自调；正气与邪气相抗，营卫失调，故时时发热、汗出、恶寒。治疗当攻下通腑，荡热逐瘀，消肿排脓。

2）湿热化腐，蕴结伤阳

征象：肠内有痈脓，身无热，按之如肿状，濡软不坚，腹无积聚，肌肤甲错，脉数而无力。

机理：湿热伤阳瘀结于肠（属虚、热、中焦、血分）。

治法：清热利湿消痈，温阳消肿散结。

方药：薏苡附子败酱散（《金匮要略》）。薏苡仁十分，附子二分，败酱草五分。

说明：薏苡附子败酱散和大黄牡丹汤为治疗肠痈的两张名方。前方清热利湿消痈、温阳消肿散结，主治阳虚兼有湿热瘀结之肠痈，为肠痈的不典型证型；后方泄热逐瘀、消肿排脓，主治湿热郁蒸、气血凝滞之肠痈，该类肠痈乃临床所常见。

（7）湿热郁蒸（发黄）

1）湿热偏盛于中上

征象：发热口渴，身无汗或汗出不畅，心烦懊恼，小便不利，身目发黄，黄色鲜明。

机理：湿热偏盛于中上，郁阻蒸变（属实、热、中上焦、血分）。

治法：清热燥湿退黄。

方药：栀子柏皮汤（《伤寒论》）。肥栀子十五个，黄柏二两，炙甘草一两（炙）。

说明：阳明主肌肉，湿热郁蒸，弥漫肌肉可见遍身发黄。本证以身热口渴、遍身发黄为主症，茵陈蒿汤亦以身热口渴发黄为主症，但前者湿热弥漫阳明上焦气分，浸淫肌肉，故而发黄，而茵陈蒿汤却是湿热浸淫阳明中下气分，涉及肠腑，故而除湿热浸淫肌肉出现发黄外，还有大便难解的主症。二者以此鉴别。

2）湿热偏盛于中下

征象：但头汗出，身无汗，剂颈而还，或被火后额上微汗出，口苦咽干，渴引水浆，微喘，腹满便秘，小便不利，身黄如橘子色。

机理：湿热偏盛于中下，郁阻蒸变（属实、热、中下焦、血分）。

治法：利湿退黄，泄热导滞。

方药：茵陈蒿汤（《伤寒论》）。茵陈蒿六两，栀子十四枚，大黄二两。

说明：湿热郁阻蒸变，血液化浊，身目发黄，湿而偏热，故身黄明如橘色。阳明主膺胸，湿热内蕴之轻者，滞于膈间，见心中懊恼，栀子、黄柏即可轻透。重者阻于肠胃，渴而腹满，即使由感寒转化而来，亦会首先妨碍食欲，治疗需用茵陈蒿汤。

（8）气营两燔

征象：潮热，舌燥唇焦，口糜气秽，齿衄烦渴，舌绛红，脉数右大。

机理：阳明气营两燔（属虚、热、中焦、气营分）。

治法：养阴清热。

方药：加减玉女煎（《温病条辨》）。知母四钱，玄参四钱，麦冬六钱，生石膏一两，细生地六钱。

说明：本证为邪热由气分内陷里之营分。故本方取白虎汤义，以石膏、知母清气分邪热，以生地发血中之表，且伍以玄参、麦冬增液以壮水制火，以防邪热陷营入血。

（9）寒湿水饮

1）寒湿中阻

征象：心腹胁肋胀满刺痛，胸满短气，口苦无味，呕哕恶心，噫气吞酸，不思饮食，面色萎黄，机体瘦弱，怠惰嗜卧，体重节痛，常多自利，或发霍乱，舌苔白腻而厚，脉濡缓。

机理：寒湿阻于中焦（属实、寒、中焦、气分）。

治法：行气和胃，燥湿运脾。

方药：香砂平胃散（《疫疹一得》）。木香五分，砂仁八分，苍术一钱半（炒），厚朴一钱（炒），陈皮一钱，甘草五分，生姜一片。

说明：本证因寒湿中阻于胃所致。寒湿中阻于胃，影响中焦气机的转枢，胃失和降，胃气上逆则见呕哕恶心，噫气吞酸。下迫大肠，则常多自利或发霍乱。脾主运化，喜燥恶湿，古人有"寒湿同性，寒多生湿"之说，脾与胃相表里，寒湿之邪同样伤及脾脏，以致脾阳不振，运化乏力。脾阳不运，故患者常不思饮食，或少食无味。湿属阴邪，其性黏滞，易阻遏气机，气滞不行，则脘腹胀满。"阳明主肉"，脾亦主四肢、主肌肉，湿性重滞，滞于脾胃，故见面色萎黄、机体瘦弱、怠惰嗜卧、体重节痛等。

2）胃肠水停湿滞

征象：浮肿泄泻，呕吐，黄疸，小便不利。

机理：中焦水停湿滞，水谷不分（属实、寒、中焦、气分）。

治法：安胃利水，祛湿和胃。

方药：胃苓汤（《丹溪心法》）。苍术八钱，白术一钱半，陈皮五钱，泽泻二钱五分，猪苓一钱半，赤茯苓（去皮）一钱半，肉桂一钱，厚朴（姜制）五钱，炙甘草（蜜炙）三钱。

说明：除湿胃苓汤出自《医宗金鉴》，为平胃散与五苓散二方合一，始出于朱丹溪之《丹溪心法》。陈修园在《时方歌括·时方妙用》一书中总结其临证经验指出"胃苓汤治诸泻如神"。

（10）寒凝气滞

征象：胃痛喜暖，得温痛减，胸胁胀满，舌淡苔白，脉弦紧。

机理：肝胃寒凝气滞（属实、热、中焦、气分）。

治法：温胃散寒，理气止痛。

方药：良附丸（《良方集腋》）。高良姜（酒洗七次，焙，研），香附（醋洗七次，焙，研）各等份。

说明：本证是由肝气滞夹胃实寒所致，因肝气不畅可见脉弦、胸胁胀满，因胃中有寒阻，故可见脉紧、胃痛而得温则减。本证寒以实寒为主，且夹有气滞，故疼痛程度较重，因脾胃之气不虚，故食纳二便不受明显影响，以与其他虚性胃病相鉴别。

2.气滞类

（1）胃虚冲气上逆（胃，冲脉）

征象：伤寒发汗，或吐或下，心下痞硬，噫气不除，胃脘痞闷或胀满，按之不痛，频频嗳气，或纳差、呃逆、恶心，甚或呕吐，舌苔白腻，脉缓或滑。

机理：胃气虚弱，痰浊内阻，气逆于上（属虚、寒、中焦、气分）。

治法：益气和胃，降逆化痰。

方药：旋覆代赭汤（《伤寒论》）。旋覆花三两，代赭石一两，人参二两，半夏半斤（洗），生姜五两，甘草三两，大枣（擘）十二枚。

说明：本证因伤寒发汗，或吐或下后，表证虽解，而胃气受损，导致心下痞硬、嗳气不除。这里的"心下"当指胃脘，胃脘位于中焦，中焦乃脾胃升降之枢纽，若邪陷脾胃，阻滞脾胃气机之升降，则会引起脾胃失调，见心下痞硬、嗳气不除、胃脘痞闷或胀满等症；脾不运化则聚湿生痰，胃气不降，气逆而上行，痰阻气逆，则胃脘痞闷或胀满，按之不痛，频频嗳气，或见纳差、呃逆、恶心，甚或呕吐等症。

（2）胃肠气滞

征象：便秘，嗳气频作，腹胀腹痛。

机理：气机郁滞于胃肠（属实、热、中下焦、气分）。

治法：行气通便。

方药：六磨汤（《世医得效方》）。沉香，木香，乌药，枳壳，大黄，大槟榔（各等份）。

说明：本证因胃肠郁滞，通降失常，传导失司，糟粕内停所致。《金匮翼》曰："气秘者，气内滞，而物不行也。"治以六磨汤行气导滞，消肿止痛，通腑导下。

（3）中焦气滞

征象：胸膈痞闷，脘腹胀痛，吞酸呕吐，饮食不化。

机理：气机郁滞。

治法：行气解郁。

方药：越鞠丸（《丹溪心法》）。香附，川芎，栀子，苍术，六神曲（各等份）。

说明：本方主要病位在胆胃两腑，主要病因为气滞。胆胃气滞、肝胃气滞导致的胃痛胃痞现今在临床上较为常见。因肝胆存在较为密切的生理联系，故临床鉴别二者存在难点。虽二者症状类型相似，但可从以下几点进行鉴别：①肝胃气滞所导致的胃痛胃痞多受情绪影响而加重，胆胃气滞受情绪影响者较少。②肝胃气滞可见整体脉弦，且可伴见两胁胀痛、情绪焦虑抑郁等，而胆胃不和者，可见两关偏旺，整体脉弦不甚，且少见胁肋胀痛，情绪较为稳定。③胆胃气滞不和者，可较肝胃不和者易出现吞酸等症状。

3. 痰浊类

痰饮停阻

征象：剧烈恶心呕吐，眩晕，心下痞，膈间有水，口渴，心下有振水声，少尿。

机理：痰饮停阻心下（属实、寒、中焦、津气分）。

治法：和胃降逆，宣阳散寒。

方药：小半夏加茯苓汤（《金匮要略》）。半夏一升，生姜半斤，茯苓三两。

说明：本证因痰饮停阻心下所致。此处"心下痞"乃《医学正传·胃脘痛》中所言："胃之上口，名曰贲门，贲门与心相连。"膈间水气乃寒邪所动，猝然剧烈发作，则恶心呕吐；水气阻滞气机则心下痞；水气阻碍清阳上升则头眩。

4. 食滞类

食滞胃肠

征象：食积停滞，嗳腐吞酸，呃逆恶食，胸脘痞满，腹胀时痛，大便不调，舌苔厚腻，脉滑。

机理：食积痰滞，内郁脾胃（属实、热、中焦、气分）。

治法：消食化滞，理气和胃。

方药：保和丸（《丹溪心法》）。山楂六两，神曲二两，莱菔子一两，半夏三两，茯苓三两，陈皮一两，连翘一两。

说明：本证常因饮食不节所致。《素问·痹论》言："饮食自倍，肠胃乃伤。"若饮食过度，食积内停，气机不畅，则脘腹痞满胀痛；脾胃升降失职，浊阴不降，则嗳腐吞酸、恶食呕逆；清气不升，则大便泄泻。治宜消食化滞，理气和胃。保和丸出自朱丹溪之《丹溪心法》："保和丸，治一切食积。"其亦言："凡积病不可用下药，徒损真气，病亦不去。当用消积药，使之融化，则根除矣。"

5. 虚证类

（1）**虚燥瘀阻**

征象：食物吞咽受阻，幽门不通，逆气上冲，吸门不开，饮食不下，或食入反出，大便燥结。

机理：胃中虚燥，由血及气（属虚实错杂、热、中焦、气分）。

治法：养血活血，润燥通幽。

方药：通幽汤（《兰室秘藏》）。炙甘草一钱，红花一分，生地黄五分，熟地黄五分，升麻一钱，桃仁一分，当归身一钱。

说明：本证因胃中虚燥，由血及气所致。"幽"，指深暗隐微之处，这里指幽门，即胃之下口，宜通小肠，如曲径通幽之处。本方用滋补阴血、活血升阳、生津润肠之品，滋阴养胃，润燥通幽。

（2）胃虚气逆

征象：朝食暮吐，暮食朝吐，食谷不化；重者心下痞硬，大便燥结如羊屎状。

机理：中焦虚寒，脾胃气机失调（属虚，寒，中焦，气分）。

治法：和胃降逆，补虚润燥。

方药：大半夏汤（《金匮要略》）。半夏二升（洗），人参三两，白蜜一升。

说明：本证因中焦虚寒，脾胃运化功能减弱所致。中焦虚寒，食入之物不能腐熟，反出于胃，故见朝食暮吐，暮食朝吐。脾运失职，不能化气生津，故见心下痞硬，大便干结。尤在泾认为："胃反呕吐者，胃虚不能消谷，朝食而暮吐也。"大半夏汤乃《金匮要略》中方剂："胃反呕吐者，大半夏汤主之。"后人则根据自身的临床实践，认为本方不仅可用于朝食暮吐、暮食朝吐的胃反，而且还可辨证用于临床其他情况的呕吐。如《备急千金要方》用于"胃反不受食，食入即吐"，并在原方中加入白术、生姜二味药，加强了健脾之功效。《外台秘要》则用于"呕心下痞鞕""反胃支饮"。综上所述，该方一方面用于脾胃虚损，不能消化水谷，反夹冲气上逆的胃反呕吐；另一方面，还可用于胃阴受伤者或食入即吐，久久不愈，脾胃气阴两伤者。叶天士深谙仲景之学，广泛变化运用此方，在《临证指南医案》《未刻本叶氏医案》《叶氏医案存真》中有多则病案，均采用本方进行加减。其中夹饮而呕吐涎水者加生姜，阴液亏损大便干燥者加麦冬，大便稀溏者加白术等。

（3）阳明津虚

1）胃阴不足

征象：食欲不振，口渴，咽喉干燥，倦怠乏力，或干咳、身热，舌红少苔，脉细数。

机理：胃阴不足（属虚、热、中焦、津气分）。

治法：益胃养阴。

方药：益胃汤（《温病条辨》）。沙参三钱，麦冬五钱，冰糖一钱，细生地五钱，玉竹一钱五分。

说明：该方治法如《温病条辨》言："十二经皆禀气于胃，胃阴复而气降，则十二经之阴皆可复矣。欲复其阴，非甘凉不可。"

2）燥热伤津

征象：口渴，口苦，唇燥，干呕，呃逆，不饥不食或善饥少食，牙龈肿痛，便秘，舌红光剥或少苔，脉滑数。

机理：肺胃阴虚，燥热伤津（属虚、热、中焦、津气分）。

治法：清养胃阴，滋阴润燥。

方药：叶氏养胃汤（《临证指南医案》）。麦冬三钱，扁豆三钱，玉竹三钱，甘草一钱，桑叶二钱，沙参三钱。

说明：华岫云认为："凡遇秉质木火之体，患燥热之症，或病后热伤肺胃津液，以致虚痞不食，舌绛，咽干，烦渴，不寐，便不通爽，此九窍不和，都属胃病也。"温病大家叶天士在长期的医疗实践中，体会到东垣《脾胃论》学术思想侧重脾阳，而忽视胃阴之特征，故在《黄帝内经》理论指导下，提出"阳明阳土，得阴自安""胃喜柔润，偏恶刚燥"等创新观点，用甘味濡润之品以滋养胃阴。并在《金匮要略》麦门冬汤的基础上组成养胃汤一方，弥补了东垣的不足。此外，根据叶天士"凡醒胃必先制肝"之说，可以在养阴益胃之品中少加柴胡、川楝子、陈皮等疏肝理气之药。

（4）阴亏肠燥

征象：大便秘结，腹无所苦，口渴不多饮，饥而不欲食，舌干红少苔，脉细数或沉而无力。

机理：津液亏损，燥屎内结（属虚、热、下焦、血分）。

治法：增液润燥。

方药：增液汤（《温病条辨》）。元参一两，麦冬八钱（连心），细生地八钱。

说明：本证因患者素体阴虚，又患温病所致。增液汤出自《温病条辨》中焦篇第11条："阳明温病，无上焦证，数日不大便，当下之，若其人阴素虚，不可行承气汤者，增液汤主之。"温热之邪易伤阴液，导致阴液不足，肠道失润，燥屎内结，而难以排出；津液亏乏，不能上承，则口渴；舌干红，脉细数乃阴虚内热之象；脉沉而无力者，主里主虚之候。因津伤而不可用峻剂攻之，故以增液汤滋养阴液以润肠通便，以补为通。吴鞠通亦把本方的作用归纳为"寓泻于补，以补药之体为泻药之用"。阳明温病不大便，不外乎热结、液干，若阳邪炽盛之热结实证，则应用承气汤急下存阴；若热病阴亏液涸，如《温病条辨》所谓"水不足以行舟，而结粪不下者"，当增水行舟。增水行舟多指养阴通便，"舟"即"大便"，亦有学者认为"舟"并不拘泥于"大便"，甚至可指众多实邪，如湿浊。有学者将此方"增水行舟"法应用于湿浊为病，即"增水行湿"，亦取得较好的临床疗效。

二、阳明经系病变——表证类

阳明经系病证虽以里证为临床常见，但表证作为其证治分类体系的重要部分，亦不容忽视。

①阳明表证的病位特点：刘英锋教授认为："表证者，当是病邪所犯在人体躯壳外周诸症。具体包括邪犯皮毛、肌肉、腠理、经脉、血脉、肢节、苗窍等诸表浅地带者。"具体到阳明经系则包括手足阳明经络（经脉、经别、络脉、经筋和皮部）和经络所过头面官窍［口、鼻（翼、根）、牙龈、咽喉、颈、颊、前额、额角、颧部、颞颌关节部、下眼睑］及胃所主的体表（肌肉）。试以具体证型举例说明，见表2-1。

表 2-1　阳明表证的病位举例

证型	病位	征象特点	代表方
寒伤经脉证	手足阳明经脉	发热，恶寒，无汗而喘，呕不能食	葛根加半夏汤
风湿郁热证	肌肉	发热，常见身无汗（而）但头汗出小……便不利，身黄如橘子色	麻黄连翘赤小豆汤
风热偏燥证	手足阳明经脉、口、鼻、咽喉、颈、前额	发热不恶寒，前额痛，项背强几几，口干鼻燥，或咽燥唾血……脉浮数	葛根芩连汤

②阳明表证的病因特点：由于阳明经多气多血，阳气旺盛，"气有余便是火"，故最易感火热之邪，又因"阳明之上，燥气治之"，故病入阳明以燥热之邪为主，阳明表证亦不例外。如正文中所列举的阳明经脉风热偏燥证，乃阳明表证之主证，风燥之邪侵犯阳明经脉，当以葛根芩连汤清凉甘润以治之。

③阳明表证的病机特点：阳明表证病变以实证为主，以卫气分为主，略涉营血。从表证分类中所列举的证型可以看出，其中仅表虚风湿证以虚证为主。

表证类分类试以六淫为主要线索，依据由表及里，由本症至兼症变症，由实致虚的传变过程，对阳明表证进行相对系统的证治分类。

1. 伤风类

风伤苗窍

征象：鼻渊，鼻流浊涕不止。

机理：风邪侵袭阳明经表之苗窍——鼻（属实、风、卫分）。

治法：疏风止痛，通利鼻窍。

方药：苍耳子散（《济生方》）。辛夷仁半两，苍耳子两钱半，香白芷一两，薄荷叶半钱。上晒干，为细末，每服两钱，食后用葱、茶清调下。

说明：鼻渊一证，常见于太阴、阳明两经，临床如何鉴别鼻渊隶属何经是治愈的关键。肺主鼻窍，阳明经脉过鼻，故太阴、阳明二经病变可见本病。阳明经过鼻通前额，故而阳明经系的鼻渊可见前额昏沉甚至疼痛，而太阴不上头，因肺导致的鼻窍病变不会出现前额的疼痛，且多数伴见咳嗽、喷嚏等肺部症状。故临床鼻渊以此来鉴别。

2. 伤寒类

寒伤经脉

征象：发热，初起恶寒，无汗而喘，呕不能食，脉浮或紧。

机理：阳明经脉肌表感受风寒（属实、寒、卫分）。

治法：辛温发汗。

方药：葛根加半夏汤（《伤寒论》）。葛根四两，麻黄三两（去节），芍药二两，桂枝二两（去皮），生姜二两（切），半夏半升（洗），大枣十二枚（擘），甘草二两（炙）。

说明：本证因阳明经脉肌表感受风寒邪气所致。在临床上大多由于风寒直中阳明或原发即属三阳合病，少数由太阳伤寒未愈转为阳明伤寒。《伤寒论》中太阳转属阳明，大都由于太阳表寒误治转为阳明热结里证。阳明外证虽以汗出为常例，但感受外寒较重的麻黄证（235 条），暂时也会无汗。接着汗出而恶寒未罢者，仍当予桂枝汤（234 条）。若恶寒已尽而脉仍浮，那就当以风温看待，尽管治法仍当解表，但必须由辛温转为辛凉。不过，在临床事实上，阳明风寒桂枝证未必都属继发，它的寒热汗出程度也未必都很轻微。那么阳明的风寒与太阳风寒在正当发作之初，究竟鉴别何在，原文并未指出，只有根据临床常见并参考《伤寒论》中 25 条"服桂枝汤，脉可出现浮而洪大"的记载，以及临床阳明伤风证多出现头痛而其痛常在额前作为二者的鉴别依据。

3.伤湿类

（1）风湿郁热

征象：发热，常见身无汗，但头汗出、剂颈而还，或被火后额上微汗出，小便不利，身黄如橘子色。瘙痒，见皮损及密集丘疹、水疱，渗出明显及抓痕，偶见少许血痂，身热心烦，口干苦，舌红，苔微黄腻，脉浮数。

机理：风湿热郁结肌肤（属实、热、卫营分）。

治法：清热利湿，解表散邪。

方药：麻黄连翘赤小豆汤（《伤寒论》）。麻黄二两（去节），连翘二两，杏仁（去皮尖）四十枚，赤小豆一升，大枣（擘）十二枚，桑白皮（切）一升，生姜（切）二两，甘草（炙）二两。

说明：阳明为两阳合明，本燥而标阳，燥热偏亢，本以从中见太阴之湿化为其常态。然而，湿化太过则热为湿遏，在肌表本以多汗为常，但热为湿遏故身无汗，头为诸阳之会而不易阻也，故见但头汗出；在体内本以小便数为常，却因水势不易下趋而小便难于畅利；湿热胶着不得透发故见肌肤瘙痒，甚者见皮损及密集丘疹、水疱，渗出明显及抓痕，偶见少许血痂；湿热郁阻蒸变，血液化浊，身目发黄，湿而偏热，故见身黄明如橘色。诚如《伤寒溯源集》言："伤寒郁热与胃中湿气互结湿蒸……盖以湿热胶固，壅积于胃，故曰瘀热在里，身必发黄也。"《玉机微义》亦载："治身热不去，瘀热在里，发黄，小便微利，麻黄、连翘、赤小豆各一两，上咬咀作一服水煎。"

（2）表虚风湿

征象：若身重，汗出已辄轻者，久久必身瞤，瞤即胸中痛，又从腰以上必汗出，下无汗，腰髋弛痛，如有物在皮中状，剧者不能食，身疼重，烦躁，小便不利，黄汗。

机理：营卫失调，水湿郁滞，阳气被郁（属虚、寒、卫营分）。

治法：调和营卫，宣阳散湿。

方药：桂枝加黄芪汤（《金匮要略》）。桂枝二两，芍药二两，黄芪二两，甘草二两，生姜三两，大枣十二枚。

说明：本证为营气卫气俱虚，外感不解，汗出不彻，津液郁表不畅而为湿，故以桂枝汤为底方加黄芪，补营和卫以固表解表，汗出表解而湿随汗去。

4.伤燥类

经脉风热偏燥

征象：发热不恶寒，反无汗，前额痛，项背强几几，而小便利，其身如虫行皮中，口干鼻燥，但欲漱水不欲咽，能食，欲衄，或咽燥唾血，脉浮数。

机理：阳明津液素虚，复感外风（属实、热、卫气分）。

治法：清凉甘润。

方药：葛根芩连汤（《伤寒论》）。葛根半斤，黄芩三两，黄连三两，甘草二两（炙）。

说明：本证为临床所常见，尤其见于夏秋季节气候干燥之时。病入阳明法当"多汗"，此证见"反无汗"，乃因《伤寒论》原文196条所谓"久虚"。患者津液素虚，无作汗之源，故而"反无汗"；此病痒为风邪所致，干燥而痒，乃津液亏虚风燥引起；燥邪为病，故见皮肤痒，干燥，口干鼻燥，但欲饮水不欲咽，甚则咽燥唾血，喉中唾血，牙龈出血，鼻中出血等。本证身痒无汗，应与太阳病小汗出之身痒作鉴别，前者无恶寒，后者有恶寒，且阳明风燥，脉浮数身热，后者无汗，脉紧，前者能食，后者不能食。

5.温热类

温毒内伏而外发

征象：温疫或麻疹初起未发或发而不透，疹出不透，发热恶风，头身疼痛，咳嗽喷嚏，目赤流泪，咽喉红肿疼痛，颈项强痛，口渴，舌红苔白，脉浮数。

机理：邪郁肌表，疹毒不发（属实、热、卫营分）。

治法：辛凉解肌，透疹解毒。

方药：升麻葛根汤（《小儿药证直诀》）。升麻十两，葛根十五两，芍药十两，炙甘草十两。

说明：本证因邪郁肌表，疹毒不发所致。阳明郁热上冲，故见目赤流泪；外感风寒之邪，首犯肺卫，循经传于相表里的大肠经，与阳明郁热合邪上扰咽喉，致阴伤而血络受损，故见咽喉红肿疼痛及颈项强痛等症状。柯韵伯言："仲景制葛根汤，以表散之，是从阴引阳法。此方即仿其义，去姜、桂之辛热，以升麻代麻黄，便是阳明表剂，而非太阳表剂矣。……治里仍用表药者，以表实下利，而非里实故也……"《吴医汇讲》亦言："胃为十二经之海，气血俱多，外邻太阳为之，自能领毒出户……何莫非阳明融化之功乎，即升麻葛根汤……

深得鼓舞阳明之旨。"

6.伤火类

热毒瘀火

征象：阳证痈疡肿毒初起，红肿灼热，疼痛，或身热凛寒，苔薄白或黄，脉数有力。

机理：热毒壅聚，气滞血瘀（属实、热、气分）。

治法：散火解毒，消肿溃坚，活血止痛。

方药：仙方活命饮（《校注妇人良方》）。金银花三钱，白芷六分，贝母一钱，防风一钱，赤芍药一钱，当归尾一钱，天花粉一钱，皂角刺一钱，穿山甲（现以刺猬皮代替）一钱，乳香一钱，没药一钱，陈皮三钱，甘草一钱。

说明：阳明者多气多血，阳明又主肌肉，故临床疮疡肿毒隶属三阳经者多病在阳明。热性丰隆，火性凝聚，本证是火郁营血，凝聚化毒凝血，损伤血络肌肉而成壅脓。穿山甲化瘀通络力甚，有解火毒凝血之能；刺猬皮较之效同，能解表之络瘀，临床可代穿山甲。

三、阳明经系病变——表里间证类

阳明之半在胸膺，乃阳明经气出入表里的转枢地带。阳明表里间证，即阳明半表半里的部位出现的病证。

1.痰气阻咽

征象：咽中如有物阻，咯吐不出，吞咽不下，恶心呕吐，胸胁满闷，咳嗽有痰，舌苔白润或腻，脉弦缓或弦滑。

机理：气滞津液聚结成痰，痰气郁结于咽喉（属实、寒、上焦、气分）。

治法：开结化痰，顺气降逆。

方药：半夏厚朴汤（《金匮要略》）。半夏一升，厚朴三两，茯苓四两，生姜五两，干苏叶二两。

说明：本证多因痰气郁结于咽喉所致。情志不遂，肝气郁结，以致肺胃失于宣降，津液不布，聚而为痰。痰气相搏，结于咽喉，故见咽中如有物阻，咯吐不出，吞咽不下。《金匮要略·妇人杂病脉证并治第二十二》："妇人咽中如有炙脔，半夏厚朴汤主之。"《备急千金要方》亦作"胸满，心下坚，咽中帖帖，如有炙肉，吐之不出，吞之不下……"原文释义称本病多由七情郁结，气机不畅，气滞痰凝，上逆于咽喉之间，后世俗称"梅核气"。此外，胡瀵所著《卫生易简方》称其为"四七汤"，其治证为"喜怒悲恐惊之气，结成痰涎，状如破絮，或如梅核，在咽喉之间，咯不出，咽不下，此七气之所为也，或脘中满，气不舒快，或痰涎壅盛，上气喘急，或因痰饮中胃，呕吐恶心……"由此观之，本方证因七情所致，古今认识颇为一致，除咽部症状外，可兼有胃脘部胀满，呕吐呃逆等。

2. 津伤热遗

征象：发热头痛，微恶风寒，汗出不畅或无汗，脉浮。

机理：风热之邪浸淫（属实、热、上中焦、卫津分）。

治法：滋阴透表。

方药：银翘汤（《温病条辨》）。银花五钱，连翘三钱，竹叶二钱，麦冬四钱，细生地四钱，生甘草一钱。

说明："下后无汗脉浮者，银翘汤主之"。吴瑭认为本证是由阳明经腑同病而先行下法，里结去而热未散，里气通而表未解所致。吴瑭："下后里气得通，欲作汗而未能，以脉浮验之，知不在里而在表……故主以银翘汤，增液为作汗之具，仍以银花、连翘解毒而轻宣表气。"由此可见，本证是阳明腑有热结、经有风热束表，先行下法，热结虽去而津液已伤，故方选增液汤滋阴作汗源，伍以银花、连翘、竹叶透热解表以待汗去热散。

3. 热郁胸膈

征象：发热汗出，不恶寒，反恶热，虚烦不得眠，若剧者，必反复颠倒，心中懊憹，或烦热，不欲近衣，胸中窒（闷）结痛，按之软而不痛，嘈杂似饥，腹中饥，不欲食，或不喜糜粥，欲食冷食，舌苔白或薄黄，脉浮数。

机理：太阳误汗误吐下或阳明病表证误下，客热内陷胸膈（属实、热、上焦、气分）。

治法：清宣郁热。

方药：栀子豉汤（《伤寒论》）。栀子十四个（擘），香豉四合（棉裹）。

说明：本证型根据《伤寒论》中原文记载，大多由于太阳误汗误吐下或阳明病表证误下，客热内陷胸膈而成。胸膈位居上焦，仍未脱离表证范畴，其脉仍以浮为主，故列于阳明表之末。阳明主膺胸，太阳之气亦出入于心胸，据

《伤寒论》240 条"病人烦热"指明病属阳明，故列为阳明主症之一；客热内陷胸膈，内扰心神，轻者虚烦不得眠，重者反复颠倒心中懊恼，若进一步发展由气入血则为胸中窒、心中结痛。

四、阳明经系病变——表里同病类

1.寒风外束，热滞内结

征象：中风、癫狂，舌强、口噤，发热无汗，头痛头昏，面色黄红或黄暗，颜面生疮，眼目赤痛，咽喉不利，胸膈痞闷，咳嗽喘息，痰液唾涕黏稠，疮疡肿毒，肠风痔漏，丹斑瘾疹，腹满、腹痛，大便干结或泄泻，小便不利，口苦，舌苔厚腻。

机理：寒风束于外，热积结于内（属上中焦、卫气分）。

治法：发汗解表，泻下通里。

方药：防风通圣散（《黄帝素问宣明论方》）。防风半两，川芎半两，当归半两，芍药半两，大黄半两，薄荷叶半两，麻黄半两，连翘半两，芒硝半两，石膏一两，黄芩一两，桔梗一两，滑石三两，甘草二两，荆芥一分，白术一分，栀子一分。

说明：本证因寒风外束，热滞内结所致。防风通圣散乃金代医家刘完素所创立的方剂，《黄帝素问宣明论方》言："一切风热燥证，郁而恶物不下，腹满撮痛而昏者……或因热结，大小便涩滞不通，或腹急痛，腹满喘闷者，并皆治之。"明代龚信《古今医鉴》谓："治一切癫狂暴发之症。"雷丰《时病论》中言："主治甚多，不能尽此……"故有"防风通圣治百病"之说。本方除治疗作用外，还有诸多预防作用。如《仁斋直指方论》："预防风疾，常服取效。""其中风者，必有先兆之证……宜常服加减防风通圣散预防其病，则风疾不作而获其安矣。"黄煌教授认为，本方有发汗解表、泻下通里、清热除烦作用，主治病证乃人体的一种闭塞状态，包括汗孔、尿道、肛门、经道的闭塞，故其临床将本方多用于皮肤病及妇科病的治疗。

2.风热燥结，内外相搏

征象：面热头昏，烦躁口渴，目赤鼻衄，舌肿喉闭，唇焦咽燥，口舌生疮，痰实不利，涕唾稠黏，谵语狂妄，便溺秘结，舌红苔黄干或厚，脉滑数。

机理：外有风热，内有燥结，内外相搏（属实、热、上中焦、卫气分）。

治法：泻火通便，清上泄下。

方药：凉膈散（《太平惠民和剂局方》）。大黄二十两，芒硝二十两，薄荷十两，连翘二斤半，竹叶七片，山栀十两，黄芩十两，蜂蜜少许，甘草二十两。

说明：本证因风热燥结，内外相搏所致。胃肠积热，火热上攻而致唇焦咽燥，舌肿喉闭，目赤鼻衄，口舌生疮等症；火热上灼，肺气不宣而致痰实不利，涕唾稠黏；胃肠积热，则见便溺秘结。《伤寒指掌》言："若见舌绛如朱，目赤如火，口燥唇裂，汗出津津，此阳明血热邪从内发，已遍三焦，即阳明热病也。"

3. 风热夹滞

征象：发热，纳减，脘腹胀满或疼痛，心烦口渴，夜寐不安，舌红苔黄，脉数，指纹欠流利。或伴鼻塞、流涕、咳嗽、头痛；或呕吐，或便泻不爽，或腹部膨大，或大便秘结；或多哭闹。

机理：外感风热，食积内滞（属实、热、上中焦、卫气分）。

治法：消食导滞，清解郁热。

方药：姚氏薄槟散（姚荷生老先生自拟方）。薄荷，槟榔，金银花，连翘，枳壳，山楂（儿童用量一般为成人的1/3～1/2，具体要根据患儿症情轻重及年龄大小适量增减）。

说明：本证因患儿体稚，形单质薄，脏腑经络之间内外引动、相互影响所致。发热乃食积蕴而发热，又或外感风热所致；滞热并发，难解难分，既可消灼小儿机体之津气出现心烦口渴，又可阻碍小儿脾胃的纳食运化功能而出现纳减；热中有滞，实而不畅，故见脉数、指纹欠流利；热滞阳明，偏于中上，故胃逆作呕，伴见吐食；偏于中下，则肠道失传化，水谷杂下，泄泻乃作；泄因滞起，利必不畅，见便泻不爽；若内热渐蕴较久，则与宿食交结，转成便秘而难解。姚氏薄槟散为姚荷生老先生的自拟方，姚老将其广泛应用于滞热所致的小儿多种病症，取得了甚佳的临床疗效。

4. 湿热蕴毒弥散

征象：发热倦怠，胸痞腹胀，口渴纳呆，肢酸咽肿，恶心呕吐，身黄斑疹，大便溏滞，小便黄赤，舌红苔黄腻，脉濡数。

机理：湿热蕴蒸弥散（属实、热、上中焦、卫气分）。

治法：利湿化浊，清热解毒。

方药：甘露消毒丹（《续名医类案》）。藿香四两，茵陈十一两，白豆蔻四两，石菖蒲六两，飞滑石十五两，黄芩十两，连翘四两，薄荷四两，木通五两，射干四两，川贝五两。

说明：本证型以湿热蕴蒸为病变核心，其人素体湿盛，或感受湿邪，外或兼夹风、夹暑、夹火，内或兼有气滞、食滞、痰浊等，合而热化、燥化形成湿热郁蒸的病理状态。笔者在甘露消毒丹临床适用病例的症状统计中发现"舌红苔黄腻"一症出现频率最高，《王孟英医案》曾言："但看病人舌苔淡白或厚腻，或干黄者，是暑湿热疫之邪，尚在气分，悉以此丹治之立效。"可见舌象是其临床应用的常规指征；与此同时，发热与纳呆相伴，或痞胀与口渴同现，反映热与湿并、蕴蒸困阻的因机特点，该证上下弥漫，故其或显咽红肿痛，或显恶心呕吐，或显溏泻。脉象则或濡或滑，或数或缓，或浮或沉，很不集中，这大概是随湿热风痰的主次轻重而变化的，相对而言，濡数是其中较具特点的脉象。古人清利湿热的方剂有不少，专治阳明者也不止甘露消毒丹一方（如茵陈蒿汤等）。而刘英锋教授认为："本方的独特之处在于辛苦香渗并用，内外上下分消，能并治湿热蕴蒸弥漫表里之证，尤其难能可贵的是具有宣湿透热于外、化解湿热于表之效！试观其方中，用黄芩、滑石清热利湿，无异于其他一般方剂（如黄芩滑石汤、杏仁滑石汤、杏仁汤等），惟其独取藿香与茵陈、蔻仁与薄荷、菖蒲与连翘、射干与浙贝的特殊配伍，一再突显了其辛香宣透以达表、通窍利咽以达上的立法意图，其清热而无苦寒凝闭之虑，化湿而无香燥助热之忧，内外上下兼顾、加减进退灵活等优点，非他方所能及，而其用于治疗湿热偏表、偏上之诸病，更非他方所能取代。"因此，把甘露消毒丹作为脾胃湿热、表里同病的守门通剂，可谓再恰不过。

5. 风寒郁表，引动胃肠水湿

征象：发热恶寒，头痛，胸膈满闷，脘腹疼痛，恶心呕吐，肠鸣泄泻，小便不利，舌苔白腻，脉象濡缓。

机理：外感风寒，内伤湿滞（属实、寒、上中焦、卫气分）。

治法：解表化湿，理气和中。

方药：藿香正气散（《太平惠民和剂局方》）。藿香三两，白芷一两，紫苏叶一两，茯苓一两，半夏曲二两，陈皮二两，厚朴二两（去粗皮，姜汁炙），白术二两，大腹皮一两（去皮），生姜三片，大枣一枚，甘草二两半（炙）。

说明：本证因外感风寒、内伤湿滞所致。外感风寒，卫阳被郁，故见恶寒发热、头痛；湿浊内阻，气机不畅则见胸膈闷、脘腹胀痛；湿滞肠胃，清气不升，浊气不降，则发为呕吐泄泻；舌苔白腻，脉象濡缓均为一派湿阻之象。

6. 风湿热痹

征象：温疟，其脉入平，身无寒但热，骨节疼烦，时呕。风湿热痹，症见壮热，气粗烦躁，关节肿痛，口渴苔白，脉弦数。

机理：风湿热闭阻（属实、热、中焦、卫气分）。

治法：清热通络，调和营卫。

方药：白虎加桂枝汤（《金匮要略》）。石膏一斤，知母六两，粳米二合，炙甘草二两，桂枝三两。

说明：本证为风湿热闭阻肌肉关节所致。既为风湿热痹，为何用桂枝？《素问·痹论》："风寒湿三气杂至，合而为痹。"《金匮翼》："脏腑经络，先有蓄热，而复迁风寒湿气客之，热为寒郁气不得通，久之寒亦化热矣。"本证亦如上所言，是素有郁热，感风寒而闭热，热盛而寒轻。故以白虎汤清热，伍以桂枝祛风解表，通阳化湿，二者共奏表里寒热之功。

7. 感寒动温

征象：头痛发热，恶风或恶寒，烦躁，舌燥口渴，脉浮数。

机理：风寒外束，温病内热（属实、寒热夹杂、上中焦、卫气分）。

治法：外散风寒，内清郁热。

方药：葱豉白虎汤（《重订通俗伤寒论》）。鲜葱白三枚，豆豉三钱，生石膏四钱，知母三钱，粳米三钱，细辛三分，生甘草五分（荷叶包）。

说明：本证因病后伏热未尽，或体内素有郁热而外感新寒，寒热相引为病。本证病机以郁热为主，风寒外束为次，故主症为发热头痛、烦躁口渴，因此不用麻、桂、姜等辛温解表，以防有助热截津之嫌。其虽以里之郁热为主，但外有风寒束表，故银花、连翘、薄荷等辛凉解表法亦为不妥，故而药选葱白、豆豉行通阳解表以开玄府而不助郁热，玄府开而热势去，又以石膏、知母等清热生津，以为善法。

五、阳明经系病变——他经相兼证类

手足阳明经脉循行分布广泛,"阳明为十二经脉之长",通过其所属的络脉、经别、经筋、皮部等,联系经络脏腑器官众多,故易与他经病证兼夹,形成他经相兼证。此外,阳明与太阴互为表里,故而阳明经系的他经相兼证,外感常与手太阴肺相兼,内伤则常与足太阴脾相合,甚则伤及肝肾。此类病证不论从病因上还是在病位上都互相兼夹,相对复杂。此处仅列举经典及临床中常见阳明经病变,以示其法。

1. 阳明为主,兼涉他经

（1）风湿热毒停滞肌肉经脉（阳明及太阴太阳经）

征象:身痛,关节疼痛,肩背沉重,或伴有局部红肿、灼热、疼痛不可触,腿脚生疮,红肿疼痛,舌红苔黄腻,脉滑。

机理:风湿热滞留肌肉、筋脉、关节（属实、热、气营分）。

治法:疏风止痛,清热利湿,调和气血。

方药:当归拈痛汤（《兰室秘藏》）。羌活半两,防风三钱,升麻一钱,葛根二钱,白术一钱,苍术三钱,当归三钱,人参二钱,知母三钱（酒洗）,苦参二钱（酒浸）,黄芩一钱（炒）,茵陈五钱（酒炒）,猪苓三钱,泽泻三钱,甘草五钱。

说明:本证可因风湿热邪外受或患者本为湿热体质,外受风邪所致。风湿热滞留肌肉、筋脉、关节,闭阻不通,则致身痛、关节疼痛、肩背沉重,或伴有局部红肿、灼热、疼痛不可触;若湿热下注则致腿脚生疮、红肿疼痛。

（2）风热火毒,上壅头面（阳明少阳并重同病）

征象:大头瘟。恶寒发热,头面红肿灼痛,目不能开,咽喉不利,舌燥口渴,舌红苔白兼黄,脉浮数有力。

机理:风热疫毒壅于上焦,发于头面（属实、热、上焦、卫气分）。

治法:泻火解毒,疏风散邪。

方药:普济消毒饮（《东垣试效方》）。黄芩五分,黄连五分,薄荷一钱,连翘一钱,僵蚕七分,陈皮两钱,升麻七分,玄参两钱,柴胡两钱,马勃一钱,牛蒡子一钱,板蓝根一钱,桔梗两钱,甘草两钱。

说明：本证因风热疫毒壅于上焦，发于头面所致。上方主治大头瘟（原书称大头天行）。风热疫毒上攻头面，气血壅滞，乃致头面红肿热痛，甚则目不能开；温毒壅滞咽喉，则咽喉红肿而痛；里热炽盛，津液被灼，则见口渴；初起风热时毒侵袭肌表，卫阳被郁，正邪相争，故恶寒发热；舌苔黄燥，脉数有力等亦为里热炽盛之象。

2. 他经为主，兼阳明经系

（1）少阳兼阳明

1）胆火内郁，阳明热结（少阳，大肠）

征象：往来寒热，休作有时，或发热汗出不解，或日晡所发潮热，胸胁满，或胁下痞硬，或心中痞硬，呕不止，心下急，郁郁微烦，或腹中痛，舌红苔黄腻微燥，脉弦数（有力）。

机理：热结外不解（属实、热、中焦、气分）。

治法：和解半表，内攻半里。

方药：大柴胡汤（《伤寒论》）。柴胡半斤，黄芩三两，芍药三两，半夏半升，生姜五两，枳实四枚，大黄二两，大枣十二枚。

说明：往来寒热，胸胁满痛，一表一里，为大小柴胡汤证所可同具，所不同者，小柴胡汤偏半表之寒郁，大柴胡汤偏半里之热结。寒郁则气机初结、外证热少寒多，汗出可解，呕亦随平，胸胁苦满时复自觉难消，一旦水火交结而为有形之邪，则结胸痞结已成，必待表解乃可攻之。

鉴别：大柴胡汤证与柴胡加芒硝汤证，同属少阳兼里热壅实之证，但后者又属于大柴胡汤证误用丸药攻下后而成者。两者辨证要点在正气虚与不虚，里实甚与不甚。从病机上看，大柴胡汤证虽里实壅甚但正气未伤，其阳明里实之症如呕吐、郁郁微烦、心下硬痛、大便秘结较重；而柴胡加芒硝汤证属燥结甚而正气伤，其里热壅实之症较轻，仅有潮热、胸胁满、呕逆、微利等表现。再从舌脉上看，大柴胡汤证舌苔黄腻而干燥，脉弦数而有力；柴胡加芒硝汤证舌苔黄腻而干燥不甚，脉弦数或重按无力。

2）暑疟（少阳，胃）

征象：热重寒轻，口渴引饮，心烦自汗，面垢齿燥，便闭溺热，或泻而不爽，舌苔黄而糙涩，或深黄而腻，或起芒刺，或有裂纹，脉多弦数，或右脉洪盛。

机理：暑热化燥（属实、热、上焦、卫气分）。

治法：和解少阳，清胃泄热。

方药：柴胡白虎汤（《重订通俗伤寒论》）。柴胡一钱，黄芩一钱半，生石膏八钱（研），知母四钱，天花粉三钱，生粳米三钱半，鲜荷叶一片，生甘草八分。

说明：本方为少阳阳明气分暑热化燥，方以小柴胡去温药和解少阳，暑多夹湿，以鲜荷叶芳香化浊，以白虎汤清热散暑生津。

3）痰湿内盛（脾胃）

征象：形盛多痰，气虚，至数月而经始行；形肥痰盛经闭；肥人气虚生痰，白带量多。

机理：少阳阳明痰湿内盛。

治法：化痰除湿。

方药：苍附导痰丸（《叶氏女科证治》）。苍术二两，香附二两，枳壳（麸炒）二两，陈皮一两五钱，茯苓一两五钱，胆南星一两，甘草一两。

说明：本方出自《叶氏女科证治》，主治肥人经闭。方以二陈为底方，佐以香附、枳壳行气消痰。本方虽主治肥人痰阻经闭，但较气虚痰盛之患者是为确切之良方。

（2）太阴兼阳明

1）燥热阴伤（肺胃）

征象：咽干口渴，干咳痰少而黏，或痰中带血，或发热，胃纳减退，低热，乏力，盗汗，消瘦，手足心热，便秘，脉细数，舌红少苔。

机理：燥伤肺胃阴液（属虚、热、上中焦、卫气分）。

治法：清养肺胃，生津润燥。

方药：沙参麦冬汤（《温病条辨》）。北沙参三钱，麦冬三钱，玉竹二钱，扁豆一钱，天花粉一钱五分，桑叶一钱五分，生甘草一钱。

说明：本证因燥伤肺胃阴液所致。吴鞠通《温病条辨》言："盖十二经皆禀气于胃，胃阴复而气降得食，则十二经之阴，皆可复矣。欲复其阴，非甘凉不可。"病入阳明多从燥化，燥伤胃阴则见口渴，胃纳减退，乏力，盗汗，消瘦，手足心热，便秘等。

2）湿热蕴于肌肉经络（脾胃）

征象：寒战热炽，骨骱烦疼，舌色灰滞，面目萎黄。

机理：湿聚热蒸，蕴于经络（属实、热、中焦、卫气分）。

治法：清热化湿，宣痹止痛。

方药：中焦宣痹汤（《温病条辨》）。防己五钱，杏仁五钱，连翘三钱，山栀子三钱，半夏三钱（醋炒），薏苡仁五钱，蚕沙三钱，赤小豆三钱，滑石五钱。

说明：本证如吴鞠通所言"湿聚热蒸，蕴于经络"。湿郁中焦，热蒸湿动，湿热被阻，营气不布，蕴于经络。

3）脾胃久虚（脾胃为主）

征象：呕吐，泄泻，频作不止，津液枯竭，烦、渴、燥，但欲饮水，乳食不进，羸弱困劣。

机理：脾胃久虚，内耗津液（属虚、热、中焦、气分）。

治法：和胃生津，健脾益气。

方药：七味白术散（《小儿药证直诀》）。人参二钱五分，白术五钱，木香二钱，葛根五钱，白茯苓五钱，藿香叶五钱，甘草一钱。

说明：本证因患者脾胃素虚、病久内耗津液所致，临床多见于小儿。

4）湿困热伏，表里相兼（脾胃为主）

征象：怠惰嗜卧，四肢不收，时值秋燥令行，体重节痛，口苦舌干，食无味，不嗜食，食不消，大便不调，小便频数。兼见肺病，洒淅恶寒，惨惨不乐，面色恶而不和。

机理：脾胃虚弱，湿困热伏（属虚、热、中焦、气分）。

治法：益气升阳，清热除湿。

方药：升阳益胃汤（《脾胃论》）。黄芪二两，人参一两，白术三钱，柴胡三钱，羌活五钱，独活五钱，防风五钱，白芍五钱，陈皮四钱，半夏一两，茯苓三钱，泽泻三钱，黄连一钱，甘草一两。

说明：本证因脾胃虚弱、湿热滞留中焦所致。清阳升发受阻，故见怠惰嗜卧、四肢不收、体重节肿；湿热胶着，则口苦舌干，饮食无味，食不消化；清阳不升，脾失健运，则大便不调，小便频数；若兼见肺病，则洒淅恶寒，惨惨不乐，面色恶而不和。《脾胃论》云"诸风药皆是风能胜湿""如飧泄不止，以风药升阳"，故临床用升阳益胃汤治疗清阳不升之泄泻常能取得较好效果。此外，有学者根据《黄帝内经》曰："上气不足，脑为之不满，耳为之苦鸣，头为之苦倾，目为之苦眩。"结合李东垣所述"脾胃虚则九窍不通"论，以风药升发脾胃清阳之气的理论，用本方治疗脑部供血不足诸症。

附：

征象：治脾胃气虚，致患内障，目糊，视物昏花，神水变淡绿色，次成歧视（复视），久则失明，神水变成纯白色；亦治耳聋，耳鸣。

机理：中焦脾胃气虚，清阳不升，外受风湿。

治法：益气升阳，聪耳明目。

方药：益气聪明汤（《脾胃论》）。黄芪半两，甘草半两，人参半两，升麻三钱，葛根三钱，蔓荆子一钱半，芍药一钱，黄柏一钱（酒炙，锉，炒黄）。

5）脾约（脾肠为主）

征象：大便干结，小便频多，脉细涩，或腹微满不痛，或不更衣十余日而腹无显著痛苦。

机理：脾阴亦伤，津液无法还入胃中，胃肠燥热（属实、热、中焦、气分）。

治法：润导苦降，泄热通便。

方药：麻子仁丸（《伤寒论》）。火麻仁二升，芍药半斤，杏仁一升（去皮尖，熬，别作脂），枳实半斤（炙），大黄一斤（去皮），厚朴一尺（炙，去皮）。

说明：本证为虚实夹杂之证，虚者为脾阴虚，阴虚不润，便干难解，又逢结热于其中，故而大便难。但本证以虚为主，较小承气汤证多脾阴虚，而虚者无所苦，故本方证患者虽不大便，但不见腹痛、腹满等症状，小承气汤可伴见明显腹痛、腹胀等症状，故二者以此鉴别。

6）脾虚胃热

征象：脾虚不运，湿热积滞内蕴，腹部胀满，大便溏薄，两足浮肿，苔厚腻，脉滑。

机理：脾虚胃热，湿气阻滞中焦。

治法：健脾清热除湿。

方药：小温中丸（《丹溪心法》）。青皮一两，香附四两，苍术二两，半夏二两，白术半两，陈皮一两，苦参半两，黄连一两（姜汁炒），针砂二两（醋炒）。

说明：本方取香砂六君之义，以其补虚祛湿，但本证湿中偏热，故取黄连、苦参清热利湿。本证病机为中焦素虚，湿热内蕴，以脾虚胃中夹湿热为主，故用药补脾需不碍胃热，利湿而不伤脾气。本方虚实寒热运用之法当为典范。

（3）厥阴兼阳明

肝寒犯胃，痰饮上逆（肝胃为主）

征象：头痛，呕吐或干呕，或吐涎沫，或少腹冷痛，或腹满寒疝，舌淡苔白或白腻，脉沉、细、弦。

机理：肝失疏泄，胃寒气逆（属虚、寒、中焦、血分）。

治法：暖肝温胃，散寒降浊。

方药：吴茱萸汤（《伤寒论》）。吴茱萸一升（洗），人参三两，生姜六两（切），大枣十二枚（擘）。

说明：吴茱萸汤证在《伤寒论》中共有三条，一为243条："食谷欲呕，属阳明也，吴茱萸汤主之。得汤反剧者，属上焦也。吴茱萸汤。"二为309条："少阴病，吐利。手足逆冷，烦躁欲死者，吴茱萸汤主之。"三为378条："干呕吐涎沫，头痛者，吴茱萸汤主之。"243条意在说明呕吐有虚寒、实热之分；309条意在鉴别胃寒气逆与脾肾阳衰之死证；378条则为肝寒犯胃，胃寒气逆所致。三条虽叙证不尽相同，但病机均为阴寒内盛，浊阴上逆，故异病同治，均可用吴茱萸汤温胃散寒降浊。

（4）太阴少阴兼阳明

脾肾虚寒，大肠寒湿阻滞

征象：泻痢无度，滑脱不禁，甚至脱肛，或下痢赤白，或大便脓血，有如鱼脑，里急后重，日夜无度，脐腹疼痛，喜温喜按，胸膈痞闭，胁肋胀满，倦怠食少，舌淡苔白，脉迟细。

机理：脾肾虚寒，肠失固涩（属虚、寒、下焦、血分）。

治法：涩肠固脱，温补脾肾。

方药：真人养脏汤（《太平惠民和剂局方》）。罂粟壳三两六钱（去蒂萼，蜜炙），人参八钱，当归八钱（去芦），白术八钱（焙），肉豆蔻八钱（面裹，煨），肉桂八钱（去粗皮），炙甘草八钱，白芍一两六钱，木香一两四钱，诃子一两二钱（去核）。

说明：本证主要病机为脾肾虚寒，因虚寒不固而出现泄泻，故可行温补涩法。药以罂粟壳、肉豆蔻、诃子温涩以固脱，以人参、白术、肉桂、当归温补脾肾以遇虚寒，共奏固脱之功。

第三节　阳明经系病案举例

为进一步反映阳明经系证治分类研究指导临床实践的有效性，本节分别从里证类、表证类、表里间证类、表里同病类、他经相兼类各选取相关医案，以体现运用阳明经系证治分类的实际指导意义。

一、阳明证

1. 里证类

（1）阳明里证：*海鲜过敏案——大黄牡丹汤合升降散加减*

李某，女，49 岁，2020 年 10 月 12 日初诊。主诉：面部红肿反复 8 月余，加重 3 天。现病史：患者自诉约 2020 年 2 月初因食用牛肉和虾后突然出现面部红肿伴灼热瘙痒感，服用抗过敏药后缓解，3 天前再次食用海鲜后突发面部红疹，灼热瘙痒，经人介绍来诊。现症见：面部红肿瘙痒疼痛，以两颊、额头为主，触之皮温升高，遇热加重，无汗出，伴周身酸痛，乏力，性情急躁易怒，大便干结如羊屎状，小便平，口苦口黏，寐尚安，舌尖红点，苔薄白；脉细滑，两寸浮旺。一般情况：形体略胖。既往史：有扁桃体肿大切除术后 42 年病史、结肠癌术后 5 年病史等。辨证：风湿痰热滞于阳明，风夹痰热气冲于上。

处方：大黄牡丹汤合升降散加减。酒大黄 8g，牡丹皮 10g，桃仁 10g，火麻仁 15g，茵陈 15g，赤小豆 20g，赤芍 10g，浙贝母 15g，乌梅 20g，蝉蜕 10g，僵蚕 15g，姜黄 10g。嘱服 7 剂，头煎 20 分钟，复煎 40 分钟，每日 1 剂，每日 2 次，饭后温服。

按语：该患者为典型的海鲜过敏，食用海鲜和牛肉触发。刘英锋教授认为该患者本系痰湿体质，郁热遇风，而气机逆乱，风火上冲于阳明经表。患者的历史病历显示，其曾患有扁桃体肿大和结肠癌，这些疾病在中医理论中被认为是痰湿在局部积聚，阻碍了正常的气血流通，最终导致毒邪的产生。此外，患者性情急躁，容易激怒，这在中医看来是肝气郁结，久而化火的表现。当患者食用具有风性的食物，如海鲜等，便容易诱发体内的痰火邪气，这些邪气沿着阳明经络上下窜动，当上冲至头面时，便出现了面部红肿、口苦等症状；而当邪气下斥至肠道时，则表现为大便干结，难以排出。针对患者的具体情况，刘教授采取了综合治疗的方法。首先，使用大黄牡丹汤来清泻阳明经络中的火热实邪，以减轻患者的不适症状。其次，通过升降散来调理患者的气机，引导体内火邪下行，以恢复正常的气血流通。此外，还加入了浙贝母和茵陈，这两种药材具有化痰清热利湿的功效，有助于进一步清除体内的痰湿，缓解患者的病情。通过综合治疗，患者的病情得到了有效控制和改善。通过调和患者体质，清除体内邪气，恢复气血正常流通，从而达到治疗疾病、恢复健康的目的。

（2）阳明里证：食积失眠案——保和丸加减

王某，男，7岁，2020年9月30日初诊。主诉：反复入睡难伴惊醒1年，加重4个月。现病史：患者家属代诉患儿约1年前不明原因渐出现入睡难，眠浅易惊醒，偶有梦呓，曾服用复方酸锌口服液，入睡难稍好转，但近4个月入睡难和惊醒更加频繁，故来诊。现症见：入睡难，心烦踢被，来回翻转，眠浅易被惊醒，多梦呓，伴口涎增多，汗出量大，食纳一般，大便干结，性情急躁易怒，爱发脾气；舌质偏暗，苔薄白，脉弦。一般情况：形体偏瘦，面略青，饮食多荤多甜少素。既往史：有扁桃体肥大病史2年。辨证：阳明风痰积热。

处方：保和丸加减。山楂5g，神曲5g，莱菔子5g，茯苓5g，陈皮3g，连翘5g，浙贝母6g，僵蚕5g，蝉蜕5g，钩藤3g。嘱服7剂，头煎20分钟，复煎40分钟，每日1剂，每日2次，饭后温服，改变饮食习惯。

按语：该患儿病由饮食起，发于阳明经，影响少阴心神。长期饮食多甜使痰湿内停，夜间口角流涎。并且饮食多荤少素，荤食之温燥性质导致气滞郁热化火，正所谓"痞坚之处，必有伏阳"。性情急躁，大便干结，汗多，脉弦，是肝胃火热郁滞，影响心神，则入睡难，伴心烦。小儿气不稳，浮而易动，即使入睡后仍易被惊醒；夜间阳不入阴，阳气浮越于外则可见睡后仍发梦呓。刘英锋教授认为小儿调整饮食习惯，药以轻清量小，通阳明之积滞即可，以保和丸加减治，并加钩藤等兼清肝火。

（3）阳明里证：糖尿病并发症——甘露消毒丹合四妙散加减

刘某，男，63岁，2023年8月18日初诊。主诉：确诊糖尿病8年余，伴手足远端麻木感、反复眼底出血1年余。现病史：患者自诉约8年前体检发现血糖升高，最高血糖不详，于当地医院确诊糖尿病，长期口服西药控制，效果逐渐不理想；约 4 年前开始使用胰岛素，控制一般，具体数值不详；约 1 年前发现手足远端频发麻木感，且反复眼底出血，于当地医院确诊糖尿病并发症（神经、微小血管），未经系统中医治疗，现来我处就诊。现症见：双手足频发麻木感，发作无明显规律，活动后缓解，遇冷加重，偶有牵拉感，无疼痛感，眼底反复出血，无痛无瘙痒，可自行吸收，所需时间逐渐延长；易汗出，午后尤甚，纳寐平，食用煎炸食物易发口腔溃疡，大便平，小便不尽感，夜尿频；舌质稍暗红，苔黄厚满布；脉弦滑偏浮，两关旺；咽壁红不肿。一般情况：头面通红，形体壮实，语声高亢。既往史：有高血压病史和颈动脉斑块半年余，长期规律服用缬沙坦和阿托伐他汀钙片，控制一般；7 年前因甲状腺右侧肿物行手术治疗。辨证：消渴类病，阳明湿热，气血俱病。

处方：甘露消毒丹合四妙散加减。白豆蔻（后下）6g，茵陈 20g，通草 6g，石菖蒲 10g，薄荷（后下）10g，连翘 15g，赤芍 15g，赤小豆 20g，当归 10g，黄芩 10g，炒苍术 10g，薏苡仁 20g，黄柏 6g，川牛膝 15g。嘱服 14 剂，头煎 20 分钟，复煎 40 分钟，每日 1 剂，每日 2 次，饭后温服。

按语：该患者所患的是常见的糖尿病并发症——神经和微小血管受损。疾病之本虽在血分，但其手足麻木感、口腔溃疡、小便不利、苔黄厚满布、脉弦和甲状腺肿物病史等症均是气病征象，故诊断上应是气血俱病。在治疗上，刘英锋教授提出了"先治气后治血"的治疗原则。这一原则基于中医"气为血之帅，血为气之母"的理论，强调了气分在疾病发展中的主导作用。因此，治疗的第一步是先清阳明气分湿热，以恢复气机的正常运行。刘英锋教授推荐使用甘露消毒丹合四妙散的方剂。甘露消毒丹具有清热解毒、燥湿化痰的功效，能够有效清除阳明气分的湿热邪气；四妙散则能够清热利湿、活血化瘀，进一步改善气血运行。在清气分湿热的同时，刘英锋教授也强调兼顾血分，体现在对方剂中赤小豆、牛膝和当归等血药的重视。赤小豆具有利湿消肿、清热解毒的作用，能够改善血分中的湿热状态；当归能够养血活血、调经止痛，对于手足麻木感等症状有良好的改善作用。

2. 表证类

阳明表证：感冒后遗症瘙痒案——荆防连翘赤小豆合宣痹二陈汤加减

李某，女，5 岁，2024 年 5 月 28 日初诊。主诉：反复眼鼻、皮肤瘙痒伴咳嗽 3 年余，外阴瘙痒 4 天。现病史：患儿家属代诉，患儿约 3 年前受凉后出现发热、咳嗽，经静脉点滴抗生素后遗留咳嗽、眼鼻和皮肤瘙痒，经治疗后可缓解，每遇风雨天气即复发，4天前不明原因出现外阴瘙痒，未经治疗，来我处就诊。现症见：外阴瘙痒，红，无肿，无突起，眼鼻瘙痒近期未作，患儿频频搔抓皮肤，以面部和颈项部为主，鼻尖伴有红疹，疹内有晶亮水液，可自行消退；偶有咳嗽，咳白黏痰，遇冷风后加重，伴有喷嚏，汗出多，尤以颈项部为甚，夜间身热汗出喜凉，口干饮水多，喜冷饮，二便平；舌质淡红有点刺，苔薄色淡黄；脉浮，扁桃体肿大，咽喉大量滤泡，色淡。一般情况：面色淡。既往史：患儿出生后2个月因喂养不当长期腹泻，持续1年，未经治疗。辨证：阳明内有湿热，外有风湿。

处方：荆防连翘赤小豆合宣痹二陈汤加减。荆芥（后下）6g，防风5g，连翘7g，赤小豆8g，郁金7g，枇杷叶5g，淡豆豉7g，浙贝母7g，化橘红7g，茯苓8g，桑白皮5g，桑叶7g，菊花7g，甜菊叶1g。嘱服4剂，头煎20分钟，复煎40分钟，每日1剂，每日2次，饭后温服。

按语："弱者易动"即当身体某部正气不足时，邪气便更容易侵袭，这在该患儿身上即可得到体现。患者持续1年的腹泻病史，正是阳明经正气不足的体现，这不仅使得邪气易于侵袭，而且在感邪之后，余邪留恋不去，导致疾病每遇风雨即反复发作。"风性善行数变"，患者出现的瘙痒症状，其部位遍及全身，持续时间短暂，有时甚至不经治疗也可自行减轻。这正是风邪善行数变的特点，风邪引起的瘙痒往往游走不定，变化多端。风湿之邪则易从上受，侵袭阳明经表，由于肺与大肠相表里，故在发作时常伴有咳嗽，这是风湿邪气影响肺脏所致。在治疗上，首先要从表散风寒湿热，荆防连翘赤小豆汤正是以此为目的。荆芥、防风能够驱散风寒，连翘清热解毒，赤小豆利湿消肿，四药合用，能够有效地从表解邪，缓解瘙痒和咳嗽等症状。随后，需要清肃里热痰湿，宣痹二陈汤便是为此而设。二陈汤中的半夏、陈皮能够燥湿化痰，茯苓、甘草健脾和中，配合宣痹药物如桔梗、枳壳等，能够清肃里热，通畅气机，缓解腹泻等症状。表里兼治，标本同治是本治疗方案的核心思想。通过荆防连翘赤小豆汤从表散邪，结合宣痹二陈汤清肃里热，既解决了患者当前的症状，又从根本上调理了阳明经的正气，增强机体的抵抗力，从而达到标本兼治的效果。

3.表里间证类

阳明表里间证：感冒后遗烦热案——栀子豉汤加味

方某，男，85 岁，2021 年 11 月 26 日初诊。主诉：感冒后阵发烦热 10 天。现病史：患者约 10 天前受凉后出现发热恶寒，无咳嗽，自行服用感冒冲剂和退烧药后，汗出热退，遗留阵发性烦热，无明显发作规律，未经治疗来我处就诊。现症见：反复阵发烦热，发作时测体温未发热，微汗出，伴头晕头痛，以前额痛为主，无口干口苦，纳寐平，二便平，舌质暗红，苔白，脉弦，两寸沉，左关旺；咽壁少量血丝，伴有分泌物。既往史：有高血压病史数十年，长期规律服用降压药，控制一般。辨证：阳明胸膈郁热。

处方：栀子豉汤加味。炒栀子 10g，淡豆豉 15g，茵陈 15g，郁金 15g，蔓荆子 10g。嘱服 10 剂，头煎 20 分钟，复煎 40 分钟，每日 1 剂，每日 2 次，饭后温服。

按语：患者所患感冒后遗症，余热未清，其热主要积聚于阳明经的胸膈之上，进而影响到心包，表现为烦热、汗出及前额疼痛。这种情况在中医理论中，通常与阳明经的郁热有关，郁热阻隔了气机的正常上达，导致上焦宣发不利，这在脉象上表现为寸脉沉而关脉旺。在治疗上，针对咽壁的少量分泌物，可以判断阳明经中亦有湿邪留滞。此时，加入茵陈和郁金两味药物，具有显著的宣湿透热作用。茵陈以其清热利湿的特性，有助于化解湿邪；郁金则以其行气解郁的功能，能够促进气机的顺畅流通。这两种药物的配合使用，不仅有助于清除体内的邪气，还能促进正气的恢复。

【问题讨论】

栀子豉汤中栀子苦寒，帮助清透体内热邪，淡豆豉则能和降胃气，有助于调和身体的气机，从而达到宣散胸膈的效果。临床上，栀子豉汤不仅用于治疗传统意义上的胸膈郁热，还被广泛应用于治疗现代医学中的多种心理和生理疾病，如抑郁症、失眠、神经衰弱等。这表明栀子豉汤在治疗胸膈郁热方面具有较广的适用范围和良好的疗效。此外，栀子豉汤的使用还需注意个体差异和病情变化。在实际应用中，可能需要根据患者的具体症状和体质进行适当的加减或调整，以确保治疗的最佳效果。

4. 表里兼证类

（1）阳明表里同病：经年发热案——麻黄连翘赤小豆合甘露消毒丹加减

王某，男，27岁，2021年11月2日首诊。主诉：反复发热4年余。现病史：患者自诉约4年前冬季淋雨后和衣而睡出现发热恶寒，咽喉疼痛，鼻塞流涕，服用某感冒灵颗粒后遗留发热，37.5℃左右，使用退烧药仍反复发作，曾服用多种中药均未见效果，经人介绍来我院就诊。现症见：患者终日体温维持在37.5～37.8℃，午后加重，恶热，手足温，微汗出，伴头昏，全身乏力，四肢酸胀沉重，下肢尤甚，反应力降低，无头痛，口干喜冷饮，饮不解渴，咽喉疼痛不适；食欲减退，然体重增加，二便平，寐安；舌质红，尖甚，苔淡黄满布；脉弦疾，右寸沉、关旺；咽壁充血水肿。一般情况：形体胖，面色黯红，神情紧张，语声急促稍乏力。既往史：有高血压病史4年余，最高达160/90mmHg，未服用药物；有鼻炎病史10年余，反复鼻塞，遇风冷加重，未经系统治疗。辨证：阳明内有湿热留滞，外有风寒侵袭。

处方：麻黄连翘赤小豆合甘露消毒丹加减。麻黄8g，连翘10g，赤小豆20g，桑白皮10g，杏仁10g，藿香（后下）15g，白豆蔻（后下）8g，茵陈15g，芦根20g，浙贝母10g，石菖蒲10g，黄芩6g。嘱服10剂，头煎20分钟，复煎40分钟，每日1剂，每日2次，饭后温服。

按语：患者之疾，起初由外感风寒而起，随着治疗的进行，诸多症状虽有所缓解，但反复发热的问题仍旧困扰着患者。这种发热现象虽然在治疗后暂时得到缓解，却仍不时发作，其根本原因在于体内原有的病因尚未根除，痰湿之邪在体内滞留不去。患者午后发热加重，全身恶热，手足温暖且伴有汗出，加之鼻炎病史，这些症状均指向病位主要在阳明经。阳明经为多气多血之经，痰湿邪气在此积聚，导致发热症状的反复出现。同时，患者表现出的乏力、四肢酸胀沉重，以及苔淡黄满布，进一步印证了湿热内蕴的病因。此外，患者脉象弦紧，加之高血压病史，这些症状反映出厥阴肝经亦存在病变，表现为肝气郁滞。厥阴肝经与情绪调节密切相关，气滞可能导致情绪不畅，进而影响整个身体的气机运行。针对患者当前以发热为主的症状，治疗的首要任务是外散风寒、内清湿热，以迅速缓解发热现象。在此基础上，后续还需进一步调理患者的体质，通过养血柔肝的方法改善肝气郁滞的状况，促进气血和畅，从根本上调整和增强患者的体质。

【问题讨论】

刘英锋教授认为，复杂疑难的疾病之间常常会有相互矛盾的病因存在，导致治疗方案选择上互相掣肘。如寒热同病，湿热同病，往往被看作是人体内阴阳失衡的结果，需要通过调和阴阳来达到治疗的目的。麻黄连翘赤小豆与甘露消毒丹的合用，正是基于这样的治疗原则。麻黄作为辛温解表药，具有发汗解表、宣肺平喘的功效，能够有效驱散体表的寒邪，缓解因风寒侵袭引起的恶寒、发热等症状。而连翘则以其清热解毒的特性，配合赤小豆的利水消肿作用，共同清除体内的湿热，减轻因湿热内蕴导致的咽喉疼痛、口干舌燥等里证。

（2）阳明表里同病：咽炎案——甘露消毒散合半夏厚朴汤加减

陈某，男，53 岁，2012 年 1 月 10 日初诊。主诉：咽痛咽干 1 个月余。症见咽痛，舌根处有异物感，吞咽时感觉明显，咯吐少量痰，质黏，色白量多，咯出后觉咽痛减轻，缓解时间短暂，过后立即复觉不适。口干，无明显欲饮水，病时觉烦躁，时感发热，但体温未见明显升高，无明显畏寒；盗汗，食欲欠佳，大便每天一次，质偏溏，有明显挂厕，小便尚可。一般情况：身高 175cm，体重 74kg，血压 120/80mmHg。脉偏短，左偏细，来势稍滑，舌质偏暗红，苔白粗厚。辨证：阳明湿热，痰阻气滞。

处方：甘露消毒丹合半夏厚朴汤加减。藿香叶（后下，煎开 5 分钟）10g，郁金（打碎）15g，紫苏叶（后下，煎开 5 分钟）10g，白豆蔻（后下，煎开 5 分钟）6g，连翘 10g，浙贝母（打碎）10g，法半夏（打碎）10g，姜厚朴 10g，茵陈 15g。嘱服 7 剂，头煎 20 分钟，复煎 40 分钟，每日 2 次，饭后温服。

2012 年 1 月 17 日二诊：服上剂后咽痛明显减轻，体温正常，口干、咯痰较前减轻，食欲较前转佳；盗汗减轻。脉略弦滑，舌质红，苔淡黄。方用甘露消毒丹合半夏厚朴汤加减：白豆蔻（后下，煎开 5 分钟）6g，法半夏（打碎）10g，藿香叶（后下，煎开 5 分钟）10g，姜厚朴 10g，连翘 10g，茵陈 15g，郁金（打碎）15g，浙贝母 10g，栀子（打碎）10g。嘱服 10 剂，头煎 20 分钟，复煎 40 分钟，每日 2 次，饭后温服。继服上方 7 剂后，咽痛咽干消失。嘱其停药后调情志，忌辛辣、油腻食品。

按语： 热与湿并、蕴蒸困阻，表里上下弥漫，故患者感咽痛咽干，时觉烦躁，时感发热，但体温未见明显升高，此为湿热在表；口干、食欲欠佳，大便偏溏，有明显挂厕，此乃湿热在里；阳明湿热在表，湿热俱重，故发热不恶寒或恶寒微；阳明主阖，病主多汗，热得湿遏，故见汗出不彻，也可呈盗汗；痰阻气滞，故患者咯痰后觉咽痛咽干症状减轻。方用甘露消毒丹合半夏厚朴汤加减，清热利湿，疏气化痰，辛香宣透以达表，通窍利咽以上达。

【问题讨论】

临床中如何鉴别湿与痰？痰是水液停聚凝结而形成的一种质地稠浊而黏的病理产物，流动性小，最易内停于肺，影响肺气的宣降，以咳嗽痰多、痰质黏稠为主症。湿则无明显性质，湿如雾露，游行散漫，上升外达，弥漫性大，具有滞中与蒙上趋下之性；湿喜归脾，易伤脾阳，脾失健运，内湿积聚，易困清阳；黏滞重浊，以肢体酸困、满闷不舒为主；聚湿可以成痰。

二、阳明兼他经病证

1. 里证类

（1）阳明兼少阳里证：头痛案——苍附导痰丸加减

蒋某，男，46 岁，2024 年 4 月 2 日初诊。主诉：前额胀痛 15 年。现病史：患者自诉约 15 年前冬季受凉渐发前额胀痛，程度轻未予重视，今恰逢友人相邀来我处就诊。现症见：前额胀痛反复，以印堂穴为主，伴首如裹，阴雨天加重，偶有鼻塞；理化检查示：轻度鼻窦炎、下鼻甲肥大，左侧鼻中隔弯曲；反复胃胀，食后加重，纳寐平，二便平；舌质暗红，尖有红点，苔薄白满布；脉滑，两关旺。一般情况：形体壮实，双眼睑充血。辨证：痰湿郁热，阻滞中焦气机，阳明、少阳为主。

处方：苍附导痰丸加减。炒苍术 10g，陈皮 10g，法半夏 10g，黄芩 10g，防风 10g，苍耳子 15g，皂角刺 15g，醋香附 15g，胆南星 15g，炒枳壳 10g，炙甘草 10g。制成水泛丸，日 3 次，每次 10g，饭后温服。

按语：患者前额胀痛，关脉旺，是阳明气上冲的表现。阳明经脉上行至头部，气机上冲会导致头部症状，尤其是前额区域的胀痛。头痛在阴雨天加重，结合舌苔满布和鼻炎病史，这些症状均指向湿邪阻滞的病机。湿邪作为一种阴邪，其性重浊黏滞，容易导致气机运行不畅，尤其在湿重的气候条件下，症状更为明显。患者还反复出现胃胀，脉滑，这可能是痰阻所致。痰是病理产物，可因多种原因形成，其阻塞气机，导致胃脘胀满。舌质暗红，进一步表明血分也受到了影响，血行不畅，可见于多种病理状态。综合来看，患者的病因为痰、湿和热，涉及的病位包括气分和血分，整体病机为实，气机阻滞。针对这种情况，治疗方剂选用苍附导痰汤合苍耳子散。苍附导痰汤以化痰疏气为主，能够解决胃胀和痰阻的问题；苍耳子散则以辛香通利鼻窍见长，能够缓解鼻炎症状，同时帮助驱散湿邪。在剂型的选择上，考虑到患者患病程度均轻，选用丸剂进行慢调。丸剂具有药效稳定、吸收缓慢的特点，适合慢性病或需要长期调理的情况。通过缓慢释放药效，既能持续作用于病位，又能减少药物对脾胃的负担，符合中医学"治未病"和"治病求本"的原则。

（2）阳明兼太阴里证：大便不尽感案——小温中丸加减

吴某，女，38岁，2024年3月5日初诊。主诉：反复大便不尽感3年余，复发伴加重近1年。现病史：患者自诉约2021年春季不明原因开始晨起大便不尽感，需2次大便，进食后明显，腹部无明显不适，未经治疗，当年夏季因进食大量冰冷西瓜出现腹痛腹泻，达4～5次/日，拉出大便不成形，量不多，持续数日后转大便日行2～3次，有不尽感。外院肠镜提示：肠息肉，经钳除，但大便不尽感未见改善，因无腹痛未予重视，2024年4月患者大便不尽感较之前更甚，量少，伴大便不畅，曾服用枳术颗粒，初用有效，大便转畅，继用效无，故来我处就诊。现症见：大便日2～3次，有不尽感，大便不畅费时，拉之前腹部急迫，受风后加重，拉出大便不成形，夹有食物残渣，质地黏稠，颜色深褐，伴有肛门灼热感，便后感舒适，无头晕头痛，无腰酸乏力，无里急后重，胃胀反酸，小便平，无口干口苦，寐平；舌质淡红，苔薄白；脉动滑稍弦，左细寸沉。一般情况：月经多提前，经前口腔灼热瘙痒，或有溃疡，无痛经，经期血块多，经色深红，经量平。既往史：有鼻炎病史，遇刺激性气味易发作鼻塞流涕，喷嚏；有牙龈出血病史。辨证：阳明湿热生痰，阻滞气机，时受风湿迫于大肠。

处方：小温中丸加减。陈皮10g，焦神曲10g，茯苓15g，炒苍术10g，醋香附10g，砂仁（后下）6g，苦参15g，黄连6g，炒枳壳10g，炙甘草5g，法半夏10g，荆芥（后下）6g，防风6g，茵陈10g，郁金10g。嘱服14剂，头煎20分钟，复煎40分钟，每日1剂，每日2次，饭后温服。

2024年4月2日二诊：服上方后，大便黏滞较前缓解8分，肛门灼热感、胃胀反酸已缓解，大便次数减至2次/日，不尽感缓解5分，舌质同前，脉滑略弦，左脉边界不清。转小温中丸合连朴饮加减：陈皮 10g，焦神曲 10g，茯苓 15g，炒苍术 10g，醋香附 10g，砂仁（后下）6g，木香 10g，黄连 10g，枳实 10g，炙甘草 5g，法半夏 10g，姜厚朴 10g。制成水泛丸，日 3 次，每次 10g，饭后温水送服。

按语：小温中丸由朱丹溪创制，其配方精妙，主要成分包括六君子汤、苦参、黄连等。叶天士指出，小温中丸不仅可以用于治疗湿热病证，还可以根据患者的具体症状和体质，灵活应用于脾虚肝郁、湿热内蕴等多种病证。首先，患者有大便不尽感，伴肛门灼热感，另有鼻炎病史，这些症状均指向了阳明经中湿热的存在；大便的黏稠性质和脉象的滑利，更是湿热内蕴的明显标志。小温中丸原本用于治疗中焦气虚且伴有湿热的情况，通过温补中气，同时清除湿热，调和脾胃，达到治疗的效果。然而，患者虽病史长达数年，但体质壮实，没有出现头晕头痛、腰酸乏力等虚弱症状，反而是实象表现，因此在首诊的处方中，选择使用去除了人参的小温中丸。人参虽有补气作用，但在实象患者中可能会加重湿热，故去除人参以避免助湿。其次，患者所感受到的大便急迫感，常与风邪有关。风为百病之长，其性轻扬开泄，易袭阳位，当风邪下迫大肠，便会导致大便急迫感的加剧。因此，在治疗中加入荆芥和防风两味药，以疏散风邪，荆芥具有解表散风、透疹止痒的功效；防风则能祛风解表、胜湿止痛。两者合用，能够有效驱散外风，减轻因风邪引起的大便急迫感。复诊时，患者的风热症状已有所退去，但痰湿仍留滞于体内，因此，治疗方案需要做出相应调整，在原方基础上减去清热药物如苦参，以减少清热力度，同时加强化痰祛湿之力。这一调整旨在针对痰湿的留滞，通过加强祛湿，帮助患者恢复正气。此外，祛湿并非一朝一夕之功，需要一个渐进的过程。因此，选择将药物制成丸剂，以便于患者长期服用，徐徐图之。丸剂不仅方便患者服用，而且能够使药效更加持久和稳定，有助于患者体内痰湿更好地清除。

（3）阳明＋厥阴里证：痛风案——越鞠丸合桂枝茯苓丸化裁

吴某，男，49 岁，2023 年 8 月 18 日初诊。主诉：双肩酸胀痛 10 余年；左足大指反复红肿热痛 5 年余，复发伴加重半月。现病史：患者自诉 10 余年前不明原因开始出现双肩酸胀痛，伴肢体乏力，程度一般，未经系统治疗；约 5 年前突发左足大指疼痛，伴红肿，于当地医院完善检查确诊痛风，经治疗（具体不详）缓解；近半月不明原因复发足大指红肿热痛，服用四妙散加减未见明显效果，转服用当归拈痛汤加减，双肩酸胀痛缓解，而足大指红肿热痛仍同前，转服激素合用抗生素后足大指红肿热痛明显缓解，足大指局部遗留轻度肿胀。现症见：左足大指轻度肿胀，按之不凹陷，皮温稍高，无明显异常汗出；时发咽喉梗阻感，咯出少量白黏痰，食后易反酸，二便平，寐平；舌质暗红透青，苔淡黄厚，质粗紧，脉略弦，稍沉，右稍滑，左欠流利。一般情况：面色红，形体适中。既往史：有荨麻疹、多发性肾结石等病史。辨证：痛风，阳明湿热夹痰，气滞血瘀，牵涉厥阴。

处方：越鞠丸合桂枝茯苓丸加减。炒苍术 10g，炒栀子 6g，醋香附 10g，焦神曲 10g，桂枝 10g，赤芍 10g，土茯苓 30g，桃仁 10g，丹参 15g，威灵仙 15g，郁金 15g，炙枇杷叶 10g，射干 10g，通草 6g。嘱服 5 剂，头煎 20 分钟，复煎 40 分钟，每日 1 剂，每日 2 次，饭后温服。

按语：患者关节酸胀疼痛与足大指反复红肿热痛的症状是湿热内蕴中焦脾胃所导致的。中焦脾胃是人体气机升降出入的枢纽，当湿热内蕴时，会影响脾胃的运化功能，导致气血运行不畅，进而引发关节疼痛和足部红肿等症状。内有湿热，而外不时受风湿引动，也就导致疾病呈阵发性加重趋势。风湿邪气作为一种外界因素，容易与内蕴的湿热相互作用，进一步加剧病情的复杂性。患者有反复使用激素的病史，在中医看来，激素具有较强的清热作用，但长期使用可能导致湿邪没有得到有效祛除，使得湿热在中焦积聚，不断呈进展之势。另外，激素的副作用聚湿生痰，故患者还出现咽喉梗阻、咯痰等症状。病久局部皮色变化，舌质暗红透青，脉不流利，这些临床表现均说明血分也受到了影响。血是营养全身的重要物质，血分受损会影响身体各部位的正常功能，导致疼痛、肿胀等症状。治疗上，刘英锋教授认为该患者气血同治为适当之法。气血是人体生命活动的基本物质，气血相互依存，相互影响，气血同治能够同时解决气滞血瘀的问题，达到治疗疾病的目的。治疗上，越鞠丸合桂枝茯苓丸两方合用，既能够调和气血，又能够温化痰湿，从而达到治疗疾病的效果。

2. 表证类

（1）阳明＋少阳表证：鼻炎案——苍耳子散合温胆汤加减

徐某，男，13 岁，2024 年 5 月 16 日初诊。主诉：间断头痛伴反复鼻塞、流涕 8 年余。现病史：家属代诉患者约 8 年前突发剧烈头痛，于当地医院完善检查确诊鼻窦炎，经脱敏性治疗，头痛缓解，遗留鼻塞流涕症状，转针刺治疗，每行针即可缓解，次日仍反复鼻塞流涕，持续至今，曾服用苍耳子散合温胆汤加减，鼻塞流涕可明显缓解。近4年出现2次剧烈头痛，因紧张情绪诱发，表现为两侧太阳穴刺痛。现症见：鼻塞流涕，晨起和受风遇冷均可加重，鼻涕质黏稠，呈透明色，量一般，无明显泡沫；咽喉异物感明显，伴咽干咽痛，喜咯痰，痰易出，痰色黄白相兼，量一般，每遇感冒时加重。纳寐平，冷热调，汗出无明显异常。大便日1行，成形无挂厕，小便平；舌质红，尖明显，苔淡黄；脉缓滑，左关稍旺；咽壁淡红，有大量分泌物。一般情况：患者形体壮实稍胖。个人史：性格内向，饮食多乳制品。既往史：近半年发现右侧上臂肌肉组织软瘤，蚕豆大小，质硬，无痛无痒，行手术治疗，术后无明显不适，目前未服用相关药物。辨证：少阳痰热，间断性阳明上受风湿。

处方：苍耳子散合温胆汤加减。苍耳子10g，辛夷（包煎）10g，白芷7g，法半夏10g，陈皮10g，藿香（后下）10g，茯苓10g，炒枳壳10g，酒黄芩5g，炙甘草6g，连翘10g，防风10g。嘱服10剂，头煎20分钟，复煎40分钟，每日1剂，每日2次，饭后温服，减少奶制品摄入，增加活动。

按语： 患者体态壮实，所表现出的症状具有反复性，且病机呈现为实象。长期存在的咽喉异物感，以及咽壁上的大量分泌物，结合脉象缓滑，这些症状均指向少阳经中痰湿邪气的存在，且这种邪气已经形成了较为固定的病邪盘踞状态。此外，患者的饮食习惯，特别是长期大量摄入乳制品，可能进一步加剧了痰湿的生成。针对这种情况，治疗策略中首先应用苍耳子散来祛除风湿邪气，通畅苗窍。苍耳子散中的苍耳子具有散风除湿、通鼻窍的作用，能够有效缓解因风湿侵袭引起的鼻塞和流涕。同时，配合其他药物，如辛夷、白芷等，可以进一步强化祛风、通窍、利湿的效果。接着，使用温胆汤来调理患者的体质，化痰清热，利咽。在治疗过程中，还需注意患者饮食和生活习惯的调整。建议患者减少乳制品的摄入，避免食用肥甘厚味、辛辣刺激等助湿生痰的食物，多吃清淡利湿的食物，如绿豆、冬瓜、赤小豆等，配合适量运动促进机体气化。综上所述，患者的症状和体质特点决定了治疗需要从祛除风湿邪气和调理痰湿体质两方面入手。通过苍耳子散祛风湿、通苗窍，以及温胆汤调体质、化痰清热利咽，结合饮食和生活习惯的调整，可以全面地解决患者的健康问题，缓解症状，恢复健康。

（2）阳明＋太阴＋厥阴表证：下肢溃烂案——苍苦茵陈赤小豆＋五神汤化裁

吴某，女，63岁，2023年2月3日初诊。主诉：反复发热伴左下肢溃烂15年，复发伴加重半月。现病史：患者自诉约15年前不明原因发热，于当地诊所输液治疗，烧退后，左下肢开始出现溃烂，初起自行结痂愈合；此后每年约2次发热伴左下肢溃烂，每经输液治疗，左下肢溃烂程度逐年加重；约半月前再发热，伴左下肢溃烂，未经治疗，来我处就诊。现症见：左下肢局部通红，肿胀溃烂，伴大量渗出液，色黄且臭秽，自觉局部皮肤紧束感；口干口苦，无头晕头痛，大便干结，胃纳平，入睡难，伴心烦；舌质青红，苔淡白；脉弦滑，关脉旺。既往史：有高血压病史10余年，长期规律服用降压药，控制一般。辨证：湿热瘀毒，肝脾胃经，气营血同病。

处方：自拟方加减。炒苍术15g，薏苡仁20g，苦参15g，茵陈15g，赤小豆20g，忍冬藤15g，土茯苓20g，川牛膝15g，车前子10g，金银花15g，路路通10g，皂角刺15g，连翘15g，盐蒺藜15g，紫荆皮15g，胆南星15g，黄芩10g。嘱服14剂，头煎20分钟，复煎40分钟，每日1剂，每日2次，饭后温服，送服龙胆泻肝丸。

按语： 该患者下肢局部通红、肿胀溃烂，以及自觉局部皮肤紧束感和舌质青红等症状，均指向火热壅盛、气血俱伤的病理状态。火邪为阳邪，其性炎上，易伤津耗气，导致气血运行不畅，局部出现红肿热痛等症状。气血受损，肌肤失去濡养，进而出现溃烂。阳明经因其"多气多血"的特性，在火热壅盛的情况下，更易出现此类病证。湿热邪气蕴结，久而酿生浊毒，故患处可见大量渗出液，色黄且臭秽，这是湿热浊毒外泄的表现。治疗上，以清热活血、化湿解毒为原则，采用自拟方苍苦茵陈赤小豆合五神汤，共奏清热解毒、活血化瘀之功。在此基础上加入紫荆皮、忍冬藤和刺蒺藜等药物，具有清热解毒、消肿散结、通达经络的特性，能直达肤表，促进药效直达病所，加速局部症状的缓解。除了汤剂的快速作用外，还配合丸剂以改善体质，嘱患者服用龙胆泻肝丸以清利肝经血分湿热。肝主疏泄，与气血运行密切相关，清利肝经湿热有助于改善气血运行，从而达到缓急兼顾、标本兼治的效果。

3. 表里兼证类

（1）阳明＋少阴表里兼证：疑难苗窍病——甘露消毒丹合菖蒲郁金汤加减

高某，男，59岁，2023年8月18日初诊。主诉：味觉、嗅觉减退伴头昏蒙20余年。现病史：患者自诉20余年前不明原因渐发味觉、嗅觉减退，伴有头部昏蒙，有包裹感，偶有意识不清醒，全身乏力，经中西医治疗均未见改善。现症见：味觉、嗅觉仍较常人迟钝，需加大剂量才能分辨，伴口中黏腻感，无口干、口苦，偶有意识不清醒，记忆模糊，终日头部包裹感，全身乏力，活动好转，睡后或休息不可缓解，自觉颈部肌肉触觉减退，自觉舌头僵硬感，双耳闷堵感；食纳平，大便有不尽感，小便平；汗多怕热，寐平，夜间流涎，舌质青，边有齿痕，中见裂纹，苔白满布，中后部苔黄厚干质粗；脉沉细略滑稍弦。一般情况：面色暗滞，形体胖。辨证：阳明湿热痰浊影响少阴心经。

处方： 甘露消毒丹合菖蒲郁金汤加减。藿香（后下）15g，茵陈10g，石菖蒲20g，连翘10g，酒黄芩5g，郁金15g，炒栀子3g，淡竹叶3g，淡豆豉15g，草果（后下）10g，胆南星15g，荷叶20g。嘱服14剂，头煎20分钟，复煎40分钟，每日1剂，每日2次，饭后温服。

按语： 患者所呈现的头部昏蒙、有包裹感、口中黏腻、意识不清醒、肌肉触觉减退、苔黄厚、脉弦滑等症状，均是典型的阳明湿热偏上偏表之象，涉及头部、面部和肌肉组织。湿热邪气在阳明经中积聚，上蒸头部，导致清窍被蒙，出现头部昏蒙和意识不清醒等症状。甘露消毒丹作为经典的清热化湿方剂，是最合适的治疗方式。同时，去除原本作用部位偏下的木通和滑石，使得整个方剂重点作用于阳明上部，更有效地清除上部的湿热邪气。此外，患者出现的味觉、嗅觉和听觉等苗窍功能减退，是湿热蒙蔽少阴心经所致。在中医学理论中，心藏神与味觉、嗅觉和听觉等感官功能密切相关。湿热邪气蒙蔽心经，导致心窍不利，进而影响感官功能。菖蒲郁金汤是一首芳香化浊、宣透湿邪的方剂，能够有效宣透湿邪，恢复机窍之正常生理功能。

【问题讨论】

异常的苗窍病变，即指身体中某些特定的穴位或部位出现异常变化，这些变化通常是由于内在病理因素的干扰。刘英锋教授认为，苗窍病变的原因可以归结为两种主要情况：一是心神受损，二是痰湿蒙蔽。

首先，心神受损是导致苗窍病变的重要原因之一。心在中医学理论中被视为主宰神明的脏器，心神的稳定与否直接影响人的感知和情绪。当心神受损，如因过度劳累、情绪波动或其他因素导致心神不宁时，人的嗅觉功能也会受到影响，出现香臭不闻的症状。此外，心与阳明经有密切联系，湿热之邪可通过阳明经影响心的功能。阳明经循行过胸部，且有穴位如膺窗，可以连及胸腔内部。因此，当湿热之邪沿阳明经上扰时，不仅会影响心神，还可能导致胸部的苗窍出现异常。

其次，痰湿蒙蔽也是导致苗窍病变的常见原因。在中医学理论中，痰湿被视为病理产物，它们可以阻碍气血的正常运行，影响脏腑的功能。痰湿的形成可能与多种因素有关，如饮食不当、脾胃功能失调等。当痰湿在体内积聚到一定程度时，它们会蒙蔽机窍，影响人体的正常生理活动。"百病多有痰作祟"，这句话强调了痰湿在许多疾病发展过程中的重要作用。痰湿不仅会导致局部的苗窍病变，还可能通过经络系统影响全身，引发多种病症。

针对这两种原因导致的苗窍病变，治疗通常会采取相应的方法。对于心神受损的情况，治疗会着重于安神定志，如使用具有安神作用的中药，如酸枣仁、远志等，以及调整生活习惯，保持情绪稳定。对于痰湿蒙蔽的情况，治疗则会侧重于化痰利湿，如使用具有化痰作用的中药，如菖蒲、郁金、半夏、陈皮等，以及调整饮食，增强脾胃的运化功能。此外，中医治疗还会考虑到整体调理和辨证施治的原则，根据患者的具体症状和体质，综合运用草药、针灸、按摩等多种治疗手段，以达到调和气血、疏通经络、恢复脏腑功能的目的。通过这种全面的治疗策略，可以有效缓解苗窍病变，促进患者的身心健康。

（2）阳明＋太阴表里兼证：头昏案——益气聪明汤加减

郭某，男，41岁，2021年11月24日初诊。主诉：头昏痛伴鼻塞30余年。现病史：患者自诉30余年前无明显诱因出现头昏痛，伴鼻塞，于外院诊断鼻炎，经中西医治疗效果不佳。现症见：头昏痛反复，发作无明显规律，伴鼻塞流涕，白黏涕，受风受冷后鼻塞加重，喷嚏频作，晨起呕恶，无口干口苦，大便初硬后溏，小便泡沫多，纳寐平，舌质红苔黄，脉缓两寸沉，左脉细，咽壁轻度水肿，淡红。既往史：有白癜风病史20余年，服药不详。辨证：阳明湿热受风，脾气不升。

处方：益气聪明汤加减。升麻6g，柴胡8g，防风8g，葛根15g，当归10g，浙贝母10g，陈皮10g，茵陈15g，连翘10g，荆芥（后下）10g，藿香（后下）10g，川芎10g，黄芩10g。嘱服14剂，头煎20分钟，复煎40分钟，每日1剂，每日2次，饭后温服。

随访：患者告知服用上方近1个月，头昏痛减半，鼻塞缓解8分。嘱其定期复诊继续治疗。

按语： 患者头昏痛，伴有鼻塞，脉缓寸沉，是典型气不升清的临床表现，这在中医学理论中常与气虚有关。刘英锋教授在细致的辨证中发现，该患者为壮年男子，并未表现出疲劳乏力等气虚之象，而是反复出现头昏痛，这提示此案并非简单的气虚所致。刘教授认为这是由于湿热中阻导致的气滞，进而引起气不升。因此，治疗策略需要调整，以适应患者实际的病理状态。在原方益气聪明汤的基础上，刘教授提出使用柴胡、茵陈和川芎来代替方中的参芪。柴胡具有疏肝解郁、升举阳气的作用，适用于气滞；茵陈则能清热利湿，适用于湿热中阻的情况；川芎被誉为"血中之气药"，能活血行气，缓解头部不适。另外，为了加强整个方剂祛邪之力，刘教授建议在上述基础上加入藿香、荆芥等药物。藿香具有解表化湿、和中止呕的功效，适用于预防和治疗外部风湿邪气对患者病情的影响；荆芥则能祛风散寒，对于患者受风受冷后出现的鼻塞、喷嚏等症状有良好的治疗效果。

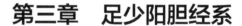

第三章　足少阳胆经系

胆作为奇恒之腑之一，具有藏精汁、寄相火、主决断等功能，胆腑以通降为顺，在病理上，以气机不利、枢机不畅、相火受郁为其基本病机。本章将少阳胆病分为胆经经脉病证治和胆腑病证治。

胆足少阳经脉和耳、胁肋等组织器官及体表部位相联系，而这些组织器官都需要足少阳经脉运行的血气来濡养，以维持其正常的生理功能。足少阳经脉发生病变，会影响胆及有关循行部位发生病理变化，表现为足少阳胆经的病证。

病理机制：足少阳胆经起于目锐眦，上抵头角，下循颊车，经颈，入缺盆，经脉受病，脉络阻滞，则见偏头痛、外眼角痛、颌部疼痛、颈部瘰疬；少阳居半表半里，风胜则振寒如疟；少阳循身之侧，胸胁、肋、髀至外踝前，皆少阳经脉所过，邪入少阳，经脉失利故胆经所过的部位疼痛，因此胆经经系病变主要是胆经脉所过部位出现的病证多见。

相火受郁，易热郁，易化火，少阳经以相火主令，足少阳以甲木而化气于相火，胆内寄相火，若气机不畅，相火受郁，输布不利，亢而为害，形成无形火热上炎、中郁、下迫，甚至充斥上下内外、扰神动血之象。

足少阳属木，木性升发、条达、舒畅。少阳主生化，且肝胆相表里，同主疏泄，若情志不畅，少阳受邪，疏泄失职，肝气郁结，胆气不舒，胆汁排泄不畅，则易致胁痛，黄疸。气郁化火，胆火内扰则为寒热、悸烦、昏闷等。恐则气下精却，胆虚气怯，心气涣散，心胆俱虚则成惊悸不眠、多梦易惊等。久病耗乏，或肝胆病过用辛散之品，耗乏伤阳以致阳虚气怯，神气失守而为虚烦、不眠等。胆腑病治中尤以胆郁占有较大比重，这亦说明了胆主疏泄、喜条达之特性，故治胆病尤当注重疏畅胆气。

胆肝相为表里，皆为木系统的重要组成部分，无论生理还是病理，二者关系极为密切。故此胆腑之病，亦常见肝病之候，临床见胆之病，亦莫忘于肝，既体现了辨证论治的精神，又注重中医的整体观念，如此方可万全。

总之，少阳胆经系就表里而言，里证偏多，然里证又有偏表者；就寒热言，热证居多，而在热证里以郁占先导；就虚实言，实证居多。在治疗中，应当注重清而兼散，清而兼宣，清而兼疏。

第一节　足少阳胆经系相关的理论基础

一、足少阳胆经系的生理特点

（一）足少阳胆经系的生理结构

1. 足少阳胆经经脉循行

《灵枢·经脉》："胆足少阳之脉，起于目锐眦，上抵头角，下耳后，循颈，行手少阳之前，至肩上，却交出手少阳之后，入缺盆。其支者，从耳后入耳中，出走耳前，至目锐眦后。其支者，别锐眦，下大迎，合于手少阳，抵于䐼下，加颊车，下颈，合缺盆以下胸中，贯膈络肝属胆，循胁里，出气街，绕毛际，横入髀厌中。其直者，从缺盆下腋，循胸过季胁，下合髀厌中，以下循髀阳，出膝外廉，下外辅骨之前，直下抵绝骨之端，下出外踝之前，循足跗上，入小指次指之间。其支者，别跗上，入大指之间，循大指歧骨内出其端，还贯爪甲，出三毛。"

综上所述足少阳胆经在经脉循行路线上与足厥阴肝经、足阳明胃经、手少阳三焦经等有联系，它们之间的经气相互流通，相互影响。

《灵枢·经别》："足少阳之正，绕髀入毛际，合于厥阴；别者，入季胁之间，循胸里属胆，散之上肝，贯心，以上挟咽，出颐颔中，散于面，系目系，合少阳于外眦也。"

《灵枢·经筋》："足少阳之筋，起于小指次指，上结外踝，上循胫外廉，结于膝外廉；其支者，别起外辅骨，上走髀，前者结于伏兔之上，后者结于尻；其直者，上乘䏚季胁，上走腋前廉，系于膺乳，结于缺盆；直者，上出腋，贯缺盆，出太阳之前，循耳后，上额角，交巅上，下走颔，上结于頄；支者，结于目眦为外维。"

2. 胆腑的生理结构

"胆附于肝右边第二气门"（《医林改错》）。王清任所述其位置，与现代解剖学的研究基本一致。"重三两三铢，盛精汁三合。"（《难经》）"其形如悬瓠"（《医学入门·卷之一》），"长三寸三分"（《备急千金要方》）。

胆腑位于肝脏肠腑表里之间，为气机出入之门户，为上下之枢，胆腑为"枢"。少阳为枢，开之能开，阖之能阖，枢转之也。胆和肝一样，具有疏泄功能，可以调节五脏六腑，使人体达到阴阳调和、气血顺畅的目的。

（二）少阳胆经系的生理特性

1. 胆为中精之腑。"肝合胆，胆者，中精之府。"（《灵枢·本输》）胆藏精汁，不同于藏糟粕，排泄物。胆内藏清净之液，即胆汁，胆汗有助于食物的消化。胆汁溢于肠中，助食物消化，亦有"木能疏土"之意。

2. 主春升之气。"胆象木，旺于春，足少阳其经也。"（《诸病源候论》）"胆者，少阳春升之气，春气升则万化安，故胆气春升，则余脏从之。"（《脾胃论》）胆主春升之气，盖肝合胆，其气相同，同主甲木春气，春气生则万物生，故肝胆在升发疏泄的功能上是共同的。

3. 藏而不泻。"脑、髓、骨、脉、胆、女子胞，此六者……故藏而不泻也，名曰奇恒之府。"（《素问·五脏别论》）胆藏而不泻，表明胆为奇恒之腑，其虽为六腑之一，但不接受水谷或糟粕，与外界不直接相通，不直接参与传化水谷，与其他五腑有所不同。

4. 少血多气。"足少阳经内属于胆，常少血多气，故外合于渭水。"（《类经》）"少阳者，初出之气，少而不能鼓舞阴气……俱属地之下也，所以气多血少。"（《此事难知》）。胆少血多气，说明胆与肝在实体上区别，肝则多血而少气。

5. 上下之枢。少阳胆腑对脾胃的升降功能具有重要的调节作用。《黄帝内经》明确地强调胆在调节全身气机方面的重要作用，"凡十一脏皆取决于胆也"。李东垣认为："胆者，少阳春升之气。春气升则万化安，故胆气春升，则余脏从之。所以十一脏皆取决于胆也。"脾胃为后天水谷运化之本，但土性敦厚，以安守为正。而木性曲直升展，以达土气。中焦胆腑内藏精汁，既能升清，又可降浊，其升降之性能够条达中土，助脾胃布散，精微上输，又使糟粕下传，即"主升清降浊，疏利中土""少阳主枢，可以外枢，可以内枢，可以上枢，可以下枢"（《冉注伤寒论》）。

6. 性刚果断。"胆禀刚果之气，故为中正之官，而决断所出。"(《类经》)"胆性刚直，为中正之官。刚直者，善决断，肝虽勇急，非胆不断也。"(《内经知要》)胆性刚强果敢，昭示了胆主决断之功能。

（三）少阳胆经系的生理功能

胆经作为少阳经气之一，具有少阳的特点。少阳的阳气是最弱小的，《黄帝内经》称之为一阳，后世医家把少阳称作小阳、幼阳、稚阳、嫩阳，其阳气不亢不烈，如日初出，但却朝气蓬勃，蒸蒸日上。阳气初生而未盛，其气为少火，为一身之生机，在人体则为少血多气之经。但作为一个独立的腑器，它还有以下主要功能。

1. 贮藏和排泄胆汁

《灵枢·本输》说："胆者，中精之府。"《难经·四十二难》说：胆内"盛精汁三合。"是言胆有贮存胆汁的功能。胆汁是由肝的精气所化生，如《东医宝鉴》说："肝之余气，溢入于胆，聚而成精。"胆的上方有管道与肝相通，肝之余气化生胆汁，然后通过此管道流到胆内；胆的下方有管道与小肠相通，随着消化的需要，胆汁经此管道排泄到小肠中，以帮助对饮食物的消化。清代吴鞠通在《医医病书点注》中说："胆无出路，借小肠以为出路。"《医学衷中参西录》："至于徐灵胎注《本经》则以'木能疏土'解之，是谓肝胆属木，脾胃属土。徐氏既云'木能疏土'，是明谓肝胆能助肠胃化食，而胆汁能助小肠化食之理，即在其中矣。"因此，胆排泄的胆汁，具有帮助某些饮食物消化的作用。

致胆汁排泄不畅、胆腑阻塞的因素，主要有湿热、瘀血、砂石、寄生虫等直接阻塞管道，或气机紊乱所致胆管痉挛，形成胆腑不通的病理变化，从而产生胁肋胀满、疼痛等症。由于胆汁对消化饮食有特殊作用，所以胆汁排泄不畅，则会影响到消化功能，产生食欲不振、厌食油腻、腹胀、大便秘结或腹泻等症。胆汁上逆，可见口苦、恶心、呕吐黄绿苦水等症。胆汁外溢肌肤，则可发生黄疸。

2. 寄相火，喜疏泄

胆位中焦，内寄相火，主持疏泄。疏泄正常，则少火游行于上下，以成长养之用。阳气宣达于内外，以发挥温煦之功，且助脾胃之运化，调情志之畅达。胆经上至布胸中，下走胁肋，胁肋之部，不上不下，不前不后，外连皮腠，内接脏腑，故少阳一经，是阳气升降出入的枢纽，所以少阳主枢。少阳胆腑，居于胁下，内附于肝，经络相通，脏腑相连，故少阳与厥阴相为表里，同喜疏泄。

3. 主决断

《素问·灵兰秘典论》说："胆者，中正之官，决断出焉。"所谓中正，即处事不偏不倚，刚正果断之意。胆主决断，是指胆有判断事物、做出决定措施的功能。胆的决断功能，对于防御和消除某些精神刺激（如大惊卒恐等）的不良影响，以调节和控制气血的正常运行，维持脏腑相互之间的协调关系有着重要的作用。胆的决断还反映了人体正气的盛衰，只有正气强盛、内气充实的人，才能"胆气壮"，才能主决断而有果敢行为。人有决断和果敢，其生理功能就处于旺盛状态；如果决断不出，其生理功能就处于平静或低下状态。这种不同的生理反应在防病治病方面是有重要影响的。《素问·经脉别论》指出："凡人之惊恐恚劳动静，皆为变也。……当是之时，勇者气行则已，怯者则着而为病也。"这里的勇怯，即反映了胆气的强弱。它不仅说明了人体抗病能力的强弱，还反映了人体脏腑功能状态和气血运行的盛衰等。

4. 调节脏腑气机

胆合于肝，助肝之疏泄，以调畅气机，则内而脏腑，外而肌肉，从而维持脏腑之间的协调平衡。胆的功能正常，则诸脏易安，故有"凡十一脏取决于胆"（《素问·六节藏象论》）之说，即所谓"十一脏皆赖胆气以为和"。人体是一个升降出入气化运动的机体，肝气条达，气机条畅，则脏腑气机升降有序，出入有节，而阴阳平衡，气血和调。

二、足少阳胆经系的病理特点

1. 胆气不利，影响三焦

胆主疏泄，无论是无形之邪还是有形实邪，影响少阳，总是以影响少阳枢机为最主要、最基本的病机。"少阳主枢，可以外枢，可以内枢，可以上枢，可以下枢。"胆内寄相火，胆经脉受邪，枢机不利，则相火不能游行宣达而怫郁于内，三焦水火气机升降失调。气机失调，则不能畅三焦、达腠理以透其外；利腑道以安其内。

2. 胆寄相火，易亢为邪

少阳经以相火主令，足少阳以甲木而化气于相火，胆内寄相火，若气机不畅，相火受郁，输布不利，亢而为害，形成无形火热上炎、中郁、下迫，甚至充斥上下内外、扰神动血之象。足少阳属木，木性升发、条达、舒畅。少阳主生化，且肝胆相表里，同主疏泄，若情志不畅，少阳受邪，疏泄失职，肝气郁结，胆气不舒，胆汁排泄不畅，则易致胁痛、黄疸。

3. 经腑相系，窍为外象

胆经气、腑证的病变与足少阳经脉、苗窍的病变多相互影响。如相火受郁上炎，灼于少阳苗窍则为口苦、咽干、目眩。

4. 易从风化

胆为甲木，其象应春，主升发之性，少阳之上，火气主之，火性炎上，火助木旺，因风为百病之长，所以胆受病易从风化。

5. 易神魂不安

胆为净之腑，与肝相为表里，肝藏魂，夜卧则魂归于肝，今胆受邪，肝亦受影响，则见神魂不安。

6. 易伴发肝病

足厥阴肝经与足少阳胆经互相络属，经气息息相通。肝与胆在解剖关系上密切相连，在生理上互为补充，同主疏泄，使气机疏通畅达，从而保持机理的平衡协调关系。如胆经受邪，枢机不利，疏泄失职，则影响到肝，临床上常肝胆为病。

三、足少阳胆经系的常见症状

1. 经脉苗窍症状

（1）胁痛　足少阳之别贯心循胁里，故胆病常见胁痛不能转侧。胆腑位于右胁下，胆气滞，气机不畅，故右胁下痛。肝病和胆病都可出现胁痛，肝病的胁痛很多下连少腹，胆病则只在中脘偏右肋缘下。口苦、咽干，苦为胆味，故口苦多责之于胆，因胆经有热，胆热上蒸或胆气上溢所致；胆火上炎灼伤津液则咽为之干。

（2）目眩　足少阳之脉起于目锐眦，且肝胆相为表里，内有经络相连，因肝开窍于目，胆热内郁，火热循经上扰，必头目昏眩。

（3）头痛，目赤　少阳之脉上抵头角，下耳后循项。风邪上攻则头痛眉倾，耳暴聋，目锐眦肿赤。胆病之头痛是以头两侧痛为主，与足少阳经脉循行密切相关。

（4）耳鸣耳聋　足少阳胆经循行于耳，如风热侵袭胆经，壅闭清窍，或肝胆郁火上扰，清窍被蒙，产生耳聋、耳鸣。

2. 脏腑功能症状

（1）黄疸　《金匮要略·黄疸病脉证并治》指出："黄家所得，从湿得之。"黄疸的病机关键是湿。由于湿阻中焦，脾胃升降功能失常，影响肝胆的疏泄，以致胆泄不循常道，渗入营血，溢于肌肤而发黄疸。

（2）胆怯易惊　胆主决断，若胆气受郁，生痰化热，痰热内扰，影响胆的决断功能，出现触事易惊，临床上常见心胆虚怯之人。

（3）心烦、喜呕　胆火内郁，上扰心神则心烦；胆热犯胃，胃失和降则喜呕。

（4）情志变化　华佗言："……虚则伤寒，寒则恐畏头眩，不能独卧。实则伤热，热则惊怖，精神不守，卧起不宁……又胆病则口苦太息，呕宿汁，心中澹澹，恐人将捕之……胆实则热，精神不守……"（《华佗神方》）说明胆在情志上有三种表现：一是善太息、抑郁、多疑善虑，乃肝气郁结所致；二是烦躁易怒或虚烦不得眠，噩梦惊恐，为肝阳上亢、肝火上炎或胆虚致肝胆不宁所致；三是胆实热则嗜睡，胆虚寒则无眠。

（5）脉象变化　《难经》《脉经》《景岳全书》《医宗金鉴》均认为寸口诊法中，左关候肝胆。"关上脉阳微者胆虚，阳数者胆实，阳虚者胆绝也。"（《华佗神方》）

四、足少阳胆经系与其他脏腑经络的联系

1. 胆经系与三焦的关系

胆与三焦同属少阳，共主枢机，同具少阳之特性。少阳乃阳气初生，应春生之气，虽生机勃发，然初生者阳气尚微，抗病能力较弱，生理上相互为用，病理上相互影响。胆与三焦经脉相连，胆腑疏泄正常，枢机运转就畅通无阻，则三焦通利，水火气机得以升降自如，可使上焦如雾，中焦如沤，下焦如渎，各有所司。胆焦两经一气，其为病，常相互影响，胆寄相火，三焦游相火，三

焦是中相火的通道，三焦气机不通畅，相火不得出，则胆热作。虽说胆与三焦的关系甚为密切，然而在临床上还是要区别对待胆与三焦。

（1）经脉循行　足少阳胆之脉，起于目锐眦，上抵头角，下耳后，入耳中，至肩入缺盆，下胸贯膈，络肝属胆，行人身之侧；手少阳三焦之脉，起于无名指末端，行上臂外侧，至肩入缺盆，布于胸中，散络心包，下贯膈属三焦。

（2）部位　胆位于右胁下，附于肝之短叶间；后世对三焦部位的争论见仁见智。

（3）功能　胆贮藏和排泄胆汁，寄相火，喜疏泄，主决断，调节脏腑气机等；三焦主决渎而行水道、转气机以协调气的升降出入、游相火以输布相火于全身。

（4）生理特点　胆为中精之腑，主春升之气，藏而不泄，性刚果断；三焦为水火元气循行之道路。

（5）病理特点　胆病易从风化，易出现神魂不安，易伴发肝病，气火为病多见；三焦水道不利，易出现水饮内停，气水火常夹杂为病。

（6）枢机　胆为肝与胃肠的上下之枢；三焦为表里的内外之枢。

综上所述，胆与三焦同属少阳，经脉相连，生理上相互为用，病理上相互影响，临诊时，既要懂得两者的共性，又要懂得两者的区别，方可应对现代纷繁复杂的疾病谱。

2. 胆经系与枢机的关系

枢机是指气机交接转枢之地，其功能为枢转气机，使气机出入正常，升降自如，开阖有度。手少阳三焦经、足少阳胆经俱为枢机。胆主阳气之生发，三焦统领阳气之气化；胆主枢之启动运转，三焦继以路径畅达，形成枢路一体，枢运机转。即启枢在胆，沟通枢机与脏腑器官的联系、维持枢运之恒定在三焦。三焦主持诸气，联络脏腑为胆平调情志、决断应变之内应；胆振启阳气，布施相火，可激发推动三焦之气化；又胆为气枢，三焦为水道，相火熏蒸，气布水行，两腑相协参与阳气的旋运机制，并统气火水，共为少阳枢机。然而少阳之枢有上枢、下枢、外枢、内枢，究竟如何落实在胆与三焦之中？我们知道少阳胆腑对脾胃的升降功能具有重要的调节作用，《素问·六节藏象论》明确地强调胆在调节全身气机方面重要作用："……凡十一脏皆取决于胆也。"李东垣认为："胆者，少阳春升之气，春气升则万化安。故胆气春升，则余脏从之。"脾胃为后天水谷运化之本，但土性敦厚，以安守为正，而木性曲直升展，以达土气。中焦胆腑内藏精汁，既能升清，又可降浊，其升降之性能够条达中土，助脾胃布散，精微上输，又使糟粕下传，即"主升清降浊，疏利中土"。胆为上下之枢，胆位中焦，有疏泄之功，胆的疏泄正常，则气机转枢畅达，从而有助脾胃升降之功。"按少阳主枢，可以外枢，可以内枢，可以上枢，可以下枢。……（三焦）外枢用小柴胡汤；（胆腑）下枢用大柴胡……"（《冉注伤寒论》）对少阳主枢，要用变通的眼光去对待认识，少阳主枢靠胆与三焦共同起作用，不可完全理解为只有三焦主枢或是只有胆主枢。

3. 胆与肝的关系

胆与肝的关系甚为密切，同主疏泄，使气机疏通畅达，从而保持机理的平衡协调关系。胆虽然在肝之短叶间，然则胆为腑，肝为脏，胆与肝既有密切联系亦有区别。

（1）胆与肝的联系　①部位：胆居于肝之内，合二为一。"肝合胆，胆者，筋其应。"（《灵枢·本脏》）"六腑，胆为肝之府，胆与肝合也。"（《遵生八笺》）②经络：足厥阴肝经与足少阳胆经，互相络属，经气息息相通。"足少阳、厥阴为二合，而胆与肝脉互相络也。"（《类经》）③表里关系：肝为脏属阴主里，胆为腑属阳主表。"与肝为表里，足少阳是其经也。"（《华佗神方》）"肝象木，旺于春……与胆合，胆为腑主表，肝为脏主里。"（《寿世保元》）"胆附于肝，相为表里。"（《类经》）④升降：肝主升，胆主降，升降相辅相成。"缘胆为腑阳，肝为脏阴，是阴必升，是阳必降，肝气左升，胆火右降。"（《医学求是·治霍乱赘言》）⑤属性：肝胆均中藏相火，用药宜凉而不宜热。"相火寄在肝胆，有泻无补。"（《本草纲目》）"相火寄于肝胆，有泻无补，泻其邪热，即所以补火也。"（《本草备要》）"肝胆属木，中藏相火，其性恒与热药不宜。"（《医学衷中参西录》）⑥功能：肝主谋虑，胆主决断，肝胆互济，勇敢乃成。"肝主谋虑，胆主决断，虚故不决。"（《素问灵枢类纂约注》）"肝者，将军之官，谋虑出焉。胆者，中正之官，决断出焉。"（《素问·灵兰秘典论》）

（2）胆与肝的区别　胆与肝，一腑一脏，一阳一阴，肝病兼虚证较多，胆病则实证较多。

①功能：胆与肝虽同主疏泄，然则胆又有贮藏和排泄胆汁的功能，有助于脾胃的受纳腐熟和运化；胆主决断，维持脏腑之间的平衡协调关系。肝主藏血，

123

以供应机体活动的需要。如肝藏血的功能异常，则会引起血虚或出血的病变。若肝血不足，不能濡养于目，则两目干涩昏花，或为夜盲；若失于对筋脉的濡养，则筋脉拘急，肢体麻木，屈伸不利等。另外，肝藏血与女子月经的来潮亦密切相关。

②证候：胆经多气少血，胆病易出现惊、恐等，如触事易惊、善恐畏惧、多疑善虑。肝经多血少气，肝病易出现出血症状、舌卷难言等，如吐、衄、咯血，或月经不调，或崩漏等。

③临床表现：少阳病为寒热往来，治宜和解寒热。厥阴病为厥热胜复，治宜调补阴阳。另如肝病和胆病都可出现胁痛，肝病的胁痛很多下连少腹，胆病则只在中脘偏右肋缘下。

④其他：综观前人医书，在生理上详肝而略胆。只论肝气肝血，不谈胆气胆液；在病理上则肝胆并述，用肝郁证概括胆郁证（从本书的胆腑证治分类中可以看出胆郁证占了相当的比例）；在治疗上肝胆混为一体。疏肝即是利胆，用"胆附于肝"的观点。取消了胆腑独立的生理功能及其在五脏六腑中的重要位置。"胆附于肝"只可来解释胆与肝在解剖位置上的关系。现代医学的解剖学证实，胆囊在形体上与肝脏是紧密相连的。

中医基础理论指明，五脏六腑都具有阴和阳，即实体、功用两个方面。例如肝有肝气，胃有胃气，胆亦应有胆气。胆气的功能主要是疏泄胆液（临床上胆囊切除的患者仍有右胁下隐隐不适感，这与胆疏泄和排泄胆液的功能密切相关）。肝气的功能主要是收藏血液。在生理功能活动方面，胆气与肝气各有其用，绝不能存在肝胆不分、胆附于肝的情况。在医理上只论肝而不谈胆，或认为论肝就是论胆，这就抹杀了肝与胆两脏腑之间的区别和联系。

笔者认为，肝与胆在解剖关系上密切相连，在生理上互为补充，在功能活动上各有所主，在病理上亦相互影响，治疗上应各施其法，绝不能类同和代替。因此临诊时既要掌握肝胆的密切联系又要懂得两者的区别，如此方可提高临床疗效。

第二节　足少阳胆经系病变证治分类

根据辨证要领，结合文献收集情况，笔者认为从以下两个方面对足少阳胆经系病变证治分类：①胆经脉病证治；②胆腑病证治。少阳位于表里之间，变化多端，邪易传变，病证多有兼夹，胆经常与其他脏腑相兼为病，因此为了文章的完整性，对于经证和腑证中出现的兼证在文中一并论述，不另立章节讨论。

一、胆经脉病证治——表证类

胆通过足少阳经脉和耳、胁肋等组织器官及体表部位相联系，这些组织器官都需要足少阳经脉运行的血气等生理物质来濡养，以维持其正常的生理功能。足少阳经脉发生病变，会影响胆及有关循行部位发生病理变化，表现为足少阳胆经的病证。

病理机制：足少阳胆经起于目锐眦，上抵头角，下循颊车，经颈，入缺盆，经脉受病，脉络阻滞，则见偏头痛、外眼角痛、颈部疼痛、颈部瘰疬；少阳居半表半里，风胜则振寒如疟；少阳循身之侧，胸胁、肋、髀至外踝前，皆少阳经脉所过，邪入少阳，经脉失利故胆经所过的部位疼痛；足少阳之脉，内属于胆，胆藏精汁，胆病则液泄，故口苦；胆气易郁，故善太息。总之，足少阳胆经的病证特点是口苦、善太息、偏头痛、胸胁疼痛等。

1. 胆经为主

（1）寒风郁热，胆经不利

征象：往来寒热，两头角痛，耳聋目眩，胸胁满痛，舌苔白滑，脉右弦滑，左弦而浮大。

机理：寒风郁热，胆经不利。

治法：和解少阳。

方药：柴胡枳桔汤（《重订通俗伤寒论》）。柴胡一钱至钱半，枳壳钱半，姜半夏钱半，鲜生姜一钱，青子芩一钱至钱半，桔梗一钱，新会皮钱半，雨前茶一钱，水煎服。

说明：少阳经以火气为主，感则多现寒邪郁火之象。本证病因以寒邪为主，所谓往来寒热是指发热与恶寒交替发作，一日数次，无一定时间规律，乃因寒邪侵犯少阳，少阳为幼阳，抗邪无力，阳气卫外功能弱，卫气（卫气有温分肉、充肌肤、肥腠理、司开阖的功能）不能抗邪于外，阳郁不能外达故恶寒。因少阳为弱阳，所以少阳的阳气来复要一段时间，少阳之上，火气主之，寒邪郁而化热，此时会出现寒热并见的短暂时刻，正邪纷争，进退于表里之间，邪正交争，互有胜负，故而呈寒去热来，寒热交替，休作有时。《伤寒论》曰："血弱气尽，腠理开，邪气因入，正气相搏，结于胁下，正邪纷争，往来寒热，休作有时。"但临床上因寒热各有侧重，病邪有兼夹，脏腑有牵涉，很难见到典型的往来寒热。头痛之症，痛在头或为偏头痛，是少阳经络不利，偏表证为主少阳循身之侧，胸胁、肋、髀踝前，皆少阳经脉所过，邪入少阳，经脉失利，故胆经所过的部位疼痛。柴胡枳桔汤以小柴胡汤为底方改为散剂，因此剂量较小。本方去甘壅的参、草、枣，加疏理气机的陈皮、枳壳，加桔梗配枳壳进一步促进气机升降，加雨前茶，取其春升入肝胆而清散透热之意。本方较小柴胡汤疏解气机更捷，气机舒畅则卫气祛邪有力，邪气得解。

（2）寒风外受，气滞热郁，胆枢不利

征象：时有寒热或低热，午后多见，或无寒热，仅右胁下痛，易随情绪波动而增减，时不欲饮食，胸胁苦满，口苦咽干，脉弦。

机理：本有胆经气郁不畅，复因外邪袭于经脉而发病。

治法：疏气透热，利胆和解。

方药：小柴胡汤（《伤寒论》）去参、枣，加郁金、旋覆花。柴胡半斤，黄芩三两，炙甘草三两，法半夏半升，生姜三两，郁金四两，旋覆花三两，水煎服。

说明：少阳主枢。枢机是指气机交接转枢之地，其功能为枢转气机，使气机出入正常，升降自如，开阖有度。手少阳三焦经、足少阳胆经俱为枢机。胆主阳气之升发，三焦统领阳气之气化；胆主枢之启动运转，三焦继以路径畅达，形成枢路一体，枢运机转，病则枢机不运，内生气郁。且胆寄相火，三焦游相火，若本有胆经气机运行不畅，复因感受外邪，内外枢机俱失其职，则郁而化热，见胸胁苦满、口苦、低热等。本方以小柴胡汤去甘壅的参、枣，防止其阻碍气机，加郁金、旋覆花舒畅肝胆以利气机升降的恢复，疏气利胆，和解透热。本方较小柴胡汤疏利胆气更甚，除受风发热外，以右胁下痛、不欲饮食、胸胁苦满为主症。

（3）风袭少阳，经络不利（侧头痛）

征象：半边头风，或痛在右，或痛在左，时轻时重，舌淡苔薄白，脉浮弦。

机理：本证是因本有郁气不宣，复因风邪袭于少阳经。

治法：祛风止痛，疏气透邪。

方药：散偏汤（《辨证录》）。白芍五钱，川芎一两，郁李仁一钱，柴胡一钱，甘草一钱，白芥子三钱，香附二钱，白芷五分。上咀，每服五钱，水二盏煎至一盏，食后服之。

说明：足少阳胆经，行于头之侧。少阳为一阳之气，易受风袭，风邪侵袭，常伤及人体的上部（头、面）等。故《素问·太阴阳明论》说："伤于风者，上先受之。"风壅经络，胆经络不利，则气滞不行；风引痰动，更易阻滞经络。胆经气不利，相火受郁，灼于经络，是以发为头痛，因风性善行而数变，所以病变部位或左或右，或轻或重。

（4）胆气不舒，火郁清窍

征象：两耳肿痛，内流清水，久则变为脓血，身发寒热，耳内如沸汤之响，舌红苔黄，脉弦数。

机理：相火郁滞，灼伤耳窍，腐肉成脓。

治法：舒气解郁，疏透郁火。

方药：舒胆汤（《慈幼新书》）。当归，白芍，元参，天花粉，炒山栀，柴胡，石菖蒲（原著本方无用量）。

说明：少阳为一阳之气，易受风袭，风邪乘袭，相火受郁上炎，灼于耳窍则出现两耳肿痛，内流清水，郁久则变为脓血。风性主动，有鼓动阳气的作用，故耳内如沸汤之响。《素问·太阴阳明论》："风胜则动。"

附：翘荷汤（见下文手少阳三焦经证治）

2. 多经兼夹

（1）寒风郁热，枢机不利，三焦及胆——小柴胡汤（见下文手少阳三焦经证治）

（2）郁火合痰，壅结经脉（瘰疬）

征象：肿硬节结，发于耳后颈项之间，结硬如石，久久不散，坚而不溃，或已破而流脓水，纳差乏力，脉弦而数。

机理：本证是因热毒痰瘀壅结，流注于经脉，手足少阳同病。

治法：泻火解毒，消肿溃坚。

方药：散肿溃坚汤（《兰室秘藏》）。柴胡四钱，龙胆草五钱，黄柏五钱，盐知母五钱，昆布五钱，桔梗五钱，花粉五钱，甘草三钱，京三棱三钱，广莪术三钱，连翘三钱，当归二钱，白芍二钱，葛根二钱，黄连二钱，升麻六分，酒黄芩三钱。每服六钱，用水二盏零八分，先浸大半日，煎至一盏，去滓，食后热服。另用半料作细末，炼蜜为丸，如绿豆大。每服百余丸，用此药汤留一口送下。

说明：瘰疬皆起于少阳胆经。少阳风火之府也，少阳属木，木最易郁，郁未有不化火者也，郁火与相火交扇，胆汁被其消烁，炼液成痰。痰即有形之火，火即无形之痰，痰火相聚为患，成为瘰疬。

（3）风郁热扰，兼涉肝经

征象：风热耳内痒痛生疮出水，或头目不清寒热少食，或妇女经水不调，胸膈不利，腹胁痞满。

机理：本证是因血虚，复因风热侵袭足少阳经脉而致。

治法：疏风清热兼养血。

方药：当归川芎散（《证治准绳》）。当归一钱，川芎一钱，柴胡一钱，白术一钱，芍药一钱，炒山栀一钱二分，牡丹皮八分，茯苓八分，蔓荆子五分，甘草五分，水煎服。

加减：若肝气不平寒热，加地骨皮；肝气实，加柴胡、黄芩；气血虚，加人参、黄芪、当归、熟地黄；脾虚饮食少思，加茯苓、白术；脾虚胸膈不利，加人参、黄芪；痰滞胸膈不利，加白术、半夏；肝气不顺胸膈不利，或小腹痞满，或时攻痛，加青皮；肝血不足胸膈不利，或小腹痞满，或时作痛，加熟地黄；肝血虚寒小腹时痛，加肉桂；日晡发热，加当归、熟地黄。

说明：本证是血虚之人感受风热外邪，风热客于足少阳经脉。风为阳邪，易袭上位，故出现头面及耳窍症状。风动则痒，热盛则肉腐，故耳内痒痛生疮出水；风热在经脉之表可见恶寒发热等表证；风热上袭头目，风性易动、热性丰隆，头目可出现昏胀不清爽之感觉。肝血不足之体，在妇人常见经期不调；血虚及气，气虚或因虚致郁则见胸膈不利、腹胁痞满不适等症。

（4）风热侵袭，清窍壅闭（阳明兼少阳）——防风通圣散（见前文阳明经证治）

（5）痰火郁结肝及胆经

征象：筋挛结核，乳痈乳癖，肝火上炎，耳项肿痛，舌红苔黄，脉弦滑数。

机理：有形结节为痰，痰火相搏而成痈。

治法：清热化痰，和营散结。

方药：当归清营汤（《疡科心得集》）。当归、生地、山栀、赤苓、柴胡、川芎、甘草、贝母、丹皮、天花粉、连翘（原著本方无用量）。水煎服，日一剂。

说明：本方以丹栀逍遥散为底方加减而来，将酸收的白芍改为辛行气血的川芎，去偏温的白术和炮姜，防止助热，改薄荷为疏散风热兼散结消肿的连翘，加生地、天花粉、浙贝母以增强清气凉血、化痰散结的作用。

二、胆腑病证治——里证类

在胆腑病中主要分为胆热、胆郁、胆逆、胆虚胆寒证治。因少阳经以相火主令，足少阳以甲木而化气于相火，胆内寄相火，若气机不畅，相火受郁，输布不利，亢而为害，形成无形火热上炎、中郁、下迫，充斥上下内外，甚至扰神动血之象。足少阳属木，木性升发、条达、舒畅，少阳主生化，且肝胆相表里，同主疏泄，若情志不畅，少阳受邪，疏泄失职，肝气郁结，胆气不舒，胆汁排泄不畅，则易致胁痛、黄疸。气郁化火，胆火内扰则为寒热、悸烦、昏闷等。恐则气下精却，胆虚气怯，心气涣散，心胆俱虚则成惊悸不眠、多梦易惊等。久病耗乏，或肝胆病过用辛散之品，耗乏伤阳以致阳虚气怯，神气失守而为虚烦、不眠等。胆腑病治中尤以胆郁占有较大比重，这亦说明了胆主疏泄、喜条达之特性，故治胆病尤当注重疏畅胆气。

1.胆热证治

（1）热邪夹痰，困蒙胆气

征象：口中常苦，神思不爽，昏闷如醉，多睡少起，心胸烦壅，头目昏重，舌红苔黄腻，脉弦滑数。

机理：胆火旺盛，煎液为痰，痰热困阻气机，胆气升降不利。

治法：清胆泄热，化痰醒神。

方药：羚羊角散（《太平圣惠方》）。羚羊角三分，麦冬（去心）三分，大黄半两，木通三分，甘草半两，天冬半两，防风半两，前胡半两，半夏半两，水煎服。

说明：胆为中精之腑，内贮胆汁，色黄味至苦，赖胆肝之疏泄而得以正常贮泄，化谷腐熟，生化血气。若胆热气逆，则精汁失约，随气上溢，循经至咽，故口为之苦。少阳经以相火主令，若相火受郁，输布不利，亢而为害，形成无形火热上炎、中郁、下迫，甚至充斥上下内外、扰神之象，则出现神思不爽，昏闷如醉，多睡少起，心胸烦壅，头目昏重等。

（2）燥热犯胆

征象：右侧胁下疼痛不适，时会牵及右肩背痛，口苦，恶心，身热而燥，大便秘结，小便黄，舌红苔干，脉弦数。

机理：火热内盛，煎熬津液而生内燥，经脉失养，胆失疏利。

治法：舒理气机，清热通里。

方药：柴胡茵陈汤加减（《症因脉治》）。柴胡二钱，茵陈二钱，黄芩一钱五分，半夏一钱，甘草五分。

加减：热重者，加板蓝根、金银花、连翘；便秘者，重用大黄、芒硝、川厚朴；痛重者，加川楝子、延胡索；呕吐者，加半夏、竹茹；食欲不振者，加藿香、佩兰、炒麦芽、焦六曲、焦山楂；瘀血者，加桃仁、红花、当归、赤芍。

说明：胆内寄相火，若气机不畅，相火受郁，输布不利，亢而为害，无形火热侵犯胆腑，从而出现火热上炎，出现口苦，恶心；火热中郁，表现为右侧胁下疼痛不适，甚至时会牵及右肩背痛；火热下迫，大便秘结，小便黄等。

（3）火热犯胆

征象：口苦咽干，失眠多梦，心烦意乱，舌红，脉数。

机理：胆为中精之腑，内贮胆汁，色黄味至苦，赖胆肝之疏泄而得以正常贮泄，化谷腐熟，生化血气。若胆热气逆，则精汁失约，随气上溢，循经至咽，故口为之苦。少阳内寄相火，胆失疏泄，胆火扰心，影响心神，则出现心烦意乱，失眠多梦，舌红，脉数等一派火热之象。

治法：利胆解郁，清心泻火。

方药：解郁合欢汤（《医醇賸义》）。合欢花二钱，郁金二钱，山栀一钱五分，柴胡一钱，茯神二钱，柏子仁二钱，当归二钱，沉香五分，白芍一钱，丹参二钱，薄荷一钱，橘饼四钱，大枣五枚，水煎服。

说明：本方虽是火热犯胆，但是其本源在于气郁，气郁化火生热，气逆上犯，火热扰神。因此解郁合欢汤重在利胆解郁以治其源，配合清心泻火药，方可取效。

（4）湿瘀胆热

征象：黄疸，日晡所发热，反恶寒，女劳疸，膀胱急，少腹满，身尽黄，额上黑，足下热，作黑疸。其腹胀如水状，大便必黑，时溏，腹满，舌红暗苔腻，脉弦不流利。

机理：湿热滞血，血瘀兼夹，湿瘀胆腑而发黄。

治法：消瘀散结，清热化湿。

方药：硝石矾石散（《金匮要略》）。硝石、矾石各等份烧，二味，为散，以大麦粥汁，和服方寸匕，日三服。病随大小便去，小便正黄，大便正黑，是候也。

说明：《仲景全书》记载："硝石咸寒除热，矾石除痼热在骨髓，骨与肾合，用以清肾热也。大麦粥和服，恐伤胃也。"本方硝石即火硝，性味苦寒，能入血分以消坚积；矾石即绿矾，性味酸寒，亦入血分破瘀燥湿；用大麦粥和服取其甘平养胃，缓硝、矾之峻猛。

（5）胆热移脑（鼻渊）

征象：鼻塞鼻酸，浊涕不止，如髓如脓，腥臭难闻，甚则头晕目眩，头痛健忘，舌红苔黄腻，脉浮弦滑数。

机理：湿浊内蕴，胆经郁火，上扰鼻窍。

治法：芳香化浊，清胆热宣肺窍。

方药：取渊汤合中成药藿胆丸（藿香叶猪胆粉）（《疡医大全》）。辛夷二钱，当归二两，黑山栀三钱，贝母一钱，柴胡一钱，玄参一两，水煎服。

说明：鼻渊，又名辛頞鼻渊。因胆移热于脑，形成脑瘘。《素问·气厥论》曰："胆移热于脑，则辛頞鼻渊。"

2. 胆郁证治

（1）气郁胆腑

征象：胁痛，乍寒乍热，口苦，嗳气欠畅，情志抑郁或易怒，舌质偏红或正常，舌两侧偏厚，脉弦。

机理：邪气客胆，气机郁滞。

治法：疏胆理气。

方药：后辛汤（《医醇賸义》）。柴胡一钱，郁金二钱，广陈皮一钱，当归二钱，茯苓二钱，栀子皮一钱，蒺藜四钱，枳壳一钱，合欢花一钱，佛手五分，水煎服。

说明：胆主疏泄，如胆失疏泄，胆腑气机郁滞，邪气客胆则气枢失畅，郁而不伸，故嗳气欠畅；胆为中精之腑，内贮胆汁，其味至苦，今胆气失于疏泄，精汁上溢，故令口苦，足少阳胆经循胁，其气郁而不畅，故胁下痛胀。

（2）热邪留恋，胆腑郁热——大柴胡汤（见下文手少阳三焦经证治）

（3）痰热胆郁

征象：胆怯易惊，虚烦不宁，失眠多梦，呕吐呃逆，舌苔白腻微黄，脉弦、滑或略数。

机理：胆失疏泄，郁而生痰化火。

治法：理气化痰，清胆和胃。

方药：温胆汤（《集验方》）。陈皮三两，半夏二两，生姜四两，炙甘草一两，枳实二枚，竹茹二两，水煎服。

加减：心热烦甚者，加黄连、山栀、豆豉以清热除烦；失眠者，加琥珀粉、远志以宁心安神；惊悸者，加珍珠母、生牡蛎、生龙齿以重镇定惊；呕吐呃逆者，酌加苏叶、枇杷叶、旋覆花以降逆止呕；眩晕，加天麻、钩藤以平肝息风；癫痫抽搐，可加胆南星、钩藤、全蝎以息风止痉。

说明：胆属木，为清净之腑，失其常则木郁不达，胃气因之失和，继而气郁生痰化热。胆主决断，痰热内扰，则胆怯易惊，失眠多梦，甚或上蒙清窍，而发癫痫。胃主和降，胆胃不和，则胃气上逆，而为呕吐呃逆。舌苔白腻微黄，脉弦、滑或略数为痰湿微有化热之象。治当清胆和胃，理气化痰。

（4）湿郁胆热

征象：寒热如疟，胸痞作呕，口苦吐酸，舌红苔白腻，脉濡数。

机理：湿遏热郁阻于少阳，枢机不利，胆胃不和。

治法：清胆利湿，和胃化痰。

方药：蒿芩清胆汤（《通俗伤寒论》）。青蒿钱半至二钱，淡竹茹三钱，仙半夏钱半，赤茯苓三钱，青子芩钱半，生枳壳钱半，陈广皮钱半，碧玉散三钱，水煎服。

加减：湿邪偏重，舌苔白厚腻，加生薏苡仁增强健脾利湿的作用；热重，可以加黄连以增强清热燥湿的作用。

说明：本证为少阳胆热偏重，兼有湿热痰浊中阻。胆经郁热偏重，故寒热如疟，寒轻热重，口苦膈闷，胸胁胀疼。胆热犯胃，液郁为痰，胃气上逆，故吐酸苦水，或呕黄涎而黏，甚则呃逆。治当清胆利湿，和胃化痰。俞根初在《通俗伤寒论》中按曰："足少阳胆，与手少阳三焦，合为一经。其气化一寄于胆中以化水谷，一发于三焦以行腠理。若受湿遏热郁，则三焦之气机不畅，胆中之相火乃炽，故以蒿、芩、竹茹为君，以清泄胆火；胆火炽，必犯胃而液郁为痰，故臣以枳壳、二陈，和胃化痰；然必下焦之气机通畅，斯胆中之相火清和，故又佐以碧玉，引相火下泄；使以赤苓，俾湿热下出，均从膀胱而去。此为和解胆经之良方，凡胸痞作呕，寒热如疟者，投无不效。"

鉴别：本方与小柴胡汤均能和解少阳，用于邪在少阳、往来寒热、胸胁不适者。但小柴胡汤以柴胡配人参，和解中兼有益气扶正之功，宜于胆胃不和、胃虚气逆者；蒿芩清胆汤以青蒿配滑石、茯苓，于和解之中兼有清热利湿、理气化痰之功，宜于少阳胆热偏重，兼有湿热痰浊者。

（5）胆郁兼表——移至经脉病

征象：胸胁满，口干口苦，耳鸣耳痛，纳差，兼有微热，颈、肩痛，身体不能转侧，舌质淡红，脉细滑。

机理：邪犯少阳，表证未解。

治法：和解疏气，利胆兼解表。

方药：柴胡桂枝汤（《伤寒论》）。桂枝一两半，黄芩一两半，人参一两半，甘草一两，半夏二合半，芍药一两半，大枣六枚，生姜一两半，柴胡四两。上九味，以水七升，煮取三升，去滓，温服一升。

说明：本证为少阳胆气郁兼有太阳之表邪未解。发热，肢节烦疼，知太阳证未罢，风寒犹留连于表；胸胁满，口干口苦，是邪犯少阳，胆气郁而化热，胆热犯胃，则食欲差。治当一则调和营卫，以解太阳之表；二则和解枢机，以治少阳胆郁。

3. 胆逆证治

（1）胆气上逆

征象：真气上逆，口苦舌干，不得平卧，平卧则咳出清水，舌红苔滑，脉弦滑甚则寸脉浮大。

机理：胆火气机上逆，动饮犯肺。

治法：疏胆降逆，化饮清热。

方药：镇逆汤（《医学衷中参西录》）。生赭石六钱，青黛二钱，清半夏三钱，生杭芍四钱，龙胆草三钱，吴茱萸一钱，生姜二钱，野台参二钱，水煎服。

说明：胆汁味苦，咳为肺气不利。胆肝为三焦气机升降出入之枢，胆气冲逆，清汁随之上溢，故口苦舌干，冲肺则咳出清水，不得正卧。

（2）实火上炎，肝胆同病

征象：胁痛，口苦，耳聋耳肿，头痛目赤，舌红苔黄，脉弦数有力。

机理：肝胆主胁，火盛作痛；火性上炎，故口、耳、头目一派火象。

治法：清泄胆肝经实火。

方药：龙胆泻肝汤（《医方集解》）。龙胆草，黄芩，栀子，泽泻，木通，当归，生地黄，柴胡，生甘草，车前子（原著本方无用量）。

加减：肝胆实火较盛，可去木通、车前子，加黄连以助泻火之力；若湿盛热轻者，可去黄芩、生地黄，加滑石、薏苡仁以增强利湿之功。

说明：龙胆泻肝汤偏于苦寒，过剂则易伤脾胃而影响食欲，应用时中病即止或改为丸剂缓用，以妨伤正气。

鉴别：本方泻胆肝经火，清利湿热且能兼顾补阴血；龙荟丸重用大苦大寒之药，着重于泻实火，使从二便分消，乃攻滞降泻之剂。

4. 胆虚证治

征象：虚烦不得眠，恐畏头眩，不能独卧，胆怯，心慌，头晕，身重难以转侧，左手关上脉微。

机理：病后气阴两虚，胆气虚，木虚而清气不能升发，故见虚烦不眠。《备急千金要方》云："大病后虚烦不得眠，此胆寒故也。胆虚生寒则见恐畏头眩，不能独卧，胆怯，心慌，左手关上脉微等。"

治法：补益气阴，温胆散寒。

方药：千里流水汤方（《备急千金要方》）。姜半夏三两，麦门冬三两，白茯苓四两，炒酸枣仁三两，炙甘草二两，桂心二两，黄芩二两，远志二两，草薢二两，人参二两。上药粗捣筛，每服五钱匕，先以千里流水五盏，入秫米半合，煮候沸，扬之千遍，澄清取一盏半，入药并生姜半分切，再煎取一盏，去滓温服。

加减：若面色晦暗或白，畏寒肢冷，洒洒恶寒，头晕目眩，眩厥，失精，或痿躄手足不能动，有气无力，胆怯，恐畏不能独卧，这是寒盛阳虚，胆气不宁，治以温胆宁神，去黄芩，加熟附子10g，仙灵脾15g。

说明：千里流水汤方由麦门冬汤去大枣、粳米，加秫米，桂枝甘草汤，酸枣仁汤去川芎、知母，加远志、黄芩、草薢、生姜组成，针对阴血不足、气阴两虚、虚热内扰、兼有阳气不足的胆虚证。

鉴别：栀子豉汤、酸枣仁汤、黄连阿胶汤证，皆可出现虚烦不得眠，栀子豉汤证是以实证为主，乃无形邪热内扰胸膈所致，兼见心中懊憹，或胸中室，脉滑数；酸枣仁汤证的虚烦是因肝血虚，血不养心，阴虚内热所致的虚烦不眠；黄连阿胶汤证以虚热为主，乃是阴虚火旺，少阴邪从热化，肾水亏于下，心火亢于上，心肾不交，水火不济，脉细数，苔少，舌红绛。本证的虚烦不眠乃因病后阳虚，胆寒而清气不能升发所致。

5. 虚实夹杂证治

痰浊内扰，血不藏神

征象：心胆虚怯，触事易惊，四肢浮肿，饮食无味，心悸烦闷，坐卧不安，舌淡红苔薄白，脉滑左寸弱。

机理：本证为痰浊内扰，神志不宁，少阳少阴同病。

治法：化痰，养心，宁神。

方药：十味温胆汤（《世医得效方》）。陈皮三两，姜半夏三两，白茯苓两半，粉草五钱，枳实三两，酸枣仁一两，远志一两，五味子一两，熟地黄一两，条参一两，水煎服。

说明：胆为中精之腑，具有疏泄功能而主决断，若因情志不遂，或恐惧过度，令胆失疏泄，使气机郁滞而生痰化火。痰火内扰，将使胆气不宁而决断不行，出现胆怯易惊、心中悸动等。本方较温胆汤去清胆和胃的竹茹，加入益气养血、宁心安神的人参、熟地黄、五味子、酸枣仁、远志而成，无清热之功而增补养心神之功，适用于痰浊内扰、心胆虚怯、神志不宁诸症。

第三节 足少阳胆经系病案举例

一、足少阳证

1. 表证类

少阳经病：听力下降案——柴胡温胆汤加减

郭某，女，41 岁，2023 年 11 月 17 日初诊。主诉：突发性左耳听力下降

12天。12天前，无明显原因出现咽喉疼痛，流鼻涕，咳嗽咽痒，后突发左耳耳闷，耳堵伴蝉鸣样耳鸣，时而耳痒，耳不痛，2小时后发现左耳听力突然消失，后继发头晕，天旋地转感，欲倒地，无头痛，伴恶心、呕吐食物，外界声音变大，从右侧太阳穴牵涉左耳根部会有沉重感。现症：偶有咳嗽，咽喉异物感，无恶寒发热，耳堵，耳闷，时而痒，有耳鸣，耳不痛。夜间两三点易醒来，醒后难以入睡。胃部稍多食则胀，二便平，平素怕冷，易上火。形体肥胖，脸色淡黄稍滞，神情静，脉细滑偏沉，左甚。舌稍红，有红点，苔薄白。中医诊断：耳鸣，眩晕。辨证：少阳受邪，风为主，内有痰湿，阻塞清窍。

处方：小柴胡汤合温胆汤加减。柴胡15g，黄芩8g，法半夏10g，陈皮10g，茯苓10g，竹茹15g，蔓荆子10g，豨莶草10g，郁金10g，枇杷叶10g，连翘10g，淡豆豉15g。7剂，水煎服，日1剂，分2次温服。

2023年11月24日二诊：服药后，头部不适感、左耳闷堵感较前明显缓解，但耳闷感同前，耳痒感减，胃痛未作。守原方加减3个月，后随访疗效稳定。

按语：本病急性发作，多是由外感而引发，内外相合而发本病，前期服用小柴胡汤合温胆汤加蔓荆子、豨莶草加减，蔓荆子、豨莶草是刘教授治疗少阳风湿郁热型头痛的常用药对。服药后复诊时头部不适感明显减轻，重点还是落在调理体质上，最后守方小柴胡汤合温胆汤疗效稳定。耳为少阳胆经所过，很多实证都和少阳胆经有联系，本患者不例外，贵在守方。

2. 表里兼夹类

少阳湿热：低热案——蒿芩清胆汤加减

付某，女，63岁，2005年7月14日初诊。主诉：低热伴头痛、头晕半月余。患者近半月来，每天上午出现低热，恶寒不显，无汗出，下午尤甚，晚上症状消失，活动后汗出觉舒；时头晕痛，头痛以两侧、眉棱骨为主；耳鸣，右耳内及右侧牙痛；晨起口苦，咽中有痰，能咳出，色白；四肢关节酸痛，晨起手僵。食欲可，食则心下饱胀，易嗳气，嗳气则舒，偶会反酸。大便时溏，夜尿频多。咽峡血丝，有分泌物，舌质淡红，苔薄黄，脉弦滑。体形偏胖。中医诊断：发热。辨证：素为痰湿体质，湿邪郁热，病位在少阳及阳明，以少阳为主。

处方：蒿芩清胆汤加减。青蒿 15g（后下），黄芩 10g，枳壳 10g，陈皮 10g，法半夏 10g，茯苓 15g，竹茹 15g，滑石（包）10g，柴胡 10g，郁金 15g，枇杷叶 10g，白芍 10g，秦艽 15g，白芷 5g，生甘草 6g。7 剂，水煎服，日 1 剂，分 2 次温服。

二诊：服药后，头晕头痛改善，偶有头痛，仍以两侧为主，低热近无，人觉清爽舒服，口苦渐减，四肢关节痛缓解，晨起手关节发胀。停药后人昏沉，全身乏力，口黏，纳食可，偶胸闷，时心悸，大腹胀，嗳气则舒，眠差，难以入睡，梦不多，大便时稀，小便频多，舌质淡红，苔淡黄滑，脉滑减，沉取弦。湿渐除，痰热仍在，以柴胡温胆汤加减疏气祛痰热，作为后期调理。

按语：就病因而言，外感六淫皆能令人发热，内伤病因中早在《素问·调经论》就提出"阴虚则内热"，此后诸医家又相继提出血虚发热、气虚发热、阳虚发热、伤食发热、血瘀发热等。患者发热持续半月余，且以低热为主，湿邪为病往往缠绵难愈，且病程较长，患者除低热还有头痛（两侧、眉棱骨为主）、耳鸣、右耳内及右侧牙痛、晨起口苦、咽中有痰等症状，加上体质偏胖，舌脉证合参，辨为素为痰湿体质，湿邪郁热，病位在少阳和阳明，以少阳为主，故选蒿芩清胆汤加减。药后湿热渐除，唯有痰热仍在，故后期以柴胡温胆汤加减善后调理。临诊时刘英锋教授尤注重患者的体形，从中医整体观出发，本着因－机－位三位一体的辨证观，辨证准确，如此药到病除。

3. 里证类

（1）少阳胆腑：胆囊占位病变案——大柴胡汤合大黄附子汤

芦某，男，70 岁，2022 年 11 月 22 日初诊。主诉：考虑胆囊癌一周余。10 余年前发现胆囊结石，未予治疗，半年前逐渐出现腹胀腹痛，未引起注意。自觉后背累 3 月余，后逐渐发展为胆区不适连及后背，伴全身乏力，疼痛影响夜眠，白天嗜睡。一周前腹胀腹痛加重伴呕吐，于医院就诊考虑胆囊癌，住院后，给予抗肿瘤、抑酸护胃等对症处理，症状缓解后出院。出院后仍有腹部胀痛，遂来我处就诊。现症见：腹痛腹胀（肚脐周围），按之不痛，不吐，不恶心，腹部不怕冷；一贯食纳可，现食欲较前稍差，进食则易引发呕吐，现流食为主，近 1 个月体重下降 15 斤。大便日 1 解，腹胀欲解大便而难解，解之稀，不成形，挂厕，量少；既往大便先干后软；小便可，夜尿 1 次。喜荤食，不忌口；无口干口苦；晨起吐浓痰，色偏白，量不多；不咳嗽；寒热调，汗出少，无胸闷；因血糖控制不佳引起耳背。既往史：2022年11月17日体检报告：肠梗阻，多发性结肠息肉（现已切除）；胆囊占位性病变；结肠继发恶性肿瘤？腹腔继发恶性肿瘤？萎缩性胃炎；糜烂性胃炎；乙状结肠炎；胆囊结石；颈内动脉斑块；肝囊肿；前列腺增生；肺部阴影。2型糖尿病3年；高血压3级15年，服药控制可。望诊：形体稍偏胖，面色淡黄，神情可，语声偏粗，目稍黄。脉诊：脉弦，右内曲，左寸偏沉，尺稍旺。舌象：舌偏暗，苔淡黄褐厚。西医诊断：胆囊癌？中医诊断：腹胀。辨证：少阳胆腑，湿热痰瘀阻滞，气闭。

处方：大柴胡汤合大黄附子汤化裁。柴胡20g，枳实15g，黄芩8g，法半夏15g，炒白芍10g，大黄（后下）8g，细辛6g，桃仁（打碎）10g，乳香（冲服）10g，醋没药（冲服）10g，制附子（先煎，煎30分钟）15g。7剂，水煎服，日1剂，分2次温服。

按语： 患者痰热体质，素有湿热及痰热潜伏，旧疾颇多。现急则治其标，尤以病机治疗为主，以大柴胡汤行气，大黄附子汤通阳，加桃仁、乳香、没药散结。诸药合用，以期通其胆腑及肠腑之气，达到通便的目的。

（2）少阳胆腑：肠癌术后多发转移并发胆梗阻案——硝石矾石散

江某，男，67岁，2024年5月21日因"乙状结肠肿物术后8月余，身目黄染1月余"入院。2023年9月患者因大便次数增多、鲜血便，检查发现：乙状结肠癌（中分化腺癌），癌浸润肠，壁全层并突破浆膜层，癌侵及神经束，可见脉管内癌栓；肠周淋巴结见癌转移。后经行手术与化疗，复查CT示：肝多发转移瘤，左侧肾上腺转移瘤可能，考虑肝内多发转移瘤（最大范围约141mm×90mm），部分肝内胆管稍扩张，考虑肿瘤压迫所致可能，未除外胆管受侵犯；左侧肾上腺转移瘤可能，右肺下叶小结节，考虑转移瘤可能。2024年4月28日考虑梗阻性黄疸，予超声引导下经皮肝穿刺胆管引流术，配合护肝利胆降氨、抗炎止痛等治疗。

入院西医诊断：①直肠乙状结肠连接部恶性肿瘤（中分化腺癌，肝肺肾上腺转移 $T_4N_2M_1$ IV期）。②肝胆管扩张。③黄疸经皮肝穿刺胆道引流术（PTCD）后。④肝功能不全。⑤胆道感染。⑥高氨血症。⑦中度贫血。⑧低蛋白血症。⑨腹水。⑩电解质紊乱。⑪慢性萎缩性胃炎。⑫前列腺增生。症见：消瘦，精神疲倦，面色萎黄，身目黄染，下肢水肿，卧床，行走不便，上腹部胀痛不适，NRS评分2～3分，影响进食、呼吸，生化提示：总胆红素298.1μmol/L，直接胆红素 219.8μmol/L，考虑梗阻性黄疸。间断性咳，咳白黏痰，活动后气短胸闷，口干口苦，纳差，眠差，小便浓茶色，大便陶土色、难解。舌红偏干，苔薄黄，脉滑弦。西药对症处理：患者间有恶心呕吐，临时予甲氧氯普胺注射液止呕。患者双下肢水肿，目前低白蛋白血症，予人血白蛋白输注。患者大便隐血试验阳性，消化道出血待排，予硫糖铝口服混悬液护胃。予护肝、利尿消肿、营养支持等。考虑患者腹胀大便难下为急，虽有气血大虚之体，但本虚标实，标急治标，予中药泻下热结，利胆通腑。

处方：参照硝石矾石散，白矾 3g，芒硝 3g，冲服，日一剂。

服药 3 剂，大便转为淡黄色稀便，胆汁外引流由每日 300mL 减少至 80～100mL。6 月 6 日，因病情进展，后因血行感染而死亡。

按语：硝石矾石散中硝石即火硝，性味苦寒，能入血分以消坚积；矾石即绿矾，性味酸寒，亦入血分破瘀燥湿。由于药房火硝、绿矾均缺，故取芒硝咸寒软坚通便，白矾酸寒入血，有消肿解毒、燥湿清热消痰、利肝胆之功。患者消耗性、恶性疾病，大耗气血，精气大亏，正气不足，邪气猖獗，痰湿瘀毒邪流窜脏腑而癌转移，本大虚，标大实，实在棘手。固本培正非一日之功，痰瘀毒盛非一时一战而能胜。固本与攻逐痰瘀均非当前最为紧要，且西药部分支持疗法暂可维持。目前，"能吃能拉"是第一要务。腹胀，黄疸，便难，胆梗阻，脉弦滑，考虑痰瘀阻滞，胆腑不通，当化痰行瘀、清热通利胆肠，本虚之体当以小剂量攻邪为稳。药后，胆肠通利，说明针对病机治疗是取效的，思路是可取的。最后，大厦倾倒，人力难扶，无奈患者病逝。

二、足少阳兼他经病证

1. 少阳兼太阳同病

少阳兼太阳同病：感冒案——柴胡桂枝汤加减

张某，女，53 岁，2005 年 3 月 31 日初诊。主诉：疲劳伴头晕一周。患者一周前着凉后，微有不适感，微有热感，无怕冷，疲劳，头晕，微有眩晕感，鼻塞，流涕，色白微黄，微有耳鸣耳痛，口微干、苦，纳差，胸胁满，颈、肩痛，肩背疼痛酸胀，左臂不能抬举，身体不能转侧。舌质淡红，苔白略厚，脉细略滑，两寸沉，左关沉。中医诊断：感冒。辨证：风淫经脉，营卫不和，太阳少阳为主。

处方：柴胡桂枝汤加减。柴胡 10g，桂枝 6g，黄芩 6g，法半夏 10g，白芍 15g，生姜 3 片，生甘草 5g，秦艽 15g，葛根 15g，桔梗 10g，连翘 10g。5 剂，水煎服，日一剂，分 2 次温服。药后诸症尽除。

按语：患者感冒，无怕冷，微有热感，微有不适感，疲劳，头晕，微有眩晕感，鼻塞流涕，色白微黄，为太阳受邪；微有耳鸣耳痛、口微干、苦，病在少阳胆，且颈、肩痛，肩背疼痛酸胀，左臂不能抬举，身体不能转侧。治疗肩背痛按经论治，重在太阳、少阳、督脉三经，肩部为少阳经，肩痛多用小柴胡汤和解；背部为太阳经，背痛可用桂枝汤治疗，故用柴胡桂枝汤，以祛除太阳少阳两经之邪。本案从另一个角度拓宽了柴胡枝枝汤的临床应用，况且案中还见到胸胁满、口苦、纳差等症，亦反映出邪犯少阳，枢机不利，胆热犯胃之象；肩背疼痛酸胀、汗出、背部发紧等是太阳经脉受邪，经气不利，营卫失和之征。合为太阳、少阳两经受邪，投以柴胡枝枝汤，以双解表里，使邪可祛、气可行、痛可止。

2. 少阳兼阳明同病

（1）少阳兼阳明同病：大便难案——大柴胡汤加减

周某，男，69 岁，2005 年 2 月 6 日初诊。主诉：大便难一年半。症见腹胀难忍，自觉以感冒而诱剧，伴会阴胀，小腹亦胀，乍寒乍热，口干口苦，呕吐，尿不畅。曾服中药不效，有直肠息肉史，做息肉手术后，腹胀气难除，得便略减，便细但软或不成形。素有血压高，寐不佳。原饮食佳，自服泻药后饮食减，大便或有不消化。2004 年他院检查：结肠炎，乙状结肠冗长。直肠镜：直肠息肉。舌偏胖大略红，苔黄腻略厚，脉弦略滑。中医诊断：便秘，腹胀。辨证：痰热气滞，少阳阳明为主。

处方：大柴胡汤加减。柴胡 15g，枳实 10g，黄芩 10g，法半夏 15g，赤芍、白芍各 10g，生甘草 5g，浙贝 15g，苦参 10g，桃仁 10g，芦荟 6g，僵蚕 15g，乌梅 15g，木香 10g，瓜蒌壳 15g。7 剂，水煎服，日 1 剂，分 2 次温服。

二诊：药后大便难改善，大便次数、量增多，精神状态好转，但仍大便不畅，进食油荤、干硬食物后明显，小便亦感不畅，舌红苔黄略厚，脉弦，守方枳壳改为 15g，加炒山楂 15g，加强行气消食之功。继服 5 剂，嘱咐患者进食清淡及易消化食物，1 个月后电话追诉药后自觉舒适，遂按上方继服 5 剂。

按语：大便难临床上多从阳明论治，方用承气类方。本例患者出现乍寒乍热，口干口苦，食欲差，乃邪在少阳，而非蒸蒸发热的阳明证；呕吐乃是少阳枢机不利，胆热犯胃，故使呕也。胆热伤津，津伤化燥，因燥成实，胆热和胆中的精汁相结，形成胆腑热实证，所以治宜清泄少阳之邪热，投以大柴胡汤宣展枢机，泄下里实，药到病除。

（2）少阳兼阳明同病：头痛案——越鞠丸合温胆汤加减

郑某，男，38岁，2022年11月8日初诊。主诉：头痛半月。患者半月前无明显原因出现头痛，以后枕部为主（里面），昏沉感（如未休息好状），呈阵发性，无明显加重、缓解因素，与天气变化无关；上周四吹风扇，午睡后发热（37.6℃），两小时后自行退热，头痛未加重，现偶有清涕。现症见：头痛，以后枕部为主，隐痛，昏沉感，呈阵发性，无明显加重和缓解因素，头不怕风；颈部疼痛（性质不详）；胃胀，泛酸，胃胀严重时出现上冲至咽（气胀样），打嗝不能缓解，无干呕，矢气稍多。咽部异物感，无口干口苦。胃纳正常，食欲不佳，不知饥，喜重口味，不厌油腻。睡眠正常，无梦，晨起精神欠佳，活动后缓解。二便正常。既往史：1年前体检发现颈椎病，症见后颈部疼痛，仰头则舒，低头更甚；胃镜示：胃溃疡，症见胃胀，泛酸，偶有嗳气，进食多则加重，服用奥美拉唑稍舒。平素午休不佳时易发头痛。一贯怕热，汗出正常；饮水较多，晨起咽中干（3年前曾因居住环境变化出现过）。高血压10余年（未服药），昨日血压150/100mmHg。个人史：个人素喜运动，近5～6年因工作及家庭原因，没时间运动。吸烟史10余年，熬夜多。望诊：体型胖壮，面色稍黄滞，唇色偏暗；语声有力，语速平和。脉诊：沉细略弦，左略滑，左关稍旺。舌象：偏红，苔黄、中后略厚。西医诊断：头痛；中医诊断：头痛。辨证：痰湿郁热，胆胃两经不和。

处方：越鞠丸合温胆汤加减。醋香附10g，川芎10g，炒栀子10g，炒苍术10g，法半夏10g，陈皮10g，茯苓15g，甘草5g，竹茹15g，炒枳壳10g，焦神曲10g。14剂，水煎服，日1剂，分2次温服。

按语：患者摄生不慎，痰湿郁热于胆胃两经，出现头痛及胃胀。此案头痛并非外有风湿所致，因此并不怕风，与天气变化无关，无须使用解表或温通等方药，而是以越鞠丸合温胆汤，除湿消痰稍佐疏气，胆胃之经的经气畅通，头痛自然得除。

（3）少阳兼阳明同病：耳鸣案——蒿芩清胆汤参考甘露消毒丹

曹某，男，35岁，2023年10月24日初诊。主诉：耳鸣4年余。患者4年前因食烧烤、啤酒，同时工作压力较大，出现左耳耳痛，耳道分泌物红褐色，且有滋水、味腥臭、淡黄色，当地县医院诊断为神经性耳鸣，服用降肝火中药，前症有缓解；去年年底因饮食辛辣过多，出现右耳流水，淡黄色，继发耳鸣，针灸后右耳鸣缓解明显。现不食辛辣则右耳耳鸣不发。现症见：左耳耳鸣，蝉鸣音，有堵闷感，无其余不适感。食欲、食量平，既往喜食辛辣，食后胃无不适。大便成形，解之通畅，稍挂厕，食稀饭、面条易腹泻；时有漏便，气味不重，色黄，饮食清淡可缓解；小便较黄，无泡沫，不浑浊；眠平。既往史：腰椎间盘突出，时有隐痛；一贯汗较多，偏黏，味重，有黄染；自诉近一年偏怕冷；口中发涩三四年，无口干、口苦、口黏等。望诊：面色较红，形体适中。舌象：舌偏淡，苔淡白满布。脉诊：缓滑稍弦，左稍细。查体：眼睑充血，左稍重。西医诊断：耳鸣病；中医诊断：耳鸣。辨证：少阳阳明湿中伏火，火为痰阻。

处方：蒿芩清胆汤合甘露消毒丹加减。青蒿（后下）15g，黄芩10g，炒枳壳10g，竹茹10g，滑石（包煎）10g，法半夏10g，陈皮10g，茯苓15g，藿香（后下）10g，茵陈15g，连翘10g，泽泻10g，车前子（包煎）10g，石菖蒲10g。10剂，水煎服，日1剂，分2次温服。

随访，患者服用上方近2个月，耳鸣、耳堵闷感缓解大半。

按语： 患者饮食不慎，阳明湿热内盛，日久生痰，复因肝气不疏，郁而化火，火为湿痰阻不得宣散，给予化湿消痰兼清热治疗。故选蒿芩清胆汤清少阳湿热兼化痰，甘露消毒丹重在清阳明湿热。

（4）少阳兼阳明同病：胃胀口苦案——大柴胡汤合小陷胸汤化裁

魏某，女，57岁11月，2024年3月21日初诊。主诉：晨起口苦2年余，胃胀1年余加重10天。患者2年前绝经后始发口苦，去年7～8月于本处就诊，诊断为少阳火为湿郁、湿阻夹痰气滞，处以小柴胡合四妙散加栀子方、四妙散合温胆加味方，口苦及背痛大减，后续方半月，出现胃部胀、嗳气，且口苦未能继续缓解，停药后诸症复作。1年前饮食辛辣后出现胃部坠胀痛，伴身体紧绷发热，有微汗，上背及颈部紧绷胀痛，就诊于他处，处以柴胡泻心汤加瓜蒌、枳壳10剂，药后右侧身体紧胀感明显减轻，口苦未见缓解。10天前饮食不慎，胃胀加重。现症见：夜醒及晨起口苦，伴咽干，甚则咽干欲裂；食辣椒及肥肉、牛肉等发物则次日口苦更甚。10天前因食鲫鱼豆腐汤，食量较平时稍多，出现心下、两胁及胸膈痛，痛甚欲呕，痛时牵涉左侧头部及后项痛伴头晕；乳房胀痛，平行于乳房及胃部的身体一圈有紧痛，气温冷时疼痛加重；唇周及两颊发紧，晨起刷牙流血，会阴上内部有跳动感，平均每日4次，每次持续2分钟，小便无碍；口苦加重。入睡困难，需1小时以上，多梦；大便每日一次，绿色，前干球状，后成条。既往史：2022年3月体检诊断胃糜烂，症见进食则胀痛；自幼时中耳炎，症见双耳紧绷，偶耳痛；2023年1月体检胆囊炎。望诊：形体适中，面色淡黄，神情倦怠，语声可，唇偏暗。脉诊：脉沉弦，左偏细关偏沉；舌象：舌稍淡红，苔淡黄。西医诊断：慢性非萎缩性胃炎；中医诊断：胃痛。辨证：湿热痰阻滞中焦，胆胃之气不降。

处方：大柴胡汤合小陷胸汤化裁。柴胡24g，黄芩10g，法半夏15g，炙甘草6g，黄连10g，枳实10g，白芍10g，瓜蒌30g，姜厚朴15g，生姜10g。5剂，水煎服，日1剂，分2次温服。

复诊时患者胃胀、口苦皆明显缓解，其余诸症也不同程度减轻，甚至消除，效不更方，上方继服7剂。回访胃胀、口苦已不明显，患者因嫌药味苦不想继续服药。

按语： 本例患者发病于绝经期后，与饮食习惯关系密切，通过四诊合参辨证为湿热痰阻滞中焦，胆胃之气不得下降。诸多怪症，皆因气机升降失常。本案湿重于热，用药不宜太凉，寒温并用，加重行降胆胃之气，后期需侧重养阴血。用大柴胡汤和降胆胃之气，小陷胸汤化痰同时增加苦降之力。

（5）少阳兼阳明同病：胃痛案——柴胡温胆汤加减

毛某，女，65岁，2006年12月24日初诊。主诉：胃痛10余天。患者近10余天胃胀痛，嗳气，自述与饮食无关，胃部怕冷，右胁下隐痛，情绪尚可，口干，稍苦，无口黏，偶会恶心，大便干，小便平，腰痛10余年（自诉有腰肌劳损），纳食较少，食欲可，眠差，梦多。既往有克林霉素大剂量使用出现肝损害。2006年4月检查发现脂肪肝。2006年11月18日B超示：①肝内脂肪浸润；②胆囊多发结石、胆囊炎；③脾胰未见明显异常。舌质红，红点多，苔淡黄、苔腻稍厚；脉弦缓，右关旺。中医诊断：胃痛。辨证：少阳痰热内扰，胆胃不和。

处方：柴胡温胆汤加减。柴胡10g，黄芩10g，法半夏10g，竹茹15g，枳壳10g，茯苓15g，陈皮10g，郁金15g，鸡内金15g，生甘草5g。7剂，水煎服，日1剂，分2次温服。

二诊：药后自觉右胁部胀痛消失，胃纳转佳，睡眠尚可，二便平，舌质淡红，苔薄白稍腻，脉弦略缓，中取甚。治当疏肝和胃、利胆排石为主。上方黄芩减为5g，加海金沙20g，川楝子10g，桃仁10g，14剂（由于将近过年，患者要求服药14剂）。年后患者告知病情痊愈，随访未再发作。

按语： 胃痛是临床上常见病、多发病，病位虽主要在脾胃，然常涉及肝胆。正如《金匮要略》所云"见肝之病，知肝传脾，当先实脾"，临床上肝脾同病、胆胃同病比比皆是，温胆汤合小柴胡汤肝胆脾胃同治，为我们解决了这一难题。不难看出该病的病位在胆胃，病机为少阳痰热内扰，胆胃不和。治从清胆和胃、理气化痰着手，方用温胆汤合小柴胡汤加减，方中加入郁金、鸡内金，兼以化石之功。二诊患者舌苔热渐减，故黄芩用量减为5g，守方加强疏肝利胆，化石排石，加海金沙利尿通淋化石，川楝子理气止痛，桃仁入血治血滞。患者服药1个月，诸症尽除。

（6）少阳阳明合病：呕吐——葛防温胆汤加减

王某，女，32岁，2023年11月14日初诊。主诉：吹风后头痛、呕吐4年余。患者5年前夏天生育后，发作头痛，伴呕吐大量食物、胃液、胆汁，呕吐后头痛无明显缓解，需卧床休息，第二天可稍缓解，胃镜、脑部检查无异常。鼻炎10余年，怀疑感冒后遗，2009年发现右侧鼻窦囊肿后切除，现发现左侧鼻窦囊肿，偶有淡黄色液体，无不适。现吹风头部受凉后及经前易发头痛，偶晨起无明显诱因发作，痛处较集中，于神庭穴偏左处，局部胀痛，晕感，伴呕吐大量食物、胃液、胆汁，喝水亦吐，无恶心感，胃不适不显，卧床休息后可稍缓解，可伴有左侧鼻部胀痛。食欲可，小便平，大便稍干。人偏怕冷，生产后手脚凉加重，脚凉明显，既往月经周期平，今年月经周期延长至10天，周期缩短至24天，不规律，无痛经，血量平，色平，血块不多，经前胸胀。脉细略滑，偏沉，左关上稍旺，舌淡红，苔薄白满布。

处方：葛防温胆汤加减。葛根20g，防风10g，陈皮15g，法半夏15g，茯苓15g，竹茹15g，炒枳壳10g，藿香10g，茵陈15g，连翘10g，炙甘草5g。7剂，水煎服，日1剂，分2次温服。

二诊：服药后症状改善明显，头痛程度减半，持续时间减半。3 天前晚饭后突发头痛，呕吐，左侧颞侧部疼痛明显，头部怕风，饮食正常，其余无不适。脉缓滑，稍弦，左下部缩，左寸微浮，舌淡红有齿痕，苔薄白满布。续守前方葛防温胆汤加减。葛根 20g，防风 10g，陈皮 10g，法半夏 15g，茯苓 15g，竹茹 15g，炒枳壳 10g，藿香 10g（后下），茵陈 15g，连翘 10g，炙甘草 5g，胆南星 15g（打碎），川芎 10g。14 剂，后期转丸。后随访效果稳定，头晕未作。

按语：本病呕吐由外感引发，少阳阳明均有痰热，外邪容易诱发痰热而出现呕吐、恶心，甚至眩晕等不适感，外为阳明之风而引动素体少阳合阳明的痰热，内外相击，而出现呕吐。故内清痰热，外散风寒而取效。

3. 少阳兼厥阴同病

（1）少阳兼厥阴同病：不寐案——柴胡加龙骨牡蛎汤加减

孙某，女，51 岁，2023 年 12 月 26 日初诊。主诉：夜寐惊醒反复发作 2 年。近 2 年无明显诱因逐渐出现睡眠不佳，入睡可，噩梦多，易惊醒，醒后心慌、心悸持续 1 小时，因害怕独处，白天、晚上均需要家人陪伴。感染新冠病毒后前述症状加剧。现症见：惊恐面容，情绪焦虑，夜寐常因噩梦惊醒，继发心悸；自觉乏力、易疲劳，怕冷，且易汗出；食纳可，食量小，无口苦，口微干；大便偏干，难解，小便平。既往史：自小有害怕焦虑情绪，但不影响工作和学习，可独立正常生活；8 年前有胃胀感，现未见；5 年前月经量大，内置曼月乐环后停经；既往月经量大持续 10 余年。望诊：形体较瘦，唇色暗滞，下眼睑充血；舌质偏暗，苔白，尖有红点。脉弦，左脉上盛下衰略动。中医诊断：不寐病、郁证；西医诊断：失眠。辨证：厥阴血亏气浮生风，血不养神，兼有胆郁痰热内扰。

处方：柴胡加龙骨牡蛎汤加减。柴胡 15g，桂枝 10g，龙骨 30g（先煎，煎开 30 分钟），牡蛎 30g（先煎，煎开 30 分钟），茯苓 7g，法半夏 10g（打碎），炒白芍 10g，大枣 15g，炙甘草 10g，柏子仁 10g，远志 10g，炒枳壳 10g，竹茹 15g。7 剂，水煎服，日 1 剂，分 2 次温服。

2024 年 1 月 19 日二诊：服上方 7 剂，睡眠较前平稳，遂续方 14 剂，夜寐噩梦惊醒次数减少。仍怕冷汗出，乏力易疲，大便偏干同前。诊辨同前，效不更方，加重养血补气药。柴胡 15g，桂枝 10g，龙骨 30g（先煎，煎开 30 分钟），牡蛎 30g（先煎，煎开 30 分钟），黄芩 5g，茯苓 7g，法半夏 10g（打碎），炒白芍 10g，大枣 15g，炙甘草 10g，酸枣仁 15g，柏子仁 10g，远志 10g，炒枳壳 10g，竹茹 15g，太子参 10g。嘱服 14 剂。

按语：患者自小胆怯，说明素来胆气不足，加之经年失血，造成血亏，血不养神，血亏不能敛气，故气易浮动，多汗。感染新冠病毒后治疗不当容易出现湿热痰的残留，结合胃胀病史、大便偏干，综合考虑，乃湿热生痰，痰热内扰心神，故病情加重，出现夜寐因噩梦而惊醒。血亏为本，痰热为标，当前处方为柴胡加龙骨牡蛎汤加味方，意在以小柴胡汤加半夏、枳壳、竹茹疏气化痰兼清热，龙骨、牡蛎收敛神魂，少佐枣仁、柏子仁养心安神。日后应转养血安神为主，方可稳固。

（2）少阳兼厥阴同病：癫痫案——柴胡温胆汤合济生乌梅汤加减

何某，男，64 岁，2023 年 12 月 1 日初诊。主诉：癫痫反复发作 23 年。患者 23 年前因情绪波动较大而诱发癫痫大发作，表现为突然昏倒，牙关紧闭，口吐涎水，四肢抽搐，经丹参注射液静脉点滴治疗后稳定，后癫痫小发作出现过一过性意识丧失，但不昏倒，伴双手紧握，平均一年发作 7 次，上个月又大发作一次，遂寻求中医治疗。现癫痫小发作，症状同前。尤其怕吹冷风，情绪波动、睡眠不够、劳累后容易诱发癫痫小发作，自诉近两年记忆力下降，遗忘事快。平素吐痰多，偏白，偏黏，平素胆子小，易受惊吓，睡眠差，入睡困难，平素性格急，憋闷事太多，饮食可，大便可，口腔咽喉无特殊。脉略弦略动，两寸模糊，左关旺；舌质暗青，苔白厚腻满布，咽喉壁稍红，增生不多。中医诊断：痫证。辨证：肝风引动痰热蒙蔽心包。

处方：柴胡温胆汤合济生乌梅汤加减。柴胡 15g，黄芩 5g，郁金 10g，陈皮 15g，茯苓 10g，石菖蒲 10g，炒枳壳 10g，胆南星 15g，防风 10g，盐蒺藜 10g，乌梅 20g，僵蚕 15g。14 剂，水煎服，日 1 剂，分 2 次温服。

按语：本病患者少阳胆内有痰热，引动肝风，波及厥阴心包，且素体血不足，服药后有口干症状，嘱其继续喝药，后症状稳定，因其在外地自行购药，后随访效果稳定，未再发作癫痫，半年后随访，仍未发作。本方用柴胡、郁金疏气化湿，用温胆汤清化痰热，佐以息风之药。

4. 少阳兼少阴同病

（1）少阳兼少阴同病：惊悸案——柴胡龙牡汤合黄连温胆汤加减

熊某，女，24 岁，江西永修人，2006 年 12 月 10 日初诊。主诉：心悸、胸闷3～4个月。患者3～4个月前因朋友去世而紧张害怕，自觉心悸，心下痛，胸闷，胆怯易惊，心中怵惕不安，性急躁易怒，头晕，或伴两颞侧疼痛，呈阵发性。视物昏蒙，口淡无味，纳差，不欲食，食入欲呕，手足麻木、抽动，时眠差，不易入睡，噩梦多，后项酸胀，精神、体力差。发病时大便干溏不调，日7～8次，曾用西药效不显。月经正常。2006年11月查胃镜示：胆汁反流性胃炎；颈椎片未见明显异常；肝功能正常；心电图于发病时查均在正常范围。舌红，苔白厚紧腻，脉左细，右平。中医诊断：心悸。辨证：少阳气滞痰阻郁热，扰及心神。

处方：柴胡龙牡汤合黄连温胆汤加减。柴胡15g，龙骨、牡蛎各20g，黄连5g，法半夏10g，竹茹15g，枳壳10g，陈皮10g，茯苓15g，郁金10g，菖蒲10g，天竺黄5g，丹参20g，生甘草5g。14剂，水煎服，日1剂，分2次温服。

二诊：药后患者诉心中略舒，食欲转好，大便改善，日一次。余症同前。舌尖红，苔白略厚，脉左细偏滑。守上方，柴胡加重10g，加香附10g，白芍15g，加强疏气之力，20剂（由于患者在外地，就诊不便，故服20剂）。尽剂后，患者电话告之，诸症尽除，现身体无不适。

按：患者因紧张而出现头晕，或伴两颞侧疼痛，呈阵发性，时眠差，不易入睡，噩梦多，胆怯易惊，心中怵惕不安，说明病变部位在足少阳胆经，加上心悸，心下痛，胸闷，舌红，苔白厚紧腻，此为痰气郁阻少阳，扰及心神，方用柴胡龙牡汤合黄连温胆汤以和枢机，解郁结，化痰热，定心神。

（2）少阳兼少阴同病：失眠案——十味温胆汤加减

王某，男，17岁，江西南昌人，2006年8月20日初诊。主诉：失眠2个月余。患者因学习紧张出现少寐，多梦，易惊醒，时有心慌烦躁，记忆减退，口稍干，两太阳穴痛，服用安定效果不佳，舌红苔黄腻，脉弦细数。中医诊断：不寐。辨证：心胆虚怯，痰浊内扰。

处方：十味温胆汤加减。茯苓15g，法半夏10g，枳实10g，郁金15g，陈皮10g，五味子10g，远志10g，酸枣仁25g，石菖蒲10g，甘草3g。10剂，水煎服，日1剂，分2次温服。

二诊：服药半月后，失眠大有减轻，心慌易惊消失，头痛大减，舌苔黄除。守方加太子参10g，再服半月，并嘱患者保持心情舒畅，放松心情，药后诸症尽除，随访未再发作。

按：患者由于读高中学习紧张而出现失眠，多梦，易惊醒，口稍干，两太阳穴痛，可见病变部位在少阳，加上时有心慌烦躁，记忆减退，舌红苔黄腻，脉弦细数，辨为心胆虚怯，痰浊内扰，因此选用十味温胆汤加减，药合病证，则诸症尽愈。

第四章　手少阳三焦经系

第一节　手少阳三焦经系相关的理论基础

六腑之一的三焦，从古至今，都是一大理论疑点。因为"三焦"是一个特殊的脏腑概念，为中医学所特有，西医学没有对应的相关名称；在概念上，三焦名义含混，既有脏器概念之"腑"（作为六腑之一）、区域概念之"分部"（把全身脏器分为上、中、下三部），又有辨证方法"三焦辨证"的不同。其应用上很广，伤寒、温病、杂病皆有涉及，但概念上所指并不统一，甚至三义混用。

有关三焦学说始源于《黄帝内经》，发微于《难经》，但自《难经》提出三焦"有名无形后"，中医学界对三焦的生理病理就一直未能达到统一的认识，其被认为是中医界内争论最多的问题之一，理论研究如何紧密结合临床辨证更加欠缺。这就造成了中医名曰"五脏六腑"的藏象学说实际应用只有"五脏五腑"的尴尬局面，且严重影响了中医理论体系指导临床辨证论治的完整性，致使许多疑杂病证的病机、病位不易明了，许多有效的方剂和汤证归属不清。

本章针对中医理论体系中手少阳三焦概念、生理和病理模糊含混的现状，根据脏腑辨证、六经辨证、卫气营血辨证具有相同生理病理基础的指导思想，本着生理－病理－诊断治疗必须一理贯之的思维原则，从古今文献中有关古今证治经验的素材入手，对三焦学说纷杂的学术观点进行合理成分的筛选与整合，梳理出较为明晰的三焦概念及其生理作用、病理病机，并着重对其证型进行归纳与系统分析、分类。由此，深入发掘中医手少阳三焦理论，系统构建三焦经系理论框架，为丰富完善中医辨证论治体系做好理论准备。

一、手少阳三焦经系的生理特点

总结前人的理论和方证，承于刘英锋教授的思想，笔者认为手少阳三焦之腑是遍布各脏腑组织并内含卫气营血、阳火阴精等物质气化状态的膜腠，其遍布周身上下内外，至大无偶，故有"孤脏"之称；其形无定象，不可遍见，难以描述其形状，故而称为"无形。"

手少阳三焦经系是三焦经脉及其所联络的经络、苗窍、皮腠，以及其内属的三焦膜腠所组成的一个完整系统。

1. 生理形态

（1）《灵枢·经脉》："三焦手少阳之脉，起于小指次指之端，上出两指之间，循手表腕，出臂外两骨之间，上贯肘，循臑外上肩，而交出足少阳之后，入缺盆，布膻中，散落心包，下膈，循属三焦；其支者，从膻中上出缺盆，上项，系耳后直上，出耳上角，以屈下颊至䫏；其支者，从耳后入耳中，出走耳前，过客主人前，交颊，至目锐眦。"

（2）三焦相关之苗窍：为耳、目、口和咽。耳、目为三焦经脉所过，上焦并于咽中。此三窍"不可谓之表，又不可谓之里，是表之入里，里之出表处"，正合少阳半表半里之位；且"能开能阖，开之可见，阖之不见，恰合为枢之象"。

（3）三焦外应腠理，包括全身肌肉的间隙，各关节的囊壁，耳、鼻、咽喉之黏膜，目之结膜，内膜等。

（4）三焦焦膜遍历胸腹，包裹脏腑，形成腔隙，以保证各内脏升降舒缩的运动，其组织包括包裹诸内脏器官之包膜，如肺之胸膜、腹腔之脂膜、阴器之黏膜，以及颅脑之脑膜、脊髓腔之脊膜。另外，关于心包膜的归属问题，因中医学对心脏的重视，认为心包主代心受邪，故而把心包独立成脏，把心神受损引起神志病变归属于心包，从而与心脏本脏病区别开来。少阳三焦疏布相火，可视为心包之延展，故而厥阴心包经与少阳三焦经互为表里，相互影响，有一定的交叉地界（脑膜）。

2. 基本功能

三焦为少阳两经之一，具有少阳经气的特点，阳气初生而未盛，如日初出，其气为少火，是少血多气之经，为一身之枢机。作为一个独立的腑器，它有以下主要功能。

（1）转气机以协调气的升降出入，"原气之别使也，主通行三气"（《难经》）；居于半表半里之位，转枢营卫之出入。

（2）主决渎而行水道，三焦乃"决渎之官，水道出焉"（《素问·灵兰秘典论》）。

（3）游相火以输布全身，"三焦根于命门，故司相火"。

3. 生理特点

（1）凭借胸腹腔膜、腠理为遍历五脏六腑、全身之通道，为水火元气循行之道路。其"主持诸气"主要就是维护诸气的升降出入运动（但不是取代、统揽诸脏之气的功能）。

（2）水火气机的相互作用，便统一构成三焦的气化状态。在其上中下不同的历程中，根据清阳上升、浊阴下降的一般规律：水液自上而下，相火自下而上，气机中枢转运；火气温煦则水液蒸化，气机宣畅则水津四布；气机宣达则火气均畅，水液润布则火气温和。三焦对气机、水液、相火的通调作用，也会间接影响营卫、精血的运行流注。

（3）三焦三部与相应地段的脏腑机能配合，则产生不同特点的气化状态，适应和满足不同地段脏腑生理活动的需要："上焦如雾"，合肺之宣发，则水如蒸气；"中焦如沤"，合脾胃之酝酿，则水如泡沫；"下焦如渎"，合肾、膀胱之聚合，则水如渠流。

4. 少阳三焦经系的本质讨论

（1）三焦腑与三焦部实质含义　"三焦"一名，延至今日，实有两义：一为六腑之一的独立脏器——三焦腑（焦腑）；二为五脏六腑的综合分部——三焦部（焦部）。由于三焦有形无形之争尚无定论，加之建立在三焦部生理病理基础上的三焦辨证方法的应用，使三焦的含义混乱，常常混用。

三焦之名义，特别是三焦腑与三焦部的关系应该有一个明确的概念，只有厘清三焦的概念，才能使临床的应用更加清晰明了。

三焦腑（焦腑）的实质含义：焦腑即居于人体躯壳之内、脏器之外的间隙腔腑；其组织实质应是遍布胸腔腹腔的一大网膜，具体包括胸膜、胁膜、膈膜、腹膜；所有脏腑都被其焦膜所包裹（各脏器的外层脏膜）而分居在它所经历的上、中、下不同地带。因其形态、分布之广大，遍布之曲折，而难以自成定象。其内与心包络及膜相连而互为表里，其外与腠理相通而互相呼应。总括而言，它是一个遍历上下、形状不定的焦膜腔腑。

三焦部（焦部）的实质含义：它是将人体躯干内的所有脏器，根据上下比邻的分布关系，进行大体划分的区域概念，即居膈上者属上焦，居膈脐之间者属中焦，居脐者属下焦。而焦腑之三停也相应被划分其中，即焦腑上停属上焦，焦腑中停属中焦，焦腑下停属下焦。进而可以延伸至整个躯体的上下分段，即躯体上段皆属上焦，躯体中段皆属中焦，躯体下段皆属下焦。

实际使用中，三焦多属同地段若干脏器之混称，即有时指某焦部之全，有时指某焦部之偏。故三焦分部近乎于上、中、下三部的代称。如下焦湿热（下部湿热），或为大小肠、膀胱皆有湿热，八正散证；或为肝、肾、肠、膀胱皆有牵涉，龙胆泻肝汤、当归芦荟丸证；或为湿热下注于脾胃经脉所循下部地带，加味二妙散证等。

（2）三焦与少阳、半表半里的关系　少阳为病，主半表半里，几成不疑之公论，然此表里之半，究竟落实于何处？

回顾经典可知，根据六经病变以诸脏腑经络、精气体窍为基础，犹如太阳主表不离乎太阳所属之经脉、膀胱外应之皮毛，阳明主里不离乎足经所属之胃腑、手经所属之大肠，太阳之经因其经脉循行项背、其腑膀胱外应皮毛而主表；阳明之经因其经脉循行腹面、其腑胃肠居中主土、化物所归而主里；少阳之半表半里，与"少阳为枢"一样，绝非空穴来风，必有其所本。少阳经系隶手足两条经脉，分别内属三焦与胆，少阳之经脉虽循身侧，较之太阳主背、阳明主腹恰当其间，但到底经脉在外，部位表浅，不足以胜任内外转枢之职。少阳胆腑，虽属风木而主疏泄、升发气机之职，古人也有"胆为清净之府，无出无入，不可汗，不可吐，不可下，其经在半表半里"之说（《本草经疏》），但归根结底其深寄于肝下，禀肝之余气而为风腑，主司疏泄，通于胃肠而利腑道，部位总体属里，也缺乏与腠理体表的紧密联系，故不具有内外两通之能，更无水火相兼之性，不足以引发病证的表里寒热虚实夹杂之势。唯手少阳三焦，一腔之大腑（胸膈腹膜之腔器），其部位恰居躯壳之内、脏器之外，其体外连腠理，内裹诸脏，故离表未远、入里未深，正当表里出入之地界，适具内外转枢之机，故能独主表里之半而为转运之枢机（诚如张景岳所说"少阳为枢，谓阳气在表里之间，可出可入，如枢机也"）。其性用，既为通调行水之道，又为游行相火之腑，同具寒热两性，另外又为元气之别使，主持协调上下诸气之升降出入。因此，少阳表里之半，非三焦焦膜之腔隙地带莫属；寒热虚实之杂也，三焦发病之趋势所备；三焦病机实乃少阳病变表里寒热虚实并发之所本！

（3）三焦与膜原的关系　"膜原"一说，因明代吴又可《温疫论》以邪伏膜原立开达膜原之法与达原饮之方，而几乎被世人认定为温病证治的特有名称。

其实从学术发展的历史源流来看，吴氏的膜原证治，是对《黄帝内经》"膜原"学说的一次运用。

膜原，又称募原，其称始于《黄帝内经》。《素问·疟论》曰："其间日发者，由邪气内薄于五脏，横连募原也。其道远，其气深，其行迟，不能与卫气俱行，不得皆出，故间日乃作也。"《素问·举痛论》曰："寒气客于肠胃之间，膜原之下，血不得散，小络急引故痛。按之则血气散，故按之痛止。"《灵枢·岁露论》也云："其（邪）内搏于五脏，横连募原，其道远，其气深，其行迟，不能日作，故次日蓄积而作焉。""是故虚邪之中人也……留而不去，传舍于肠胃之外，募原之间，留著于脉，稽留而不去，息而成积。"

后世诸注家对此膜原（募原）虽然释义有异有同，但有以下几点基本共识：①膜原是一个部位的概念，其所在大致居于胸腹之内、脏器之间，正当膈下脘上。②其实质是个由膜性组织——筋膜、脂膜连成的腔隙结构。③因其处深隐曲折，易为邪气所留著。

故笔者认为，膜原本应是人体中自然存在的一个组织部位，并不是一个特定的病理概念，更非某一种病证所特有，不过因其部位结构之特殊，其处受病也不免有其特定的病变特点。这些生理病理特点已经初步展现了膜原学说与三焦之腑和少阳病机存在着若明若暗、似同似异的联系，但能不能说膜原就等同于三焦的焦膜，还有待进一步研究。

二、手少阳三焦经系的病理特点

基于手少阳三焦经系的生理特点，可以提出，本经以气、水、火之失疏泄为主要病理因素；以枢机不利为主要病机特点；有外受、内伤多个来路，病变范围大，兼夹多个脏器功能的病程特征。

1. 手少阳三焦经系的病机特点

（1）邪犯腠理，影响营卫，邪正相争。腠理，居皮肤之内筋骨之外，是为表里之间，称为半表半里，是外邪向里传变的通路。邪入三焦，营卫流行不畅，少阳嫩阳之气不足以抗邪，导致邪正相争。

（2）气机不利，枢机不畅，影响开阖。三焦主持诸气，无论是无形之邪还是有形之邪，影响少阳，总是以影响少阳气枢为最主要、最基本的病机。如气机不利，影响太阳之开，则膀胱气化不利，水湿不化，上不能输布全身，下不能排出尿液；影响阳明之阖，则不能为胃行津液，腑气不通，大便不得下，甚则胃气不下，上逆为害。

（3）相火受郁，易从火化。相火本为肾中之火，以行温煦全身之功，三焦游相火，若气机不畅，相火受郁，输布不利，亢而为害，或是受风扰动，风从火化，就形成了无形火热上炎、中郁、下迫，甚至充斥上下内外、扰神动血之象。

（4）水道不利，水饮停聚。三焦主决渎而行水道，枢机不利则水道不通，甚至水停湿留为患，水饮泛滥，形成气胀、悬饮、胀满、痰饮之症。

（5）气水火杂合为病，寒热难辨。三焦为水气火之道，三焦受病，三者常相互影响，形成气水火夹杂为病的情况。如水火交结形成结胸、痞结等症；风寒、风火、湿热、气血、痰浊郁滞夹杂为病，形成许多寒热皆见的疑难病证，如胃脘嘈杂而腹泻、单侧肤胀皮硬而色红瘀暗等。

（6）三焦大腑发病来源与去路多种多样，病变牵涉范围多种多样。三焦发病既可由外邪经腠理深入而始发于三焦腑本脏，亦可因焦膜连裹关系而由不同地带的相邻脏腑传来；其病势发展虽有上、中、下的侧重不同，但每互相牵涉，甚至弥漫三焦，如三焦湿温（蒿芩清胆汤证），形成许多病位可疑的病证，如活动反减之胸痹、进食无碍之脘痞等；病久则容易内犯不同地带的相邻脏腑，形成相兼的病变。如胸痹久而影响心肺，痰饮久而影响脾胃。

（7）经腑相系，窍为外象。三焦里证的病变与手少阳经脉、苗窍的病变多相互影响。如相火受郁上炎，灼于少阳苗窍则为口苦、咽干、目眩，郁于经络则头痛、胁痛，犯于里则烦渴、二便不畅。

（8）上连脑膜，内合心包，影响神志。少阳三焦为心包之延展，互为表里，相互影响，有一定的交叉地界（脑膜），故少阳三焦火邪炎上则见心烦；瘀热下结于血府则见其人神志狂乱而肢体力过常人；火夹风而动伤于脑膜则见癫痫、抽动。

2. 上、中、下焦腑不同分部的病理

三焦腑是脏腑协调活动的基本通道，人体气水火的道路，上、中、下三焦各有其独特的生理病理。

（1）上焦膜的生理病理　上焦具有"上焦如羽"的生理特点，包裹于肺，其病则易影响心肺之气，如上焦气机痹阻则咳、胸闷，但因病位不在肺，故气短而气之出入并不困难，胸闷而活动之后反见减轻。

（2）中焦膜的生理病理　中焦具有"中焦如衡"的生理特点，包裹脾胃，其病则影响脾胃运化，如中焦气滞则胀满，但因只是干扰了脾胃气机，故虽有胀痛，仍能进食无碍。

（3）下焦膜的生理病理　下焦具有"下焦如权"的生理特点，包裹肠道、膀胱、子宫、精室等，如下焦气滞，痛且二便不通，不畅而已，不夹热时大便不干结，二便总量并不减少；如热入血室（上入脑膜），则出现精神异常而无肢体肌力改变。

3. 手少阳三焦经系疾病的传变特点

（1）手少阳三焦本经传变　手少阳三焦经系病变在本经的发展传变，于外感病中线索较明显：初起病位表浅，属于"轻者在腠理"（《伤寒论翼》），影响营卫为主，可兼有轻度的气、水、火的枢转不利；如果失治误治，或病者体质的影响，外邪渐去，而气、水、火道不利渐重，甚则三者交痞交结，是"重者入募原"（《伤寒论翼》），是由腠理渐入焦膜。

（2）手少阳三焦经与他经合病、传变

1）与他经合病：

①与足少阳胆经同病：胆与三焦，同属少阳，两经一气，常相互影响为病；胆寄相火，三焦是胆中相火的通路，三焦气机不畅，相火郁而胆热作；若胆中有火，而三焦畅而不郁，则胆火不得为病。

②与太阳同病：太阳少阳同病之来路有二：一者，外邪从太阳转入少阳，形成太阳未罢少阳证起之势；二者，太阳伤寒失于温散，使外邪有充分时间转入少阳，形成太阳少阳并病之证。

③与阳明合病：三焦者，水谷之道路，少阳枢机不利则阳明受影响。少阳为病，上焦治节不行，津液不得下，阳明火盛而津液不足，则兼阳明为病。少阳郁热，阳明受邪，胃气上逆则见呕不止、心下急、郁郁微烦；少阳枢机不利，阳明气分热盛则见胸胁满而呕，日晡潮热；少阳火结，阳明协热下利则见发热而汗出不解，心中痞硬、呕吐下利。

④与太阴同病：肺主气，通调水道，脾主运化水湿，与三焦之主决渎、通水道关系密切。少阳受邪，影响太阴功能，或太阴脏有虚损而受邪，影响少阳功能，则见少阳太阴合病。

⑤与厥阴同病：少阳与厥阴，不仅经脉互为络属、经气互为中见，而且由于三焦身居脏腑躯壳之间，通里而达表，故常相兼为病。少阳受邪不解，传入厥阴；厥阴受邪，病势未深之初，尚可借道少阳转邪出表。若少阳火逆，邪陷厥阴心包，则见胸满、烦惊、谵语。若少阳气郁影响厥阴肝经，则常见肝气郁、逆，气血不和等证。

⑥与少阴同病：三焦行水道，与肾主水之功能关系密切。三焦水道不通，水困日久，则伤肾阳；肾阳不足，水饮方得以游溢不散。

2）传经：

①转属阳明：少阳之病最易转属阳明，因少阳始病即有火盛（火郁、风火）之势，若相火炽盛，津液不足以和胃，即转属阳明之机也。

②转属三阴：少阳是阳气始出于阴而未旺时，故少阳之里即是三阴，邪入少阳，已有正虚之象，若身热、往来寒热和胸胁苦满去，而三阴证见，知是欲传三阴。若阳气不足，则阴邪得以入三阴矣；若阴液不足，则阳邪陷入于厥阴。

三、手少阳三焦经系的常见症状

1. 少阳提纲证

少阳提纲证为口苦、咽干、目眩，此三者，口、咽、目，皆为上窍，能开合，是少阳为枢的具体表现。苦为焦味，为胆汁之味，是为火证之表现，干为津液代谢失疏或不及的表现，眩为风动之表现，故三者合而为火水气病理状态的具象。

2. 少阳病常见症状

（1）半表半里证　往来寒热（恶寒发热先后或接替出现，或战寒发热）或头痛（少阳经系所过处）而伴发热；或呕而发热，伴脉弦；或恶寒发热而伴黄疸。

（2）偏表证　在经络、皮部病变者，以头侧、头角或太阳穴痛，或偏头痛为主（偏身一侧之病变）；在一侧或两侧胁肋疼痛，不影响呼吸、进食。发于手少阳经循行部位的疮痈肿毒，多伴有红肿、水疱、痰核；发于手少阳经循行部位的风湿痹痛，多伴有活动后反舒服的特点（气行而使湿瘀痰等阴邪得以疏通）等。

在上焦苗窍者：口、咽、目、耳后为主，常见口干而饮不多；咽中不适，似肿似痛，或咽中一侧病变，火热者以疼痛为主，痹阻者以自觉肿和梗阻感为主；喜清咽而非咳，咽中似物阻而进食呼吸无碍；目眩或头中困蒙感而无天旋地转感；耳中堵塞或吹风样耳鸣，耳后红肿㶿痛等。

肌腠病变者，以病水为主，多数为四肢左右或上下不对称的水肿，皮肤胀肿绷急，按之没有凹陷，或凹陷立即随手而起；病湿者，皮肤色变黄；病火者，皮肤色变赤。病水而常伴火停，甚则肢胀而硬如象皮，肤变如桃枝色。

（3）偏里证　三焦偏里证中，气郁为手少阳三焦经系病变中最基本和最常见的病理，易同时伴有内伤热火及湿、痰、水饮的津液代谢异常。随上、中、下三焦不同而有不同症状，如上焦悬饮于胸膜，则胸满气短而不一定有咳嗽；或咳引胁下痛而颈转不利如柔痉，同时又伴有热迫汗出之头汗多；痰阻中焦则见心下按之痛，而患者不一定会有嗳气反酸等胃脘症状；热入下焦血府，而无腹痛，二便如常，神志异常而肢体力量正常甚至力大如狂。

四、手少阳三焦经系的用药特点

疏风达表，宣畅三焦，以柴胡为君，解表退热兼有疏肝解郁之功。清热以黄芩清上焦热燥湿，泻火解毒；黄连清中焦火，兼及心包。燥湿化痰温化中焦之饮用半夏之辛温。涤饮焦膜内之水饮，以甘遂、芫花泻水，破积聚；涤痰泻中焦之水用牵牛子，泻上焦之水用葶苈子。燥湿温中，截疟除痰，以槟榔、草果、常山为用。治气滞以枳壳、枳实行滞消胀，破气消积；兼有血滞则以三棱、莪术破血行气利水。总体以通气、清热、燥湿、涤痰、破气、行血为主。

亦有较多医书提及黄芪、炙甘草补益三焦之说，但"阳道实，阴道虚"，中医证治分类中，将实证归于阳经病变、虚证归属阴经病变，故而手少阳三焦病变中以水、气、火三者通道的阻塞为主要病理，虚证补法归于心包所论。

临床中应注意，虽有饮，气未疏通而不可大剂温阳，易助火势，故仲师以甘遂、芫花涤饮而不用肉桂、附子；虽有瘀，气未疏通而不可大剂活血，如赤芍、当归之属，血通而气未消，肿胀反增，故而应选用三棱、莪术破血行气而有利水之功的药品。

第二节　手少阳三焦经系病变证治分类

　　手少阳三焦经系有其自身较为独立而完整的生理体系；其病变有着在经络、在苗窍、在肌腠、在腑器的不同，其辨证论治既有外感，也有内伤；在表有六淫之异，有完整的传变过程，在里有上中下三焦的分部，各有不同特点，但又常兼夹同病，是一个完整的病理变化体系。

　　三焦经系之病，其发病之所包括其内属之三焦腑器与外应之经络、体窍，具体则随其所发部位的不同而表里各有偏重。在经络皮部者，所发之部位表浅；在苗窍者，受外邪或经气影响，病证所发部位较经络皮部为深；在营卫肌腠者，病证所发已在半表半里之间；到三焦之腑者，病证所发在三焦焦膜，已是里证（但和其他脏腑相比较，仍是偏表）。

　　三焦经系为病，其发病之因机，既可以因于外感六淫气化之异常，也可以因为内伤气机与津液异常，还可以内外相引，夹杂为病。下文根据病位、病因、病机三位一体的分证原则，对所摘录病证进行分类：外感以病因为纲，以利于展示不同病邪而致不同传变变化特点，使学者能"见病知源"，以期"思过半矣"；内伤杂病以手少阳三焦经系的经络所过、皮部、苗窍、肌腠、腑病的病位为纲，再兼以病因为目，以便展示三焦经系病变的系统性，使学者能"观其脉证，知犯何逆，随证治之"。以这两种不同的分类框架，从不同的角度，对三焦经系的有关证候进行较为系统的梳理归纳。

一、外感疾病（以病因为纲）

1.伤寒

　　此节方药取于《伤寒论》，旨在展示少阳受寒后的证型演化过程，以使学者能更好地理解少阳病由表至里，从热化、从饮化的病变过程，更能展示少阳表证、里证的特点。

　　（1）寒风郁热（少阳伤寒）

　　征象：感寒受风后，往来寒热（恶寒发热先后接替出现），胸胁苦满（或胸满胁痛、胁下硬满），神情默默不振（或体倦嗜卧），不欲饮食（或不能食），心烦喜呕（或干呕）；或胸中烦而不呕；或渴；或不渴，身有微热；或心下悸，小便不利；或咳。可伴口苦、咽干、目眩，舌质淡红，舌苔薄白，脉弦偏细。或但见头痛、发热；或但见呕而发热，脉弦（表4-1）。

机理：风寒郁滞，营卫不畅，相火怫郁而转为热。病位三焦膜腠为主，兼涉胆腑（半表半里 - 偏于表，以下简称"偏半表"）。

治法：和解少阳表里寒热。

方药：小柴胡汤（《伤寒论》）。柴胡半斤，黄芩三两，人参三两，半夏（洗）半升，甘草（炙）三两，生姜（切）三两，大枣（擘）十二枚。

说明：本证病因以寒邪为主，寒为阴邪，阴邪入少阳膜腠，影响营卫，营卫郁滞，邪郁阻卫气则恶寒，郁久营热，发于外则为发热；热发散后，外寒未解，则复恶寒，故而出现往来寒热。或有初起不发热至五六日始发热者，或邪由太阳传来，阳气已衰，余邪未尽，邪正势均；或以少阳阳气尚少不能与邪争，不能发热，至五六日，郁热始发，与寒气相争。但临床上因寒热有偏重，病邪有兼夹，脏腑有牵涉，很难见到典型的往来寒热。反倒是头痛之症（痛在头角，或为偏头痛）是少阳经络不利的谛证；脉浮弦，是少阳风邪在表证之谛证，而成为临床诊断少阳病的常见证候。

本证虽以表证为主，但已经牵涉里证病变。胁满者，少阳经气郁滞，枢机不利也，然按之必无硬结，以热虽为实热未入腑分、未聚成实故也。若邪气入于经气、腑分，气滞较重可出现腹中痛（治疗上去黄芩，加芍药以缓急），甚则气与水欲结，见胁下硬满（治疗上去滋腻之枣，加牡蛎以行水）。喜呕者多为声多物少，患者很想得到畅快的呕吐，欲呕而不畅，乃枢机不利，火郁气逆之故，其喜呕的原因并不在胃。口苦、咽干、目眩，此三者为郁火上炎，熏灼苗窍，虽含胆气上犯之机，但胆气之所以上犯，乃是由于三焦气枢不畅，胆气不能舒畅之故，病变重心在于三焦。

三焦为大腑，包裹诸脏腑，其为病，亦影响其他脏腑，而出现本证的或然症。如郁火偏重者，火炎于上焦而扰于心包出现胸中烦而不呕（治疗上去人参之甘、半夏之温，加栝楼之凉润清化痰火）；火灼于中焦，胃津受劫出现渴（治疗上去半夏之温燥，加人参、栝楼根，以益气生津）。寒风郁滞，水道不通，偏于上焦而殃及肺脏则出现咳（治疗上加干姜、五味子以温肺化饮）；偏于中焦而殃及胃肠出现心下悸，偏于下焦而殃及膀胱出现小便不利（治疗上去黄芩之寒凝，加茯苓淡渗以通调水道）。小柴胡主症及或然症的加减法见表4-1。

表4-1　小柴胡主症及或然症的加减法

	症状	病机	方药
主症	口苦	火灼苗窍	柴胡半斤，黄芩三两，人参三两，甘草（炙）三两，半夏（洗）半升，生姜（切）三两，大枣（擘）十二枚
	咽干	津伤	
	目眩	风动	
	往来寒热	正邪相争，寒热出入于腠膜（少阳营卫）	
	胸胁苦满	正邪相搏，水火郁滞于胸胁（少阳经络）	
	默默不欲饮食	胆气不舒，胃气不和	
	心烦喜呕	火郁水停，上扰心包与胃	
	脉弦	胆气不和，木失条达	

	症状	病机	加减法
或然症	不渴、身有微热	偏于表，营卫不和	去参，加桂枝三两
	咳者	偏于上焦，偏里，饮停胸胁	去参、枣，加五味子半升、干姜二两
	胸中烦而不呕	偏于上焦，偏里，热扰于心包	去半夏、人参，加瓜蒌一枚
	渴	偏于中焦，偏里，热伤津液	去半夏，加人参至四两半，栝楼根四两
	胁下痞硬	偏于中焦，偏里，水饮痞结	去大枣，加牡蛎四两
	心下悸、小便不利	偏于中下焦，偏里，水饮内停	去黄芩，加茯苓四两
	腹中痛	偏于中焦，偏里，土虚木乘	去黄芩，加芍药三两

（2）寒风郁火（少阳阳微结）

征象：往来寒热，休作有时，热多寒少或汗出热不解，或但头汗出，郁烦呕吐，大便难，心下支结痞满、按之痛微硬，多伴口苦、咽干，舌质红，苔多黄，脉弦数。

机理：外受风寒，风寒未罢，气机郁滞，火水欲结于内（表里同病—偏于表）。

治法：和解营卫，清热轻下，消痞散结。

方药：①大柴胡汤（《伤寒论》）。柴胡半斤，黄芩三两，芍药三两，半夏半升，生姜五两，枳实四枚，大枣十二枚，大黄二两。

②柴胡厚朴汤（《圣济总录》）。柴胡（去苗）一两，厚朴（去粗皮，姜汁炙）一两，朴硝（研）一两，大黄（锉，炒）一两半，枳壳（去瓤，麸炒）三分。

说明：若胸膈满而呕，又出现欲转阳明表现，如日晡所发潮热，又而微利，以柴胡加芒硝汤表里双解，发肠中之汗，以防成水火互结而出现阳明协热下利的情况。若潮热不解，或时头痛目眩，大便燥结，是气滞火结，可用柴胡厚朴汤以通腑泄热，以防成火结腑实之证。

本证可由小柴胡汤证发展而来，但本证偏于经气之热结，小柴胡汤证偏于表之寒郁。本证往来寒热、胸胁满痛的机理与小柴胡汤证机理相同。往来寒热者汗出则解，今发热而汗出不解，甚则日晡所发潮热，乃里有热结之故，热邪郁闭，不得外达，上蒸于头面，故汗出只在头部。膈间心下急结支结，甚则心中痞硬，大有痞证、结胸之势，水火欲结于焦膜之间，时时上逆，犯及心包则烦，犯胃则呕；水下走肠间则泄泻；不仅腹膜拘急作痛，脉道亦为之拘急而弦劲有力。本证如继续发展，可形成阳明热结（承气汤证），也可形成痞证、结胸。小、大柴胡汤及小柴胡加芒硝汤比较见表4-2。

表4-2　小柴胡汤、大柴胡汤及小柴胡加芒硝汤方证对比

方剂	共同症状	不同症状	病机	药物
小柴胡汤	寒热往来，胸胁满而呕	心下满而不实，呕吐反舒服	风郁营卫，水停火灼，还未结成实邪	柴胡半斤，黄芩三两，人参三两，甘草（炙）三两，半夏（洗）半升，生姜（切）三两，大枣（擘）十二枚
大柴胡汤		心下急、满痛，微烦，或呕吐，或下利	水热内结，将转结胸	去人参，生姜加至五两，加芍药三两，枳实四枚，大黄二两
小柴胡加芒硝		下利，日晡所发潮热	水热微结，正虚邪不盛，将转阳明协热下利之小承气证	小柴胡汤原方三分之一用量，再加芒硝二两

（3）气火交痞（火痞）

征象：心下痞，按之濡，心中烦热，脉关上浮。

机理：火郁于心下，郁而未结（半表半里—偏于里，以下简称"偏半里"）。

治法：苦寒泻火。

方药：大黄黄连泻心汤（《伤寒论》）。大黄二两，黄连一两，黄芩一两。

加减：若兼恶寒者，表未解，先予桂枝汤解表；若表阳不固而复恶寒汗出者，用附子泻心汤（《伤寒论》：大黄二两，黄连一两，黄芩一两，炮附子一枚）。

说明：火为六气之一，如果不与有形的实邪相结合，一般以气分病变的姿态出现，如心烦之类，很难触摸得着。此证气滞郁火，火郁而未结，故而只现心下痞满而按之自濡（软），属于"但气痞耳"的范围。

（4）水火交痞（痞证）

征象：心下痞硬，但满而不痛，心烦不得安，干呕，腹中雷鸣，下利，或干噫食臭，胁下有水气而胀满，或下利日数十行，谷不化，脉沉弦而紧。

机理：三焦水道不通，相火被郁，水火交结于心下（偏半里）。

治法：辛开苦降，和中消痞。

方药：半夏泻心汤（《伤寒论》）。半夏（洗）半升，黄芩三两，干姜三两，人参三两，甘草（炙）三两，黄连一两，大枣十二枚。

加减：若饮重，腹中雷鸣下利，用生姜泻心汤 [《伤寒论》：生姜（切）四两，甘草（炙）三两，人参三两，干姜一两，黄芩三两，半夏（洗）半升，黄连一两，大枣（擘）十二枚]。若虚偏重，心烦不得安，用甘草泻心汤 [《伤寒论》：甘草（炙）四两，黄芩三两，干姜三两，半夏（洗）半升，大枣（擘）十二枚，黄连一两]。

说明：此证较大黄黄连泻心汤证，大黄黄连泻心汤偏于火结，而半夏泻心汤更偏于水结；但相对结胸证而言，此证水火交痞而未结，仅限于局部，导致气机不畅，表现为心下痞满，按之柔软不痛，还未致痞硬满痛，水还有下渗肠间，以下利的方式从肠走之机。若寒水偏盛，胃中不和，则干噫食臭；胃气上逆则干呕；水饮流于胁下，则胁下胀满。若因误下，损伤脾胃，以致脾胃虚弱，不能运化水谷，清浊不分，脾气下陷，则下利日数十行，谷不化；损及心脾，虚火上炎，则见口疮；郁火犯及心包则见心烦不得安等。此三泻心汤病位皆在偏半里之中焦，不同者，水火相平者，半夏泻心汤；中焦饮重而痞，呕而肠鸣者，生姜泻心汤；火重而犯心包，心烦者则甘草泻心汤。《伤寒论》五泻心汤比较见表4-3。

表4-3 五泻心汤方证对比

五泻心汤	共同症状	不同症状	共同药物	不同药物	用药特点
生姜泻心汤	心下满而不痛、肠鸣	痞硬、干噫食臭、下利	半夏（洗）半升，黄芩三两，黄连一两，大枣（擘）十二枚	生姜（切）四两，甘草（炙）三两，人参三两，干姜一两	有生姜四两，干姜只用了一两，重在和胃
半夏泻心汤		呕		干姜、人参、甘草（炙）各三两	干姜用了三两，重在温中
甘草泻心汤		痞硬、谷不化、干呕心烦不得安		甘草（炙）四两，干姜三两	虚证反去人参，是因为有心烦不安，故加炙甘草以安神复脉
大黄黄连泻心汤	心下痞而不满，无肠鸣	心中烦热，脉关上浮	黄连一两，大黄二两	（疑有黄芩一两）	火与气结，为无形之邪，未成实邪，清热攻痞，故用大黄，以防火结成实
附子泻心汤		恶寒汗出		黄芩一两，附子一枚	无热恶寒而汗出，阳气不固，故加附子

（5）水痞于中（水痞）

征象：太阳少阳并病而反下之，下利不止，心下痞硬，渴而口燥，烦，但水浆不下，小便不利，其人发热汗出复恶寒不呕，脉寸缓关浮尺弱。

机理：水停中焦，气滞水结（偏半里，偏于中焦）。

治法：温化行水。

方药：五苓散（《伤寒论》）。猪苓（去黑皮）十八铢，茯苓十八铢，泽泻一两六株，白术十八铢，桂枝（去皮）半两。

说明：水气交结，胁下满，微结，是转入少阳之里。本证同太阳水蓄膀胱同具有寒热烦渴，小便不利，故可同用五苓散利小便以解。但是本证虽小便不利，却痞在心下，是水留在中焦（太阳蓄水是小腹满）；虽烦渴，却只是水浆不下，是水结，势较静（太阳水入则吐，是水盛逆上）。病由太阳传来，本来发热汗出已经无恶寒，但因误下重伤卫外之阳气，才致复现恶寒，故而此恶寒非为表证之象，乃是阳气损伤之证。

（6）水火将结

征象：两胁胀满，按之硬，微痛。伴有喜呕吐酸、心下嘈杂。

机理：气机郁滞，火刚炎，水将停。此已将入于焦膜，宜急治之（偏半里）。

治法：行气消滞，佐以行水清热。

方药：小柴胡汤去枣，加牡蛎、青皮，火盛则合左金丸（《时方妙用》）。

说明：本证为小柴胡汤证、下文柴胡桂枝干姜汤证之中间阶段。水气将停，两胁胀满，按之硬，已非气痞，但水未结成，故喜呕而不是水入而呕；火气刚炎，故心下嘈杂，吐酸；水火未结，故按之微痛，而非满痛拒按。

（7）寒水郁热（寒水微结）

征象：往来寒热、寒重热微，胸胁满微结，小便不利，渴而不呕，但有心烦、头汗出。

机理：少阳外受风寒，水道不畅，饮滞胸胁（表里同病，兼太阴）。

治法：和解散结，兼温化饮。

方药：柴胡桂枝干姜汤（《伤寒论》）。柴胡半斤，桂枝（去皮）三两，干姜二两，栝楼根四两，黄芩三两，牡蛎（熬）二两，甘草（炙）二两。

说明：本证较上证，寒邪重，水已结；较大结胸证，则表证未解，水火微结。所以，其虽往来寒热，但寒重而热微；胸胁虽有胀满、板结感，按之硬、觉痛，但还不到痛不可近手之势。渴而不呕，是热结于里所致，不同于水痞之饮水则呕、干呕。心烦，头汗出，与上文之阳微结的大柴胡汤证（寒风郁火证）、下文的大结胸证有偏寒偏热、夹虚纯实的区别。

（8）水火交结（大结胸）

征象：胸膈拒痛，从心下至少腹硬满而痛不可近，甚则按之石硬，短气烦躁，心中懊恼，不大便五六日，舌上燥而渴，日晡所小有潮热，但头微汗出，脉沉而紧。

机理：客寒动水，气机郁结，相火失疏，水火交结于腹膜（里证）。

治法：苦寒荡涤，泄热逐水。

方药：大陷胸汤（《伤寒论》）。甘遂一钱匕，大黄六两，芒硝一升。

说明：本证和痞证是由小柴胡汤证发展而来的，只不过由原来无形的寒热之邪让位于有形的水火实邪。但本证比痞证的"但在心下"病变范围大，涉及整个大腹（上、中、下三焦）。而水火之势比痞证加重，由原来的按之濡、痞硬，发展成了石硬，痛不可近手。

（9）水热结胸

征象：结胸证具（膈内拒痛，从心下至少腹硬满而痛不可近，甚则按之石硬），但胸满较甚，短气不得卧，膈内拒痛，项强如柔痉状。

机理：客寒动水，气郁相火，水道不利，水饮停于胸膜、腹膜（里证，偏上焦）。

治法：逐水破结，佐以泄热。

方药：大陷胸丸（《伤寒论》）。大黄半斤，葶苈子（熬）半升，芒硝半升，杏仁（去皮尖，熬黑）半升。和散，取如弹丸一枚，别捣甘遂末一钱匕，白蜜二合。

说明：本证较大陷胸汤证，以水邪为主，火邪居于次要位置，且病位偏于上焦。因水停偏上，及于胸颈，故而影响颈项而不能自转侧，如柔痉状（非为颈项不适，乃膈内拒痛，动则牵引不适，故不能自转侧尔）。

（10）水结胸胁（悬饮）

征象：咳唾则牵引胁下痛，或胁下痛引缺盆，咳嗽止则辄已。伴见无大热而发作有时（日晡发热），汗出，不恶寒，烦渴，水浆不下，下利不止，并且干呕，短气，头痛，脉沉而弦。

机理：水饮停于上焦胸膜（里证，偏上焦）。

治法：涤饮逐水。

方药：十枣汤（《伤寒论》）。芫花、甘遂、大戟各等份，先煮大枣十枚，内药末。强人服一钱匕，羸人服半钱。

说明：本证与结胸、痞证病因病位相同，只是程度轻重、范围大小不同。本证与五苓散证的水痞相比，都是水停心下，但本证较重，不必饮水已自呕，或干呕短气，而下利不止，无腹满，直到最后才腹满哕者不治；而五苓散证，起则可见小便不利，少腹满。三陷胸与十枣汤比较见表4-4。

165

表4-4　三陷胸与十枣汤比较

方剂	共同症状	不同症状	病机	处方用药
小陷胸汤	心下硬满，疼痛拒按，或按之痛	痛在心下	痰热结于中焦（胃网膜）	黄连一两，半夏（洗）半升，栝楼实大者一枚
大陷胸汤		从心下至少腹硬满	水热互结于腹膜	大黄六两，芒硝一升，甘遂一钱匕
大陷胸丸		膈内及以上，项强如柔痉	水热互结于胸膜、腹膜	大黄半斤，葶苈子半斤（熬），芒硝半斤，杏仁半升（去皮尖，熬黑），取如弹丸一枚，别捣甘遂末一钱匕，白蜜二合
十枣汤		胁下痛，干呕短气，头痛，汗出，不恶寒	饮停胸膜	大枣十枚（先煮），芫花（熬）、甘遂、大戟各等份

2. 热火

少阳风府，风为阳邪，少阳主火，两阳相搏，化热甚速，故风邪从肌腠直中少阳，则即发为火证、里证，纯为表证、以风热为主要表现的较少见。且因营卫不受郁滞，故不见往来寒热，以口苦、咽干、目眩为主要症状。

（1）风热类

1）风热轻症

征象：发热，微恶风，汗出，口苦咽干，龈胀咽痛，耳鸣目赤，脉浮弦。

机理：风热初起，内合相火，风火上炎（偏半表）。

治法：疏风散热，清火利窍。

方药：翘荷汤（《温病条辨》：薄荷、连翘、黑栀皮各一钱五分，生甘草一钱，桔梗二钱，绿豆皮二钱）合黄芩汤［《伤寒论》：黄芩三两，炙甘草二两，芍药二两，大枣（擘）十二枚］加钩藤、菊花。

说明：本证宜与下文风火类证相参看。发热、微恶风、汗出，此是风热之证，非但少阳，太阳、阳明、太阴之风热亦可见之。知邪在少阳者，起则口苦咽干，耳鸣目赤，脉浮弦，是风火相扇，炎于上部之势，少阳为嫩阳、弱阳，虽无阳明之壮热，但风热相引，即见火势。

2）风温伤营

征象：壮热，头痛，心神烦壅，胸胁热而耳聋，脉弦数。

机理：外受风温，温热与相火相合，营分受热，营阴被劫（偏半里，兼涉厥阴心包）。

治法：疏风透热，清营养阴。

方药：柴胡散（《普济方》）。柴胡（去苗）一两，人参（去芦头）一两，犀角（现以水牛角代）屑一两，黄芩一两，麦门冬（去心）一两，甘草半两（炙微赤，锉），半夏半两（汤洗7遍，去滑），生姜半分，大枣三枚。

说明：此证火气大盛，壮热而不恶寒，但以头角痛、胸胁痛、耳聋知其在少阳三焦。心神烦壅，较之小柴胡汤证之心烦（郁郁微烦）为甚，是热伤营阴所致。

（2）风火类

1）温毒初起

征象：往来寒热，心烦口苦，四肢倦怠，鼻塞头眩，头面腮肿初起。

机理：温毒夹风，外风初束，里热初起，风滞经络（表证）。

治法：表里双解。

方药：风较重用小柴胡汤加酒芩、牛蒡子（《医方集宜》）。热较重用柴胡煎（《普济方》）：柴胡（去苗）一两，知母（焙）一两，木通一两半，淡竹叶一百片，瞿麦穗一两，连翘一两，防己二两，大黄（生，细锉）二两，生麦门冬汁（汤成下）三合，生藕汁（汤成下）三合，甜消（汤成下）四两。

说明：此证型较少见，出现的时间短暂，时间虽短，起则已见心烦口苦，头面腮肿。因两阳相搏，化热甚速，可迅速入里，形成表里分传、内外俱热之势，继之则可见风郁火热之证。故在治疗上需留意其传变之势，见热盛则须注意表里分消。

2）风合火热（少阳中风）

征象：呕而发热，口苦，咽干，目眩，两耳无所闻，甚则耳前后肿，目赤，胸中满而烦，或协热下利，脉浮弦而数。

机理：风中肌腠，风火相合，上下漫延（偏半里）。

治法：苦寒降火，兼以清透。

方药：黄芩加半夏生姜汤［《伤寒论》：黄芩三两，芍药二两，甘草（炙）二两，大枣（擘）十二枚，半夏（洗）半升，生姜（切）一两半（一方三两）］合葛根黄芩黄连汤［《伤寒论》：葛根半斤，甘草（炙）二两，黄芩三两，黄连

167

三两）。若心烦懊侬，坐卧不安者，用黄芩汤加豆豉玄参方［《温热逢源》：黄芩三两，炙甘草二两，芍药二两，大枣（擘）十二枚，淡豆豉，玄参（原文未见剂量）］。若寒热交作，耳前后焮热，肿痛，用普济消毒饮（《东垣试效方》：黄芩、黄连各五钱，陈皮、生甘草、玄参、柴胡、桔梗各二钱，连翘、板蓝根、马勃、牛蒡子、薄荷各一钱，僵蚕、升麻各七分）。

说明：风邪从肌腠直中少阳，即发为火证，外则发热而未必恶寒，内则循三焦焦膜，气逆胸膈，烦满欲呕。风火相扇，火炎于上，灼伤苗窍，耳聋暴起，耳鸣声大如潮；目赤者或有目痛或目眩；咽干口苦，甚则咽肿痛。若火伤于络，可出现耳前后赤肿痛。如果三焦的决渎功能同时失职，则有时还可以发热与下利同时出现。

3）温毒壅结

征象：头面赤肿疼痛，伴身热如焚，气粗而促，烦躁口渴，口苦咽干、咽痛，大便秘结，小便热赤短少。

机理：风温外壅，三焦经络不通，风火伤津，热毒里结（偏半里）。

治法：清透热毒，攻下泄热。

方药：通圣消毒散（《证治准绳》）。防风，川芎，白芷，银花，连翘，牛蒡子，焦山栀，滑石，芒硝，大黄，桔梗，生甘草，犀角（现以水牛角代），大青叶，薄荷，葱白，豆豉（原著本方无剂量）。

说明：此证类似于大柴胡汤证，所不同者，大柴胡汤证外为风寒，此证外为风热尔，但热盛于经，气分大热，热伤津液，燥热内结则同也。

4）阳毒闭火

征象：烦躁大渴，面赤鼻干，两目如火，身形拘急而不得汗，狂叫欲走；或谵狂鼻衄，身目俱黄，六脉洪数；甚则发斑。

机理：三焦阳毒热火壅盛，邪盛闭阻气机，津液营卫不通（里证，三阳合病）。

治法：解毒散火，泄热清气。

方药：三黄石膏汤（《鲁府禁方》：黄连二钱，黄柏、山栀、玄参各一钱，黄芩、知母各一钱五分，石膏三钱，甘草七分）合大承气汤［《伤寒论》：大黄（酒洗）四两，枳实（炙）五枚，厚朴（去皮炙）半斤，芒硝三合］。

说明：本证可由上证发展而来，已为里实热证，以急下存阴、透邪开闭为要。三黄石膏汤中用麻黄、豆豉之意不在于外有寒邪，而在于开解肌表，使郁火得以通行外泄。

3. 伤湿

湿为阴邪，三焦经系伤于湿者，重者可以和伤寒一样出现往来寒热，其机理亦相似，轻者只影响气机清阳，产生各种似是而非的症状，变化多端。

（1）湿郁上焦（胸膈）

征象：胸闷不舒，或有心悸，深呼气、叹气则觉舒，活动后减轻，在闷热、空气混浊的环境则加重。或自觉咽梗或喉阻，局部或有微痛，或咽干不欲多饮，或有微咳不爽。或喜深呼气或叹气。

机理：湿阻上焦气机，久而有轻度郁热（偏半表，偏上焦）。

治法：轻清舒气，宣热透湿。

方药：宣痹汤（《温病条辨·上焦篇》）。枇杷叶二钱，郁金一钱五分，射干一钱，白通草一钱，香豆豉一钱五分。

说明：湿为阴邪，易害阳位，湿郁于上，势必影响上焦地带的宣透舒达，致使水、火、气道通行受阻，水停生痰，火郁生热，气滞留湿，进而引发胸咽局部郁滞性的病症。如卫湿营热则咽梗而痛，汗多而不均；风痰夹湿则久咳留恋；湿热郁扰心或心包，则胸闷心悸；湿阻清阳、肺气不宣则头昏不爽。湿痹于上，易于兼涉心、肺、心包。这不仅因为其部位相邻，还因于三焦水道通调于肺；且与心包互为表里，以膜相连，共司相火；进而可影响于心。

（2）气湿交结（咽喉）

征象：食则噎塞，如炙肉脔，在咽喉中不下。

机理：上焦气滞停湿，气湿交结，壅滞胸膈（偏半里，偏上焦）。

治法：轻宣开结，化湿利咽。

方药：升麻散（《外台秘要》）。吴射干六分，升麻四分，桔梗四分，木通十二分，赤茯苓八分，百合八分，紫菀头二十一枚。

说明：本证与上证机理相似，上证湿气弥漫，而本证湿与气结，病位较局限，阻塞咽喉食道，治法亦由轻清舒气变为轻宣开结。

（3）湿闭气机（中焦）

征象：不饥不食，机窍不灵，胸闷。

机理：湿热客于膜原，气机闭阻（偏半里）。

治法：清湿透热，行气化滞。

方药：三香汤（《温病条辨》）。瓜蒌皮三钱，桔梗三钱，枳壳二钱，黑山栀二钱，郁金二钱，香豉二钱，降香末三钱。

说明：此证是由于新感湿热，受自口鼻，直走中道，而初涉膜原者。其既不同于疫疟之伏邪内发之类，也不同于新感湿温之邪聚中焦而使膜原阻滞之势已成者，其乃新邪初受于上焦，经食道喉管之中道，而初兼涉膜原，故病以上焦为主，而中焦膜原初受干扰，其阻滞之势尚未铸成，因此立法选药，全在宣上以开中，以图使初入膜原而立足未稳之湿热，还从上焦拔出。

（4）湿热弥漫

征象：胸痞闷，潮热烦渴，呕恶自利，汗出，小便短少。

机理：湿热阻滞三焦，津气升降疏布失调（偏半里）。

治法：清热除湿，宣化淡渗。

方药：杏仁滑石汤（《温病条辨》）。杏仁三钱，滑石三钱，黄芩二钱，橘红一钱五分，黄连一钱，郁金二钱，通草一钱，浓朴二钱，半夏三钱。

说明：本证为湿热入里，阻滞气机、水道，热难以外透，而发潮热烦渴；湿郁上焦而胸痞；湿滞中焦而呕恶；湿流下焦，清浊不能泌别而大便下利、小便不利。

（5）湿郁肌腠

征象：伤寒急黄，色鲜亮，或脘腹疼痛，时时欲呕，大便反难，或伴肌肤胀、肿。

机理：伤寒热毒炽盛，熏炙三焦，影响胆腑，湿热郁于肌腠（偏半里，牵涉胆、阳明）。

治法：疏气透湿，清热利胆。

方药：栀子仁汤（《普济方》）。栀子仁半两，柴胡（去苗）半两，朴硝（别研）半两，茵陈蒿半两。亦可用小柴胡汤加芒硝或大柴胡汤斡旋之。

说明：本证与小柴胡汤证、大柴胡汤证同为受邪而致气滞，相火受郁而化火。本证所不同者，一是夹了湿邪；二是影响胆腑气机，胆汁疏泻不利。本证病在少阳，与太阴发黄相比，大便不溏，反难，是三焦气机不利之明证；其呕亦是喜得畅呕，呕之得舒，不似太阴之呕而不减痞闷。

（6）气虚感风湿

征象：发热，振寒，头项痛，身疼烦，或咳嗽有痰，腹泻，或为痢之初起，憎寒壮热者。

机理：中气素虚，内伤水谷之湿，外受风湿，病在少阳、太阳以及太阴（少阳兼太阳、太阴）。

治法：扶正匡邪，益气解表，散风祛湿。

方药：活人败毒散，亦称人参败毒散（《温病条辨》）。柴胡（去苗），甘草，桔梗，人参（去芦），川芎，茯苓（去皮），羌活，独活，前胡，枳壳（去瓤，麸炒）。上十味各三十两，为粗末，每服二钱，加生姜、薄荷各少许。

说明：本证病在多经相兼，表里夹杂，在表之少阳、太阳经络为风湿所痹阻，在里之太阴肺、脾气弱停湿痰。病虽表里皆有，而治从半表半里之际领邪外出，所谓逆流挽舟也。

4. 伤暑

手厥阴心包经与手少阳三焦经主长夏相火暑令，旺于夏，其液为汗，故暑邪为病，可不待传变而直犯此二经。

（1）阴暑滞卫

征象：发热恶风，心烦，甚则烦躁，潮热甚，头闷痛，体困重酸疼，或吐利，或但呕而无物出，或转筋拘急疼痛。

机理：暑月受凉，三焦营卫不通，气机逆乱（表证，牵涉脾胃）。

治法：解表清暑，行气化湿。

方药：香薷散（《世医得效方》：香薷一斤，白扁豆半斤，厚朴半斤，上为粗末，每三钱，入酒一分）加茵陈、车前草、苦竹叶、山栀子。

说明：此证暑月受凉，风冷之气归于三焦，传于脾胃。夏伤于暑，热气藏皮肤之内、肠胃之外（即焦膜之中），令人汗孔疏，腠理开，汗出遇风，及遇水感寒，暑气内藏，不得泄矣，影响脾胃，不能消化水谷，饮食变乱于肠胃之间。

（2）暑湿郁闭

征象：寒热时作，寒轻热重，热后汗出淋漓，伴胸闷泛恶，口渴引饮，面垢齿燥，尿黄赤。

机理：暑湿夹痰浊，阻滞三焦，卫郁营热，气机不畅（偏半表）。

治法：清暑透湿，行气化浊。

方药：蒿芩清胆汤（《通俗伤寒论》）。青蒿钱半至二钱，淡竹茹三钱，仙半夏钱半，赤茯苓三钱，黄芩钱半至三钱，生枳壳钱半，陈广皮钱半，碧玉散（滑石、甘草、青黛）三钱。

说明：本证暑湿俱重，暑性本为火，但夹湿痰浊重则卫气不得透达，可以出现寒热时作。这种寒热，与小柴胡汤证典型的往来寒热相比，寒轻热重，而且恶寒时仍有发热，汗出而热不解，以其内有暑热之故。

（3）暑湿滞中

征象：夏月温壮来往，腹中伏热，或有下痢，色或白或黄，或倦怠乏力。

机理：暑湿阻滞三焦（偏半里，牵涉太阴脾）。

治法：清暑化湿，清脾益气。

方药：竹叶汤（《备急千金要方》）。竹叶、小麦各五合，柴胡、麦门冬、人参、甘草各半两，茯苓十八铢，黄芩一两六铢。

说明：本证与上证相比，暑热重，夹湿伤气。温壮往来者，温热与壮热交替而作，是湿郁焦膜营卫之故，暑热不清则热终不退。腹中伏热者，腹部较四肢热，亦是热不得透达四肢之故，类似于四逆散的机理。

5. 疟疾

疟疾之为病，并非必在少阳，常牵涉太阴、厥阴，但疟疾之初起，发于膜原，则与手少阳三焦关系密切，是谓"疟不离少阳"。疟邪为阴邪，其致病者往来寒热的机理，与伤寒同。所不同者，寒热往来有定候，《素问·疟论》曰："由邪气内薄于五脏，横连募原也。其道远，其气深，其行迟，不能与卫气俱行，不得皆出，故间日乃作也。"日久不解则邪结于胁下（焦膜、肝），《灵枢·百病始生》曰："是故虚邪之中人也……留而不去，传舍于肠胃之外，募原之间，留著于脉，稽留而不去，息而成积。"

疟疾的病因，除疟虫外，多因于湿痰浊邪，机制是浊阴郁闭、伏火中发、内外并传，故而治疗的关键便在于开泄郁闭，透热外达，引病势尽从外出而不内攻。

（1）正疟

征象：初起肢体酸楚，呵欠乏力，继则畏寒战栗，寒罢则发热，很快即通体灼热，头痛面赤，口渴心烦，数小时后汗出而发热骤退，诸症消失。

机理：疟邪伏于三焦膜原，困卫郁营（半表半里）。

治法：祛邪截疟，和解达邪。

方药：小柴胡加常山、槟榔、草果。

说明：此证为疟邪夹风寒浊痰，循少阳腠膜，留伏于膜原所致。所谓正疟者，寒时不发热，热时不畏寒，症状典型为正；寒热各半是为正；病位正在少阳，未涉及其他脏腑，是亦为正。

（2）湿疟

征象：寒热时作，寒甚热微，身痛有汗，肢重脘满，舌苔粗如积粉。

机理：疟虫合湿浊内伏，郁滞营卫（半表半里，牵涉太阴脾）。

治法：宣透膜原，疏气化湿。

方药：雷氏宣透膜原法（《时病论》）。厚朴一钱，姜制槟榔一钱五分，草果仁八分，煨黄芩一钱，酒炒粉甘草五分，藿香叶一钱，半夏一钱五分（姜制）。

说明：湿为阴邪，阻郁卫气，卫阳不能达于肌表，故而外证为寒甚。卫气为湿所郁，汗出不畅（局部汗出，如头面、胸背；汗出不能达于下肢），邪不能随汗而解。

（3）暑疟

征象：寒热时作，寒轻热重，甚至昏聩，秽气触人。伴口渴引饮，面垢，胸闷泛恶，尿黄。

机理：疟虫合暑湿，暑热亢盛，湿阻气机（半表半里，牵涉厥阴心包）。

治法：清暑祛疟，宣透膜原。

方药：新定达原饮（《广温热论》）。真川朴八分，花槟榔钱半，草果仁五分，枳壳钱半，焦山栀三钱，淡豆豉三钱，青子芩二钱，桔梗钱半，鲜荷叶包六一散三钱，知母三钱，先用活水芦根二两，北细辛三分，煎汤代水。

说明：此证可见于暑、秋两季。发于暑者，因感于暑天之气；发于秋者，本暑天受邪，但暑热内伏而不自觉，至秋凉外束，暑热不得外透而成此证。

（4）寒疟

征象：寒热定时而发，寒多热少，头痛，肢体疼痛，口不渴，或喜热饮，胸胁痞闷，欲吐不吐，脉弦迟。

机理：疟邪内伏，寒邪郁阻膜原（半表半里）。

治法：散寒截疟，和解祛邪。

方药：柴胡桂枝干姜汤［《伤寒论》：柴胡半斤，桂枝（去皮）三两，干姜二两，栝楼根四两，黄芩三两，牡蛎（熬）二两，甘草（炙）二两〕加草果、常山、槟榔。

说明：本证与湿疟同为寒多热少，但本证发热而无汗，汗出则热解。且本证为寒束，头、肢体以疼痛为主，脉弦且紧。湿疟为湿邪蒙痹，头为昏蒙，肢体为困重酸楚，脉濡而细弦也。

（5）热瘅疟

征象：热甚寒微，或壮热不寒，出汗，肢体烦疼，面红目赤，烦渴饮冷，胸闷，呕吐，便秘，尿赤，头痛，神昏谵语，痉厥，或有黄疸。

机理：感受山岚热毒疟邪，热毒内蕴三焦，邪热内盛，甚则闭阻气机（偏半里，牵涉厥阴心包）。

治法：清热辟秽解毒。

方药：清瘅汤加减（《中医经验处方集》）。柴胡、炒常山各二钱，生石膏一两，枳实、黄芩、青蒿、竹茹、半夏、陈皮、茯苓、知母、六一散（布包）各三钱，黄连一钱。

说明：本证热毒伤人，受则内外分传，热甚寒微，甚则壮热不寒，症状不典型，所赖以诊断为疟者，初起时有微寒战后发热而已。至于火毒过盛，伤及厥阴心包，起则已见神昏痉厥者，急则救标，宜从热闭治之，予三宝之类。

（6）冷瘅疟

征象：寒甚热微，或但寒不热，或呕吐腹泻，甚则神昏不语，苔白厚腻。

机理：感受瘅毒湿浊，壅阻三焦，阳气被瘅毒湿浊困阻，不能宣达（偏半里）。

治法：散寒辟秽，解毒化浊。

方药：不换金正气散加草果、槟榔、荷叶、菖蒲（《太平惠民和剂局方》）。厚朴（去皮，姜汁制）、藿香（去枝、土）、甘草、半夏（煮）、苍术（米泔浸）、陈皮（去白）、草果、槟榔、荷叶、菖蒲，各等份。上为散，每服三钱，生姜三片，枣子二枚。

说明：本证宜与上证相对看，本证以阴毒为盛，寒束湿浊闭阻气机，故寒甚热微。至于浊邪闭窍，神昏不语，宜从阴闭治之，用苏合香丸之属。

（7）痰疟

征象：热多寒少，口苦嗌干，小便赤涩，脉来弦滑数，可伴恶心呕吐，胸痞脘闷，腹胀不食。

机理：痰积夹风寒，壅阻三焦，困滞脾胃（表里同病，兼太阴、阳明）。

治法：解表除痰，清脾截疟。

方药：清脾饮（《严氏济生方》）。青皮（去白）、厚朴（姜制，炒）、白术、草果仁、柴胡（去芦）、茯苓（去皮）、半夏（汤泡七次）、黄芩、甘草（炙）各等份，每服四钱，姜五片。

说明：虽疟不离乎少阳，而常牵涉脾胃，故严氏宗仲景小柴胡汤加减而立此方。重感于湿，湿郁生热，热煎生痰，故见前症也。本方名曰"清脾"，非清凉之谓，乃攻去其邪，而脾部为之一清也。

（8）疟母

征象：病疟，久而不愈，发作间隔增长，癥瘕结于胁际。

机理：疟阻膜原，久而瘀血痰阻，痞结胁下（里证，牵涉厥阴肝）。

治法：破瘀消癥，通络化积。

方药：疟母丸[《证治准绳》：鳖甲（醋炙）、三棱、莪术（醋炙）、香附子、阿魏（食积加醋化）]。积消及半即止，后宜用补中益气汤加鳖甲以调理。若起则虚实皆著，宜鳖甲煎丸[《金匮要略》：鳖甲（炙）十二分，乌扇（烧）三分，黄芩三分，柴胡六分，鼠妇（熬）三分，干姜三分，大黄三分，芍药五分，桂枝三分，葶苈（熬）一分，石韦（去毛）三分，厚朴三分，牡丹（去心）五分，瞿麦二分，紫葳三分，半夏一分，人参一分，䗪虫（熬）五分，阿胶（炙）三分，蜂窠（炙）四分，赤硝十二分，蜣螂（熬）六分，桃仁二分]。

说明：本证发作间隔增长，并不是邪气轻，而是邪气深入焦膜之中，阳气不足，不能与阴邪相争。阴邪困阻日久，阳气虚弱，气血不畅，津酿成痰，血停成瘀，交结于胁下（焦膜和肝），成为疟母。

二、内伤杂病（以病位为纲、病因为目）

此类病证，或起则表里同病；或本有内伤，受外邪引动而发；或三焦病变已经涉及其他脏腑，或其他脏腑影响三焦。

以下按三焦病所发部位的偏重不同分类，如在经络皮部者，病证所发之部位表浅；在苗窍者，受外邪和经气影响，病证所发之部位较经络皮部为深；在营卫肌腠者，病证所发已在半表半里之间；到三焦之腑者，病证所发在三焦焦膜，已是里证。同一经腑、表里为病，必多相兼，但主要的发病位置不同，治亦有异，故按病位分而论之。

1. 手少阳三焦经络、皮部病变

常见病证有头痛、胁痛、疮痈肿毒和痹证，分论如下。

（1）头痛 手少阳三焦，走头之侧。少阳为一阳之气，易受风袭，夹六淫而犯；三焦经络不利，则气滞不行；风引痰动，更易阻滞经络。三焦经气不利，相火受郁，炎灼经络，是以发为头痛、头晕。

头痛特点：头侧、头角或太阳穴痛，或为偏头痛。

1）风寒外束经脉

征象：头痛可为跳痛、走窜痛；若寒重多兼紧；热重多兼胀痛。

机理、治法、方药等内容见第四章第二节小柴胡汤证（外感病，风寒类，寒风郁热证）。

2）寒风郁热于经脉

征象：头痛振寒，身重恶寒，脉弦细而紧。头痛性质可为紧痛，痛势较急，程度较剧，寒不解则痛不除。

机理：外受寒风，经络拘急；经气不利，郁热内生（表证）。

治法：散寒祛风。

方药：川芎散（《景岳全书》）。羌活、细辛、川芎、香附子、槐花、炙甘草、石膏各半两，荆芥穗、薄荷、菊花、茵陈、防风各一两。上为末，每服二钱。

说明：本证较小柴胡汤证，寒重，郁热亦重，故势急而程度剧。

3）风郁化火

征象：头痛日久不愈，程度较剧，甚则脑苦痛不止，头痛如劈。可伴见面红目赤，耳鸣如潮，心烦口干。舌红，苔薄黄，脉弦数等。

机理：风壅经络，日久不解，热郁成火上炎（偏半里，兼阳明）。

治法：清热降火，祛风通络。

方药：清空膏，羌、防、芎减半，倍柴胡（《成方切用》）。羌活、防风（各一两），黄连（一两，酒炒），黄芩（三两，酒制），川芎（五钱），柴胡（七钱），炙甘草（一两五钱）。

说明：本证较上两证，风火相扇，上部之火现，故头痛之势剧，头痛如劈。本证病机与少阳中风证（外感病，风火类）相似，但病变重心以手少阳经络为主。

4）气郁化火

征象：久病头痛，头胀痛，常因情志抑郁、恼怒而发作。

机理：气机郁滞，郁而化火，扰动厥阴（偏半里，牵涉厥阴）。

治法：行气散火。

方药：丹栀逍遥散加减（《时方妙用》）。柴胡（去苗）一两，当归（去苗，锉，微炒）一两，白芍一两，白术一两，茯苓（去皮，白者）一两，甘草（微炙赤）半两，牡丹皮一钱，山栀一钱。

说明：本证病已入里，伤及厥阴；或本已有厥阴阴血不足，气盛于上；气郁化火，火伤阴血；血不足而火易盛，气无所乘载而气不行，三者相互影响为病，故而久病难愈。

5）经络气滞，厥阴受寒

征象：头痛，两侧及颠顶紧痛，胀痛，不得汗，心胸不利，甚则干呕吐涎。

机理：少阳厥阴受寒，经脉拘急，气枢不利（表证，牵涉厥阴）。

治法：散寒行气。

方药：枳壳川芎汤（原文未命方名）（《普济方》）。人参（去芦头）、赤茯苓、川芎、枳壳（麸炒微黄，去瓤）、厚朴（去粗皮，涂生姜汁，炙香熟用）、桂心、诃黎勒皮各半两，吴茱萸一分（用汤浸七次，焙干，微炒），为细散。每服三钱，生姜半分，枣二枚。

说明：本证素有厥阴阳气不足，受风寒引发（若无素厥阴阳气不足，则发为小柴胡汤证）。厥阴阳气不足，则少阳之阳气亦不能充盛，故难以得汗。必先助厥阴之阳，散厥阴之寒而少阳之寒方得以解。

6）风痰郁火

征象：头痛晕沉，头旋目黑。可伴有胸膈不利，兀兀欲吐，上热下寒，不得安卧。

机理：风痰内作，痰郁化火，风火夹痰上犯清窍（偏半里）。

治法：清热化痰。

方药：天麻半夏汤（《济世神验良方》）。天麻一钱，黄芩五分（酒制），橘皮七分（去白），柴胡七分，半夏一钱，甘草五分，白茯苓五分，生姜三片。

说明：痰由三焦焦膜上犯于脑膜，蒙蔽清窍；或循少阳经络，阻滞经络，都可导致头痛头晕。上犯脑膜者，病位在里，头部晕蒙困重为主，甚则头眩目黑；阻滞经络者，病位偏表，以头角、头侧的重痛为主。因二者皆是以痰为主，主要病位在少阳，故治则相同。

（2）胁痛　特点：一侧或两侧胁肋疼痛，满胁皆痛。不影响呼吸，或有呼吸时微痛；活动反减，急剧时可以出现动之则痛，按之满坚。

1）风寒外束，气机郁滞

机理、治法、方药等内容见第四章第二节小柴胡汤证（外感病，风寒类，寒风郁热证）。

2）水火将瘀

机理、治法、方药等内容见第四章第二节小柴胡汤去枣加牡蛎青皮证（外感病，风寒类，水火将结证）。

3）水结胸胁（悬饮）

机理、治法、方药等内容见第四章第二节十枣汤证（外感病，风寒类，水结胸胁证）。

4）痰阻湿郁

征象：两胁闷重，或时攻窜，或可伴有恶心纳差，呕吐痰涎，头昏沉重。

机理：气郁湿停，痰流注于经络、三焦焦膜（里证）。

治法：化痰行气，兼以祛湿。

方药：二陈汤加减（《仁斋直指方论》）。半夏（汤洗七次）、橘红各五两，白茯苓三两，甘草（炙）一两半。

说明：本证的病理机理与天麻半夏汤（内伤类，经络皮部，头痛）相似，仅痰停之处有所不同而已。

鉴别：本证与小陷胸汤证（内伤，腑证，痰浊类，偏于中焦，痰热结胸证）同为痰阻三焦，本证偏在经络，两胁为主；后者偏于经气，在中焦，局限于心下。与水结胁下（十枣汤、五苓散等证）同为实邪阻滞，本证为黏、浊之痰，非澄清之水液。故本证之胁痛，虽亦可为满痛，拒按，但以闷痛为主，绵绵不止，不似水结之瘀硬、痛势较剧；本证之呕恶，是厌油腻而痞闷，不似水结之饮水欲呕，渴不欲饮；痰饮皆可上犯清窍，本证以昏蒙困重为主，饮者以眩晕为主。

5）气血不和

征象：乳下两旁胸骨尽处痛，多因郁怒则作，走窜不定，伴有心烦易怒，或失眠，或晕眩。

机理：气机郁滞，影响厥阴，或素厥阴血少，而致气郁血虚（偏半里，牵涉厥阴）。

治法：行气和血。

方药：逍遥散，倍柴胡（《时方妙用》）。柴胡（去苗）一两，当归（去苗，锉，微炒）一两，白芍一两，白术一两，茯苓（去皮，白者）一两，甘草（微炙赤）半两。

说明：本证机理与丹栀逍遥散加减证（内伤类，经络皮部病，头痛）相同。但因头属上部清窍，因而治疗上稍有差异。

6）外伤瘀血

征象：胁下胀满刺痛，或外伤后胁下疼痛不可忍，可伴有胁部静脉曲张，舌有瘀斑。

机理：气郁伤血，血瘀不行，阻于经络（里证，牵涉厥阴）。

治法：行气活血。

方药：复元羌活汤（《医方集解》）。柴胡（五钱），当归、栝楼根、穿山甲（炮，现以刺猬皮替代，各二钱），甘草、红花（各二钱），桃仁（五十，去皮尖，研），大黄（一两，酒浸）。

说明：本证与疟母（外感病，疟疾，疟母证）虽邪气、病性虚实有所不同，但病位相似，都是邪结于胁下焦膜中。本证并不一定来于外伤，内伤疾病久而入于焦膜血络，瘀结胁下，亦可见此证。但如果久病而瘀结胁下，兼有虚证者，应以鳖甲煎丸更为合适。

（3）疮痛肿毒　特点：发于手少阳经循行部位。

1）瘰疬瘿核：瘰疬者，结核于颈前项侧之间，小者为瘰，大者为疬，连续如贯珠者为瘰疬。始起于少阳经，久之则延于缺盆之下。若形长如蛤，色赤而坚，痛如火烙，名为马刀，亦是属三焦经。瘿者，乃浊气痰滞而成也，结于颈侧，色红而高突。痰核者，结核或在项、在颈、在臂、在身，皮里膜外，不红不肿，不硬不痛，多是痰注作核不散。此三者都是局部皮间起核肿溃烂，病机相类，大都气滞痰凝郁火。

①气郁痰结

征象：局部肿痛、胀痛，或有结核，似痈疖而红、焮热不甚，或但漫肿，而皮色微红，触之微热。可伴有头痛恶心，寒热、气急。

机理：气滞痰结湿阻，郁结不消，内有郁热（偏半里）。

治法：疏导壅滞，透达经络，发散邪热。

方药：五香散，有热加灯心、桑白皮（《普济方》）。木香、丁香、藿香叶各一分，沉香、乳香、连翘、木通、续断、桑寄生、甘草（微炙）各半分。每服三钱，入麝香少许。

说明：本证为初起，气滞酿痰，痰留经络，尚未结成核，微有郁热，宜急予行气消滞，气行则痰自化、肿自消散。其伴有表证者，非为外感，乃营卫郁滞，不能透达，俾使营卫透达，则表证自解。

②气滞痰火

征象：咽颈外侧赤肿，欲成瘿气。可伴有饮食不下。

机理：气郁停痰热结，攻注于经络（偏半里）。

治法：散气消痰，清热通络。

方药：松萝丸（《普济方》）。松萝、常山（锉）各半两，阿魏、蜀漆、大青、朱砂（研）、麝香（细研）各一分。和丸，如梧桐子大，服五丸。

说明：本证较上证，痰结渐成，郁热渐盛，赤肿外现；痰阻成结，饮食不下。故在治疗上，除行气外，更要消结散肿、通络清热。

③气郁热结

征象：瘰疬、瘿疮，走于颈，结于耳下，结而未溃，红肿焮热，硬而尚未成脓。

机理：少阳气滞，气聚而痰结，郁火灼营，经络不通（偏半里）。

治法：透脓散结，清热凉营。

方药：柴胡连翘汤（《兰室秘藏》）。中桂（三分），当归梢（一钱五分），鼠黏子（二钱），炙甘草、酒黄柏、生地黄（各三钱），柴胡、黄芩（炒）、酒知母、连翘（各五钱），瞿麦穗（六钱）。

说明：本证较上证更为深重矣，痰热已结，肿硬而红肿焮热，急需行气清热，除此之外，更需消散痰结、透脓外出，以求内外分消。

④毒郁伤络

征象：耳下至缺盆，或至肩上，或在两胁生疮；坚硬如石，动之无根，或漫肿，或已流脓，或作疮未破。

机理：湿热郁滞，郁火伤络（偏半里）。

治法：清利湿热，发散郁火。

方药：连翘散坚汤（《奇效良方》）。柴胡一两二钱，草龙胆（酒洗四次）、土瓜根（酒制）各一两，黄芩（酒炒三次）七钱，当归梢、生黄芩、广茂、京三棱（同广茂酒炒）、连翘、芍药各五钱，炙甘草三钱，黄连（酒炒二次）、苍术各二钱。

说明：本证脓或未溃，或已溃，到达本病的极期，以解毒透脓为要，务使邪尽而无所留，久不溃者和久溃不能收者需扶正以助祛邪。

2）疮痈：疮痈肿毒者，因于内火里毒，营气稽留，失其清精，质败成浊，浸渍肌腠，酿腐伤肌。三焦游相火，通行营卫，经络受滞则火郁易成，营卫滞于局部则痈疮易起。

①火毒壅络

征象：热毒痈肿发于手少阳经所过，初起红肿，觉憎寒干渴，四肢烦闷。

机理：火毒初起，壅滞营卫，经络不通（偏半表）。

治法：消散火毒，通络行滞。

方药：柴胡煎（《普济方》）。柴胡（去苗）一两，知母（焙）一两，木通一两半，淡竹叶一百片，瞿麦穗一两，连翘一两，防己二两，大黄（生，细锉）二两，生麦门冬汁（汤成下）三合，生藕汁（汤成下）三合，甜硝（汤成下）四两。

说明：本证初起，与柴胡连翘汤（内伤类，经络皮部病变，瘰疬瘿痰，气郁热结证）相似，同为肿痛初起，同样出现了营卫郁滞的表证，但瘰疬瘿痰者起于气滞痰阻，其势静而缓，肿核渐起而红赤痛缓增，表证之寒热、头痛、烦闷亦较缓而渐；疮痈肿毒者，因于火毒，其势烈而急，其肿初起已是红肿热痛剧，其寒为憎寒，其热为大热，干渴烦闷甚而难解。

②火毒热结

征象：身体生疮，或发痈疖，尚未成脓，红肿焮热，可伴见大小便不利。

机理：表里俱热，灼营伤津（偏半里）。

治法：直折火势，导去邪毒。

方药：栀子汤（《备急千金要方》）。芒硝（二两），大黄（四两），栀子仁（二七枚，擘），黄芩（三两），知母（二两），甘草（二两，炙）。

说明：本证较上证，热势已盛，火毒壅络，尚未腐肌为脓。邪热内鼓，津液内燥，故大小便俱不通。因其里热已盛，鼓动气机，全身营卫得以流行，故已无表证之象。

③温毒壅结

征象：疮痈赤肿疼痛，伴高热，喘促，烦渴，便秘，小便赤少。

机理、治法、方药等内容见第四章第二节通圣消毒散（外感病，热火类，温毒壅结证）。

④火毒外溃

机理、治法、方药等内容见第四章第二节连翘散坚汤证（内伤类，经络皮部病变，瘰疬瘿痰，毒郁伤络证）。

⑤火邪郁毒——蛇窜疮

征象：热毒疱疹发于身之一侧，多有丘疹、水疱、结痂（三期同见），常伴有皮肤的灼热、疼痛，局部淋巴结肿大，舌红口苦咽干。

机理：火邪夹饮，壅滞皮肤，阻滞经络，营血郁滞（偏半表）。

治法：疏通三焦，活血解毒。

方药：小柴胡汤合瓜蒌红花甘草汤（孙一奎《医旨余绪》）。瓜蒌一枚，红花五分，甘草二钱。

说明：蛇窜疮者，因于火毒，夹水饮而成疱疹，多遗疼痛，为火毒伤营，故而需清少阳而疏气分之水火郁滞，活血凉血以解营分之热毒，以防留邪于里。

（4）痹证

1）湿热痹络

征象：肢节外侧烦痛，肩背沉重；或偏身疼痛。

机理：湿热相搏，痹阻经络（偏半表）。

治法：祛湿清热，疏风健脾。

方药：当归拈痛汤加减（《医学发明》）。羌活半两，防风三钱，升麻一钱，葛根二钱，白术一钱，苍术三钱，当归身三钱，人参二钱，甘草五钱，苦参（酒浸）二钱，黄芩（炒）一钱，知母（酒洗）三钱，茵陈（酒炒）五钱，猪苓三钱，泽泻三钱。

说明：本证与柴胡桂枝汤证（外感病，伤寒类，寒风郁热证）都有肢节烦痛，但本证因于湿热，柴胡桂枝汤因于风寒。湿则筋缓，其痛势缓而酸重；寒则拘急，其痛势急而紧牵。

2）风痰阻络

征象：肩背臂痛，隐隐作痛，不能举手，痛处时时转移。

机理：风痰流注，阻于经络（偏半里）。

治法：化痰通络。

方药：指迷茯苓丸（《世医得效方》）。半夏（制）二两，茯苓一两，风化朴硝一分，枳壳（麸炒，去瓤）半两。

说明：此证宜与大陷胸汤证（外感病，伤寒类，水火交结证）相对看。大陷胸汤证因水停胸膈，故而影响到颈项而不能自转侧，如柔痉状；此则为痰阻筋膜，故而肩背隐痛，不能举手。所不同者，本证因于风痰，痰随风动，游移不定，痛处时时转移，因痰量较少，还未影响肺脏，故与呼吸无关；而大陷胸汤证水停在胸膜，痛处固定，水量多，影响肺脏，故疼痛剧烈，与呼吸相关。

2. 手少阳三焦苗窍病证

耳、目、咽三窍是"脏腑精气之总窍，与天地之气相通者"（《伤寒来苏集》），是人体之气与天地之气相互沟通的门户，"能开能阖，开之可见，阖之不见，恰合为枢之象"（《伤寒来苏集》），称之为少阳之窍。而手少阳三焦经从耳后，上绕耳上角，下循耳前动脉，入于耳中，从耳后出至目锐眦，交于足少阳胆经，而上焦并于咽中，故与耳、目、咽关系密切。

（1）目窍　肝开窍于目，胆经始于目眦；肾输精于目，目疾多与肝胆肾之病相关。然三焦是津气通向眼窍之通路，邪气引起三焦卫气运行受阻，壅滞眼窍，气郁化热，血郁于络；水道不通，水湿不能回流而滞于眼窍，从而导致眼窍的病变。但目病独因三焦者少，兼肝胆者为多。

特点：目珠胀痛，血络从外眦起。

1）风火犯目

征象：眼赤肿，见风流泪，眵多混浊，伴有目昏痛，心胸烦闷。

机理：风火滞塞，犯于目窍（偏半表）。

治法：疏风清热，利水明目。

方药：白蒺藜散（《博济方》）。地骨皮、白蒺藜、旋覆花、山茵陈、白菊花各半两，鼠黏子、石膏各一两，清茶调下。

说明：本证风为初起，热方生，病机与少阳中风证（外感病，风火类）相似，因病变在目窍，用药有所不同。

2）湿阻郁火

征象：小眦渐生赤脉，奔大眦睛上，赤脉射黑睛，目胀痛，眵多混浊。

机理：气滞湿停，郁火伤目络（偏半里）。

治法：行气利湿，清热透络。

方药：通明汤（《圣济总录》）。木通、葳蕤、炙甘草各一两半，黄芩、枳壳各一两，每服五钱匕，下芒硝、地黄汁各少许。若目锐眦急痛伴见关格不通，气逆不下者，可用润焦汤（《三因极一病证方论》）。地骨皮、半夏、柴胡、泽泻各五两，茯苓、麦门冬、甘草（炙）、人参各一两，每服四钱，姜五片，竹茹如指大。

说明：本证热盛于上证，火热伤络而白睛出现了赤脉，且水道不通更重，水积于珠内，目珠胀痛，眵多混浊。

3）痰火蕴毒

征象：小眦中生赤脉，渐渐冲眼，目珠肿胀。

机理：三焦积热生痰，上攻目窍，渐蕴成毒（偏半里，牵涉厥阴）。

治法：清热明目，化痰散火。

方药：犀角饮（《世医得效方》）。犀角（现以水牛角代）二钱，黄芩、车前子、羌活各五分，白附子、麦门冬各两分半。

说明：本证从上证而来，火盛成毒，灼水成痰，停于目窍，目珠肿胀；火盛伤及厥阴肝，肝热而目中由原来的仅小眦生赤脉而渐渐冲眼，白睛红赤。

4）火毒壅盛

征象：目赤热疼痛，肿胀难睁，伴口舌生疮，咽喉不利，神思昏闷。

机理：三焦不利，火毒壅盛，攻注目窍（里证，牵涉厥阴心包）。

治法：清热解毒。

方药：胜冰丹（《太平惠民和剂局方》）。白药子一两半，山豆根、红内消、黄药子、炙甘草、黄连各二两，麝香、龙脑各二钱。于饭上蒸，候冷，入脑、麝令匀，炼蜜丸，如鸡头大。每一丸含化。

说明：本证较上证，火毒壅盛，厥阴心包亦受火灼，神思昏闷；不但灼于目窍，还殃及口舌、咽喉。

（2）耳窍　耳窍为三焦经气所过，三焦气为风寒所闭，出入异常；气郁化热，上干清窍；津液凝结，变生痰湿，均可上阻耳窍，发为耳鸣、耳聋、耳肿、耳痛。因胆经亦过于耳，且二经同为少阳，两经一气，故耳病三焦与胆多相兼为病，难以分割。

特点：耳聋暴起，耳鸣如潮，耳中塞胀、堵塞感。

1）风寒郁阻

征象：感冒暴聋，耳道气闭，可伴见头痛目眩，颊肿胁痛，口苦咽干等。

机理：外受风寒，三焦气滞，郁气化火，胆火上犯，蔽阻耳窍（偏半里，牵涉胆经）。

治法：疏风利气，清热通窍。

方药：小柴胡汤加减（《伤寒论》）。柴胡半斤，黄芩三两，人参三两，甘草（炙）三两，半夏（洗）半斤，生姜（切）三两，大枣（擘）十二枚。

说明：本证机理与小柴胡汤证相似，但本证牵涉胆腑，病变中心在耳窍，病机上以气滞不通为主。

2）风火闭窍

征象：耳暴聋，耳中浑浑焞焞，或耳中气满，或耳中流痰如脓，脉洪大而实。可伴有目赤睛痛，口苦口干，咽喉不利，大便秘结，小便赤涩。

机理：风火交扇，胆火夹湿，上炙耳窍（偏半里，牵涉胆经）。

治法：聪耳泻火。

方药：龙荟丸（《济世神验良方》）。龙胆草、当归、栀仁、青皮、黄芩各一两，大黄、青黛、芦荟各半两，柴胡、胆星、木香各二钱半，麝香五分，神曲糊丸如绿豆，姜汤下二十丸。

说明：本证机理与少阳中风（外感病，风火类）相似。可由外感风邪，引动相火；亦可由上证热不解而化火入里而成。

3）痰热阻耳

征象：耳或闭或鸣或聋，蒙浊不清，甚或耳中流脓黄水，臭秽。

机理：湿热郁滞，郁热生痰，耳窍不利（偏半里，牵涉胆经）。

治法：化湿清热，通耳利窍。

方药：通明利气汤（《济世神验良方》）。苍术、白术、香附、生地、槟榔各一钱，抚芎八分，木通、甘草各五分，贝母三钱，陈皮、栀子仁、黄柏、玄参、黄连、黄芩各一钱，入竹沥，生姜煎。

说明：本证可由上证发展而来，三焦津气不利，湿郁火灼，酿腐生痰。

4）风痰蒙窍

征象：耳聋，耳蒙，耳塞不通，头昏困重，如物蒙首。

机理：风痰郁热，蒙塞耳窍（偏半里，牵涉厥阴心包）。

治法：疏风化痰清热。

方药：钩藤散（《普济本事方》）。钩藤、陈皮、半夏、麦门冬、茯苓、茯神、人参、甘菊花、防风各半两，甘草一分，石膏一两，生姜七片。

说明：本证病久而常因受风引发，是素有痰停焦膜，受风引动，风火相扇，痰随风动。

5）热盛入营

征象：热病后耳聋，耳中气满，伴身热夜甚，心烦口干。

机理：热盛入营，伤及气阴，耳窍不利（里证，牵涉厥阴）。

治法：清热益阴，透营利窍。

方药：黄芪丸加连翘（《圣济总录》）。黄芪三两，栀子仁三两，犀角（现以水牛角代）、木通各八分，升麻五分，人参五分，玄参五分，木香五分，干蓝五分，黄芩五分，芍药五分，甘草三分。

说明：本证可因热病，亦可因风火闭窍、痰热阻耳两证，久热不解，伤及厥阴营分而致。

（3）咽喉　三焦之腑，游行相火，其上焦并于咽中。咽喉之地，皮腠薄弱而血络充盈，卫气分布稀少而营气充盈丰富。三焦火热上炎，易伤及咽喉营分；上焦气郁，易影响气机。

特点：咽喉两侧或一侧病变。火热者以疼痛为主，痹阻者以自觉肿和梗阻感为主。

1）湿痹咽阻

机理、治法、方药等内容见第四章第二节上焦宣痹汤证（外感病，伤湿类，湿郁上焦）。

2）湿热壅喉

征象：咽喉壅塞疼痛，漫肿暗红，伴有唇肿、口舌生疮，甚则舌本强硬，口气秽浊，面赤烦躁昏倦。

机理：湿热郁滞，气阻营壅（偏半里，牵涉厥阴肝、心包）。

治法：清热利湿，消肿利咽。

方药：射干汤（《圣济总录》）。射干一两，升麻一两，枳壳（去瓤，麸炒）一两，大黄（制，炒）一两，羚羊角（镑）半两，柴胡（去苗）半两，木通（锉）半两，玄参半两，甘草（炙）半两，龙胆一分，马牙消一分。每服三钱匕，入竹叶二到七片。可外用吹喉散（《太平惠民和剂局方》）。蒲黄一两，盆硝八两，青黛一两半，薄荷汁一升，研细吹之。

说明：本证较之上证，湿重，热亦重，咽喉壅塞，需虑其发展为锁喉，甚则肝阴受劫，心包营阴受伤，舌本强硬而烦躁神昏；湿浊入厥阴心包，昏蒙倦怠。若发展到舌强神昏，病变重心已不在少阳而转入厥阴，应急用紫雪丹、安宫牛黄丸之类，以救阴开窍。

3）火热灼咽

征象：咽喉肿闷，疼痛，伴有心膈躁烦，小便赤涩，大便秘结。

机理：三焦火炎，灼于咽喉（偏半里）。

治法：直折火势。

方药：三黄丸（《仁斋直指方论》）。黄连、黄芩、大黄各一两，滴水为丸，如梧桐子大，每服三十丸。

说明：此证为火之实证，并无虚象，故宜苦寒直折其火势。

4）火毒缠喉

征象：咽喉疼痛肿满，咽红有脓，伴口舌生疮，心腹胀满。

机理：火毒缠喉，风涎壅滞，热盛而肿，喉为之闭（偏半里）。

治法：解毒清热，开咽利气。

方药：夺命无忧散（《普济本事方》）。煅寒水石三两，玄参、黄连、贯众、山豆根、荆芥、甘草、硼砂、滑石、砂仁、茯苓各五钱。

说明：本证可由湿热壅喉、火热灼咽二证发展而来。较之上二证，湿、火已郁而成毒，壅滞于喉。

3. 手少阳三焦肌腠病变

三焦焦膜外通肌肤腠理，肌腠受邪，气机不畅，可致水道不利，水停肌腠而为饮；火郁灼营，身发黄疸；甚则水火互结，肌肤色变。

病变特点：病水者，四肢皮肤胀肿绷急，按之没有凹陷，或凹陷立即随手而起；病湿者，皮肤色变黄；病火者，皮肤色变赤。

（1）寒风郁饮

征象：四肢浮肿，寒热，咳喘，不汗出，身体疼重。

机理：外受寒风，郁束气机，饮停肌腠（表里同病，太阳为主）。

治法：散寒化饮。

方药：小青龙汤（《伤寒论》）。麻黄（去节）、芍药、细辛、干姜、炙甘草、桂枝（去皮）各三两，五味子半升，半夏半升。

加减：若寒重，饮郁化热，咳烦胸中痛，用大青龙汤（《伤寒论》）。麻黄（去节）六两，桂枝（去皮）二两，炙甘草二两，杏仁（去皮尖）四十枚，生姜三两，大枣（擘）十二枚，石膏如鸡子大。

说明：本证是少阳变症，起病因于太阳受寒，殃及少阳肌腠，肌腠拘急，水道不通，水饮停滞于肌腠之中。

（2）饮留肌腠（皮水）

征象：四肢肿，水气在皮肤中，按之凹陷立起，四肢聂聂动，疼痛，脉浮，反不恶风。

机理：手少阳三焦不畅，水气溢于肌腠（表里同病—偏半里）。

治法：通阳行水。

方药：防己茯苓汤（《金匮要略》）。防己三两，黄芪三两，桂枝三两，茯苓六两，甘草二两。

说明：脉浮者，本应恶风，今反不恶风，知其无表证，因病在肌腠，偏于表浅，故脉浮。

（3）湿郁发黄

机理、治法、方药等内容见第四章第二节栀子仁汤证（外感病，伤湿类，湿郁肌肤证）。

（4）水火气结

征象：外感热病后，体如桃枝色，心下结硬，腹满气急，便秘。

机理：荣卫相搏，三焦津液不通，水火结在肌腠（表里同病）。

治法：利水解热，透气宣毒。

方药：宣毒气麝香丸（《太平圣惠方》）。麝香（一分，细研），猪苓（一分，去黑皮），川芒硝（一两），柴胡（半两，去芦），芫花（一分，醋干），川大黄（一两，锉，微炒），栀子仁（半两），上为末。

说明：本证与大陷胸汤证（外感，伤寒，水火交结证）皆为水火互结，但本证水火伤于肌腠，火重而水轻；大陷胸汤证水火结于胸膈腹膜，水火皆重。临床多见于静脉炎、淋巴回流阻碍，患肢肿胀之症重，而全身症状轻微，或全身症状与患肢局部表现的证候不相符；患肢局部肿胀多从近心端向远心端发展、加重；皮肤按之硬感，非凹陷性水肿；通常局部肤色红暗，无疼痛，或疼痛与红肿并不相平行。此为水、气、火三者结于三焦肌腠所致，气机郁滞影响血行时，可出现疼痛；当水停气郁而使火郁，局部可见肤色暗红，肤温升高。临床常见患者因外用温热疗法非但不能消肿反而导致肿胀、疼痛加重；单纯使用活血药时，常引起局部肿胀、疼痛加重，因气道、水道不通，使用活血药动血，反增其血，血不行而为水，反而加重水肿。故其治以行气泻水清热同治，可针刺导水或针刺放血以减轻局部瘀血停水。

4. 手少阳三焦腑证

手少阳三焦腑证病变，是病变中心主要在三焦腑膜。由于三焦腑膜包裹诸脏腑，变化万端，难以以病统领、分类，故而以其病因，分为气郁证、火热证、湿病、痰浊和水饮。

气郁为手少阳三焦经系病变中最基本和最常见的病理，各病因的病变中都有牵涉。但偏重于气郁的病变，其气机的病变还没有对火、津液造成太大的影响，属于轻症。

内伤热火之所起，与三焦游行相火有关，多与气郁不畅关系密切，常因于饮食、药物所伤，也有因于素体火盛。

湿、痰、水饮为津液异常的三大类病变，不论其来去途径怎样，标本兼涉如何，总以三焦（焦膜）为其基本病灶部位，进而根据饮邪流注、停聚的地带不同，可以产生痰饮（淡饮）、悬饮、支饮与溢饮等症，继而会因停滞过久而内犯五脏、结合成多种较为固着的夹杂病证。这三种津液病变性质差别较大，湿为无形之邪，多夹外感，内外相合；痰浊与水饮为有形实邪，已纯为里证，而痰浊与水饮亦各有其病理特点，痰浊者，可随气在全身焦膜流行，变动不居，但又可黏滞于固定之所；水饮者，停滞于腔膜之中，病所通常较固定，水性趋下，易于下流，又会因体位改变而改变停着的部位。

（1）气郁证

1）三焦同病

①气滞六郁

征象：胸膈痞闷，吞酸呕吐，脘腹胀痛，饮食不消。

机理：三焦失职，气郁不行而致血、痰、火、湿、食郁（里证）。

治法：行气解郁。

方药：越鞠丸（《平治会萃》）。香附、川芎、苍术、栀子、神曲，各等份。

说明：百病气为先，在三焦经气病变中更为显著，三焦是各脏腑气机通行的道路，三焦之气滞不行，对各脏腑都会产生影响。且三焦行水道，气不行则水湿停；三焦游相火，气不行则火受郁；湿停受热灼则为痰；气为血之帅，气不行则血不行，气不行则胃肠不行，饮食不消。故六郁之中，以气郁为首，气行则诸郁可消。本方非为通治郁证，就如小柴胡汤并非通治少阳病，但为其治疗立法尔。

②气结郁热

征象：胸腹胀满，大便秘涩，小便赤黄。

机理：三焦气郁，气结痞塞，相火受郁而生热（里证）。

治法：行气破结，清热消滞。

方药：推气丸（《普济方》）。槟榔，枳实，陈橘皮，黄芩，大黄，黑牵牛，以上各等份。

说明：本证热乃因气结而致，气行则热自散，故治其气，稍兼清热则足矣。

③气约痰滞

征象：胸闷呕恶，二便不畅，脘腹胀痛。

机理：三焦气约而不通，生痰成滞（里证）。

治法：行气消痰，利胸膈。

方药：枳壳丸（《黄帝素问宣明论方》）。陈皮（一两），槟榔（半两），牵牛（四两，一半生一半熟，捣，取头末一两半，余不用），木香（一分），枳壳（二两）。上为末，炼蜜为丸，如桐子大，每服十五丸，生姜汤下。

说明：本证痰因气滞则生，故治疗以行气为主，气行则痰自消。

④水气郁滞

征象：胸膈胀满，小便不利，通身肿胀，或肚腹单胀。

机理：三焦壅滞，气道不利，水道不畅（里证）。

治法：行气解郁，行水通滞。

方药：廓清饮（《成方切用》）。枳壳（二钱），姜朴（一钱五分），大腹皮（一钱），茯苓（二钱），白芥子（五七分或一二钱），莱菔子（生捣一钱，如中不甚胀，能食者，不必用），泽泻（一二钱），陈皮（一钱）。若仅犯及上焦，心胸痞闷，胁肋疼痛，可用三和丸（《御药院方》）。枳实（麸炒）二两，槟榔二两，半夏（汤洗）二两，木香一两半，青皮（去白）一两半，陈皮（去瓤）一两半，赤茯苓（去皮）一两半，丁香皮一两半，萝卜籽（炒）一两半，白术一两半，京三棱四两，蓬莪术三两，白豆蔻仁一两，沉香一两，桂（去粗皮）一两，藿香一两，黑牵牛一斤（微炒，捣细，头末取半斤）。酒、面糊为丸，如梧桐子大，每服三十丸至五十丸，食后生姜汤送下。

若中上二焦为主，胸膈满闷，心腹胀满，胁肋刺痛，甚则胁下积聚；食饮不下，噎塞不通，方用膈气散（《太平惠民和剂局方》）。肉豆蔻仁、木香五两，干姜五两，厚朴五两，青皮、炙甘草各五两，三棱、益智仁、莪术、肉桂、陈皮、槟榔、枳壳各十两，每服二钱，入生姜二片，枣半个。

说明：本证以气滞为主，无论是通身肿胀还是肚腹单胀，都是以气胀为主，水饮不多，未与热结，故虽有胸腹胀满，而无拒按结硬；虽有四肢肿胀而肤色不变。治疗上，以行气为主，气行则水道得通。

2）偏于上焦

气热欲结

征象：胸中痞满，烦热，欲成结胸。

机理：上焦气郁，热结不散（偏半里）。

治法：行气散热。

方药：木香散（《普济方》）。木香一分，赤茯苓三分，紫苏茎叶三分，旋覆花半两，陈橘皮半两，槟榔半两。捣为散，每服四钱。

说明：欲成结胸者，结胸尚未成，但气结郁热，水火未结。与结胸相比较，本证但胸中气满，按之软、不痛。烦热者，郁郁微烦，无头汗出，知里有热而不重，未成气结。

3）偏于中焦

①气郁犯胃

191

征象：反胃纳差，嘈杂反酸，呕吐痰涎，心下满痛。

机理：中焦气滞，郁热犯胃，痰湿内停（里证，牵涉胃）。

治法：行气和胃。

方药：半夏厚朴汤（《仁斋直指附遗方论》。）半夏（汤泡七次）一钱，厚朴（姜汁制）一钱，山栀（去皮，炒黑）一钱，川黄连（姜汁炒）一钱，广陈皮（去白）八分，茯苓（去粗皮）八分，甘草（生用）三分，黑枳实（麸炒）一钱，苍术（泔浸，炒）八分，泽泻五分，香附子五分，青皮五分，当归六分，白豆蔻六分，生姜三片。

说明：本证与小陷胸汤证（内伤，腑证，痰浊，偏于中焦，痰热结胸证）皆为痰湿阻滞，犯于中焦，但本证气滞为主，兼有郁热痰湿，影响胃腑的功能，故而心下满痛，按之软，属于气痞的范围。与同为中焦气痞的大黄黄连泻心汤证（外感，伤寒，气火交痞证）相比，一是火不盛，无心中烦热；二是热犯及胃腑，出现了嘈杂反酸等症。

②气涩中阻

征象：脘腹胸膈痞闷，饮食迟化，呕吐恶心。

机理：中焦气涩，升降失司，饮食痰湿停滞（里证，牵涉脾胃）。

治法：行气去积。

方药：木香枳壳丸（《瑞竹堂经验方》）。木香一两，枳壳一两，槟榔一两，半夏一两，青皮一两，陈皮一两，白茯苓一两，白术一两，荆三棱三两三钱，广术三两三钱，黑牵牛三两，人参半两，神曲半两，大麦（蘖）半两，枳实半两，干姜七钱。上为细末，水糊为丸，如梧桐子大，每服五十丸。

说明：本证由中焦气涩，影响脾胃的运化，而致饮食、痰湿停滞。与越鞠丸证（内伤杂病，经气病变，三焦同病，气滞六郁证）同是由气滞而致痰、湿、食阻，但本证病位局限于中焦，犯及脾胃为主。

4）偏于下焦

①气约湿滞

征象：大小便不畅，或有大便干、小便赤，腹胀胸闷。

机理：湿气停滞，三焦气机不利，决渎之官，约而不通（里证）。

治法：化湿行气。

方药：枳壳散（《圣济总录》）。枳壳五两，厚朴二两，滑石一两，桂五两，腻粉半钱。

说明：本证与五苓散证（外感病，伤寒类，水痞于中证）同有小便不利，本证因气机不通，故少腹胀而满闷，大便难解，小便次数多，量并不少，觉解之不尽，解后又欲解，病证较轻，波及范围较小，仅在下焦。五苓散证则因于水流于肠间，不能达于膀胱，故少腹无不适，反见下利，其主要病位在中焦，可见呕恶、渴不饮水等症。

②气结下焦

征象：少腹胀气满闷，大小便不通。

机理：气结少腹，下焦郁热，水谷不下（里证）。

治法：开结行气，利水清热。

方药：木香饮（《圣济总录》）。木香三分，黄芩（去黑心）三分，木通（锉，炒）三分，陈橘皮（汤浸，去白，焙）三分，冬葵子（研）一两，瞿麦穗一两，槟榔半两，茅根半两，赤茯苓（去黑皮）半两。每服五钱匕。若湿蕴热灼，气道不通，筋膜不利，小腹气结胀痛，小肠疼痛。方用陈皮滑石散，行气化湿解热（《鸡峰普济方》）。陈皮一两，滑石一两，川芒硝一两，葵子一两，赤茯苓半两，赤芍药半两，子芩半两，瞿麦半两，石韦半两，蒲黄半两。若热盛者，疼痛较剧，可用五淋绛宫汤（《鸡峰普济方》）。露蜂房三钱，血余三钱，白茅根五钱，麝香少许。

说明：本证与枳壳散证都可出现少腹胀，大小便不通。本证以气道约涩，气热伤津为主，大便干结难解，小便赤，涩而少。枳壳散证因于下焦湿滞，津液输布失常，小肠分泌清浊功能受影响，大便解之不畅，未必干，小便次数多，量并不少。

（2）火热证

1）三焦同病

①三焦轻热

征象：内热，渐觉而未甚，口微苦，咽稍干，稍觉燥热心烦。

机理：三焦气郁，相火不得发越，渐积为热（偏半里）。

治法：清热行郁。

方药：徙薪饮加减（《成方切用》）。陈皮八分，黄芩二钱，麦冬、芍药、黄柏、茯苓、牡丹皮各一钱半。

说明：本证与小柴胡汤证同为气郁有热，但本证因于内伤气滞，热渐积，轻热渐觉；小柴胡汤证因于外受寒风，风引火动，故起病则见表证之寒热，里热之口苦咽干。

②三焦热火

征象：口燥咽干，大热干呕，错语不眠，甚则吐血衄血，狂躁烦心，发斑。

机理：火邪犯三焦，火盛津枯，甚则犯及心包（里证）。

治法：直折三焦火势，清热解毒。

方药：黄连解毒汤（《医方集解》）。黄连三两，栀子十四枚，黄柏二两，黄芩二两。若犯及心包，发狂谵语，心腹胀满，可用郁金散（《圣惠方》）。郁金三分，川大黄一两半（锉碎，微炒），栀子仁三分，柴胡半两（去苗），甘草一分（炙微赤，锉），犀角（现以水牛角代）屑半两。每服二钱，以葱豉汤调下。

说明：本证与少阳中风（外感，热火，风火，风郁火热证）同为火盛大热。本证无外风相引，火盛于内，无少阳中风证之一派火炎灼上的口苦、咽干、目眩、耳聋，但火气上犯，还是有口燥咽干；无少阳风火相扇，气逆冲上之呕吐，但火盛于中，干于胃气，还是有干呕。火热盛于内，犯及心包，错语狂躁，是本证的可能趋势，必须及早救阴。

③火热壅塞

征象：心中躁闷，肢节疼痛，口干头痛，脚气忽发。

机理：三焦壅塞，火热留滞，不得宣通（表里同病）。

治法：透热宣气。

方药：子芩散（《太平圣惠方》）。子芩三分，葛根三分（锉），木通一两（锉），紫苏茎叶一两，川升麻三分，赤茯苓一两，芦根一两（锉），柴胡一两半（去苗），大腹皮一两（锉），槟榔一两，麦门冬一两（去心），犀角（现以水牛角代）屑一两，石膏二两，甘草半两（炙微赤，锉），赤芍药三分。每服三钱，加生姜半分。

说明：本证与上证皆为火热内起，上证火还有发越之势，本证则火闭于内，心中躁闷欲死，须虑其内闭气机，宜急治之。

④阳毒热火

说明：本证是上二证发展的极期，火热极盛，急用三黄石膏汤合大承气汤（外感，热火，风火，阳毒闭火证）。

2）偏于上焦

①轻热郁膈

征象：热病之后，胸中烦热，呼出热气，或咳嗽，咽中热气上冲；咽干，渴喜冷饮。

机理：上焦热郁，气机不畅（偏半里，牵涉太阴肺）。

治法：轻清透热。

方药：桔梗连翘汤（《普济方》）。桔梗一两，连翘一两，黄芩一两，薄荷五分，甘草五分，川芎五分，栀子一个。

说明：本证类似于三焦轻热的徙薪饮证，但偏重于上焦。与翘荷汤合黄芩汤证（外感，热火，风热，风热轻证）皆是轻热，后证有热受风扇、炎于上窍的口苦咽干；本证热有受郁不得透达之机，如胸中烦热时发，烦热时方觉呼出之气为热，咳嗽时方觉咽中有热气上冲，其机理类似于往来寒热的发热机理。

②水饮膈热

征象：食后出汗，面、背、身中皆热，名曰漏气。

机理：中焦停饮，上焦郁热（里证涉及太阳、阳明）。

治法：清热化饮，和中益气。

方药：泄热泽泻汤（《圣济总录》）。泽泻三两，半夏三两，柴胡三两，生姜三两，地骨皮五两，石膏八两，竹叶五合，莼心一升，茯苓二两，人参二两，甘草一两，桂心一两。

说明：《千金方衍义》述漏气之理："漏气者，风热闭其腠理。上焦之气悍慓滑疾，经气失道，邪气内著，乘饮食入胃，枢机开阖之时，蒸发热汗从头身背阳位漏泄。"实是上焦与胃中水饮及郁热得谷气之助而蒸腾水气于阳位所致，从发病机理来说，水饮停于内以致气化不利，水气不从正常渠道而出，当有小便不利一症。故治疗以小柴胡汤宣畅三焦气化之道，参考五苓散之泽泻、肉桂、茯苓等以利水饮之实，佐以竹叶、石膏、地骨皮等以清透郁热，方名泄热泽泻汤，恰合水饮膈热之机。

③胸膈结热

征象：烦躁多渴，面热头昏，唇焦咽燥，舌肿喉闭，目赤鼻衄，颔颊结硬，口舌生疮，睡卧不宁，甚则谵语狂妄，肠胃燥涩，便溺秘结。

机理：上焦火热，热结胸膈（里证，牵涉厥阴心包、心）。

治法：清火凉膈，散结泻积。

方药：凉膈散（《普济方》）。连翘二斤半，川大黄二十两，朴硝二十两，炙甘草二十两，山栀子仁十两，薄荷十两，黄芩十两。每服二钱，竹叶七片，蜜少许。若热已经伤阴，面赤心悸头昏，口干饮不解渴，可用火府丹（《金匮翼》）。生干地黄二两，黄芩一两，木通三两，炼蜜和丸，如梧桐子大，每服十五至二十丸。若火郁成毒，咽肿痛成脓，舌肿喉闭，口干烦躁，谵语狂妄，可用牛黄凉膈丸（《仁斋直指方论》）。牛黄（研）一两一分，南星（牛胆制）七两半，甘草十两，紫石英（研飞）、麝香（研）、龙脑（研）各五两，牙硝（枯过，研细）、寒水石粉（煅）、石膏（细研）各二十两。炼蜜为丸，每两作三十丸。每服一丸，温薄荷人参汤调下。

说明：本证类似于上文的三焦热火证、阳毒热火证，但本证热在胸膈，影响心包、心，灼于上部膜腠。常说的"心移热于小肠"，实则是心包代心受邪，热盛心包，影响三焦，三焦热而全身膜腠受热，灼于上部则口舌生疮，唇焦咽燥，目赤鼻衄；火流于下焦则小肠分泌清浊功能受影响，津液受灼，小便赤涩，大便秘结；火盛伤心包营阴，则烦躁，睡卧不宁，甚则谵语狂妄。

3）偏于中焦

①气火交痞（火痞）

机理、治法、方药等内容见第四章第二节大黄黄连泻心汤（外感病，伤寒类，气火交痞证）。

②水火交痞（痞证）

机理、治法、方药等内容见第四章第二节半夏泻心汤（外感病，伤寒类，水火交痞证）。

③中焦热闭

征象：上下不通，不吐不下，腹满膨胀喘急，二便闭结，可伴有高热，甚则出血、谵语。

机理：中焦实热，气机闭塞，上下关格（里证，兼阳明）。

治法：泄热开结，急下救阴。

方药：柴胡通塞汤（《普济方》）。柴胡三两，黄芩三两，橘皮三两，泽泻三两，羚羊角三两，生地黄一升，香豉一升（别盛），栀子四两，石膏六两，芒硝二两。

说明：本证类似于子芩散证（内伤，火热，三焦同病，火热壅塞证），但本证中焦为实火所闭，上下格绝不通，火欲以吐的方式从上发越而不得，欲以下利的方式从下解亦不得；气机闭阻，二便闭结，腹满膨胀喘急，须急下开结，防其陷于厥阴出现谵语神昏。

4）偏于下焦

①下焦瘀热（热入血室）

征象：下腹部或胸胁下硬满，寒热往来，白天神志清醒，夜晚则胡言乱语，神志异常，如见鬼状，或有但头汗出，身重，小便不利。

机理：下焦瘀血，瘀热影响心包（里证，兼厥阴）。

治法：疏气化瘀，泄热息风。

方药：小柴胡汤兼刺期门，或柴胡加龙骨牡蛎汤（《伤寒论》）。柴胡四两，龙骨、黄芩、生姜（切）、铅丹、人参、桂枝（去皮）、茯苓各一两半，半夏（洗）二合半，大黄二两，牡蛎（熬）一两半，大枣（擘）六枚。

说明：此方为血瘀夹热，停于三焦之下焦（脑膜），因夹热扰于心包，除了在半表半里的标志症状——寒热往来外，还见神志异常，因有瘀而夜间加重。与膀胱、阳明蓄血相比，无其人如狂之热甚，无大便色黑如漆易解之里证。

②风火犯及脑膜

征象：谵语，或小儿抽动秽语，或癫痫发作，发作后身体倦怠无力，或时发作腹痛，心下支结，或偏侧的发作性肌肉疼痛。

机理：风热犯及脑膜，风作而时发，热重而闭脑窍（里证，兼太阴、厥阴）。

治法：疏风清热，缓急息风。

方药：柴胡桂枝汤（《伤寒论》）。桂枝（去皮）一两半，黄芩一两半，人参一两半，甘草（炙）一两，半夏（洗）二合半，芍药一两半，大枣（擘）六枚，生姜（切）一两半，柴胡四两。风盛偏寒而便溏者以柴胡桂枝干姜汤（《伤寒论》）。柴胡半斤，桂枝（去皮）三两，干姜二两，栝楼根四两，黄芩三两，牡蛎（熬）二两，甘草（炙）二两。

说明：此方为风动夹热，犯及脑膜，故而已不见表证；因风而动，有时作时止之象；风夹热而上犯于脑膜，甚至上闭脑腑，故见神志异常，狂躁，甚则癫痫；因休止时如常人，故知病不在脑腑；发作时伴有腹痛，或发作后见疲倦、肌肉乏力等太阴寒凝之症。

（3）湿病

1）三焦同病

①湿热积滞

征象：胸腹积滞，痞满结痛；或泻泄下利，里急后重。

机理：三焦湿热郁积，热结气滞（偏半里）。

治法：疏导三焦，清热利湿，消结散滞。

方药：木香槟榔丸（《儒门事亲》）。木香、槟榔、陈皮、青皮、莪术（烧）、枳壳、黄连各一两，黄柏、大黄各三两，牵牛子、香附子（炒）各四两。水丸如小豆大，每服三十丸，生姜汤送下。

说明：本证与少阳中风证（外感，热火，风火，风郁火热）都可见三焦的决渎功能失职而下利。少阳中风证因于风火下迫，故下利迫急，解之畅快；本证湿滞肠间，热迫欲便，却滞而不能行，里急后重。

②积湿热毒

征象：身体面目黄，心胁腹满，呕吐不能饮食，咽嗌不利，眩悸膈热，坐卧不宁，瘅热消渴，传化失常，小儿疳积热。

机理：三焦湿壅，积热成毒，运化失常（偏半里，牵涉太阴脾）。

治法：清热行气，化湿醒脾。

方药：消痞丸（《黄帝素问宣明论方》）。木香、官桂各一分，青黛、牵牛、黄连、黄芩各一两，大黄、黄柏、葛根、栀子、薄荷、藿香、茴香（炒）、浓朴各半两。上为末，滴水丸如桐子大，每服二十丸。

说明：本证可由上证积久而致。积热伤气，伤及脾气而致运化失常，呕吐不能饮食，膈热，坐卧不宁，瘅热消渴，小儿疳积热；湿浊困阻清阳，眩悸腹满，身目发黄；气道涩滞，咽嗌不利。

2）偏于上焦

湿郁上焦

机理、治法、方药等内容见第四章第二节上焦宣痹汤证（外感病，伤湿类，湿郁上焦）。

3）偏于中焦

①湿痞膈塞（湿痞）

征象：心下、腹部胀满，呕吐恶心，手足虚肿，头目肢节疼痛，膈气噎塞，或伴寒热，水泻下痢，脾胃不和，饮食减少。

机理：中焦湿郁，气滞痞结（偏半里，牵涉脾胃）。

治法：开痞化湿。

方药：调胃散（《御药院方》）。藿香二两，甘草（炙）二两，陈皮（去白）二两，半夏曲（每一两用生姜三两半）二两，厚朴（每一两用姜一两拌制）二两。每服二分，入生姜二片。

说明：本证与诸泻心汤证、五苓散证（外感，伤寒）皆为邪郁于心下，病机相类，但邪之性质不同。湿为无形之邪，不凝结则与火痞一样表现为"但气痞耳"。湿流于胁下，下渗肠间，机理与水痞同，但湿邪性缓，胁胀、下利呕恶也较缓，不若水痞之势急。而湿邪弥漫，犯及肌腠，筋膜软缓，手足虚肿，肢节疼痛酸楚。

②湿痞食停

征象：腹胀气急，宿食不消，噫气酸臭，时复憎寒壮热头痛如疟之状，寸口脉浮大，按之反涩。

机理：中焦湿阻，五谷不运，饮食停滞（偏半里，兼脾胃）。

治法：化湿行滞，开痞消食。

方药：豆蔻橘红散（《仁斋直指方论》）。丁香一两，木香一两，白豆蔻仁、人参（去芦头）、白术、厚朴（生姜汁制）、神曲（炒）、干姜（炮）、半夏曲（炒）、陈橘皮（去白）、甘草（炙）、藿香叶（去土）各半两。每服三钱，加生姜三片，大枣一枚。

说明：时复憎寒壮热头痛如疟之状，知其非疟疾乃因为脉不弦；寸口脉浮大，按之反涩。症以腹胀气急为主，寒热乃时一现，多于食后出现，知是因营卫受湿气、饮食所中阻，非为外邪所干。

4）偏于下焦

①湿滞中下

征象：滞下赤白，便脓血，后重。

机理：土湿木郁，火郁不宣（里证，牵涉阳明）。

治法：清热化湿，宣郁行滞。

方药：芍药汤（《病机气宜保命集》）。芍药一两，当归、黄连各半两，槟榔二钱，木香二钱，甘草（炙）二钱，大黄三钱，黄芩半两，官桂一钱半。

说明：本证与木香槟榔丸证（内伤，湿邪，三焦同病，湿热积滞）病因、病机相似，但本证病变以中下焦为主，主要影响大小肠。

②下焦湿毒

征象：脐下小腹绞痛不可忍，欲痢不出，下利鱼脑夹杂赤血。

机理：下焦湿毒郁滞，气道闭阻（里证）。

治法：解毒利湿，行气凉血。

方药：香豉汤（《备急千金要方》）。香豉一升，薤白一升，黄连三两，黄柏三两，白术三两，茜根三两，栀子四两，黄芩四两，地榆四两。

说明：本证与上证皆因于湿热，但本证湿酿成毒，阻闭下焦气道，致下焦膜腠拘挛，脐下小腹绞痛不可忍，欲痢不出；毒腐伤肌，伤及血络，下利鱼脑夹杂赤血。治疗上除了清热、除湿、凉血之外，使气机畅通亦是非常重要的。

（4）痰浊类

1）三焦同病

①痰郁化火

征象：胸痞腹胀，恶心呕吐，虚烦不眠，惊悸，头昏沉，口苦呕涎，或见寒热起伏。

机理：三焦气郁津凝，生痰郁热（里证）。

治法：理气化痰。

方药：温胆汤（《三因极一病证方论》）。半夏（汤洗七次），竹茹、枳实（麸炒，去瓤）各二两，陈皮三两，甘草（炙）一两，茯苓一两半。

说明：本证以痰为主，痰停焦腑则胸痞腹胀；痰阻脑膜则头昏沉；痰热扰及心包膜则虚烦不眠、惊悸；或痰阻三焦营卫不畅，可见寒热起伏。温胆汤，名为温胆，多数人归之为胆热痰扰一证。然胆热者，痰之所郁；痰所生者，三焦津液酿成。三焦通畅，痰浊自消；热乃郁生，痰去热自清。

②风盛痰实

征象：头目昏重，肢节拘急，痰涎壅滞，肠胃燥涩，大小便难。

机理：风火相扇，痰随风动，阻窍壅络（里证，牵涉脑膜）。

治法：清热疏风，祛痰通腑。

方药：热盛者用犀角丸（《医学启源》）。黄连一两，犀角（现以水牛角代）

一两，人参二两，大黄八两，黑牵牛二十两，炼蜜为丸，如梧桐子大，每服十五丸至二十丸。风盛者用疏风散（《圣济总录》）。牵牛子一两，大黄一两，槟榔半两，陈橘皮一两。捣罗为散，每服二钱，生姜、蜜水调下。

说明：本证素有痰停于膜，随风循膜腠上犯脑膜，蒙蔽神窍，神机受闭，机窍不灵；痰阻气机，肠胃活动不利，大小便涩难。

2）偏于上焦

①痰阻胸膈

征象：病如桂枝汤证，乍寒乍热，头不痛，项不强，温温欲吐，复不能吐，饥不能食，食入则吐，大便反溏；有的始得之，手足微寒，脉弦迟，有似柴胡证，剧则手足厥冷，脉乍紧乍结，胸中痞硬痛，气往上冲咽喉不得息。

机理：痰涎内阻心胸，因风邪鼓涌而发作，故时轻时重（里证）。

治法：酸苦涌吐。

方药：瓜蒂散（《伤寒论》）。瓜蒂、赤小豆各等份为散，取一钱匕，香豉一合煮汁合散服。

说明：本证临床常见于较肥胖的幼儿，成人亦有之，往往由于痰涎内阻心包膜、胸膜，经风邪鼓涌而时重时轻。外证寒热有如桂枝汤证，但乍作乍止，头不痛，项不强，与太阳经脉无关；心下满而烦，温温欲吐，复不能吐，不欲食，脉弦，与柴胡汤证相似，但胸中痛，饥不能食，食入即吐，大便反溏。幼儿发作时一派风痰鼓涌阻塞心胸的危急现象：突然出现面青，手足厥冷，呼吸极度困难，成人自述乍有痛时，脉亦随之乍紧乍结。急予涌吐痰涎，则可转危为安。

②气郁痰阻

征象：膈噎，胸膈痞，痛彻背胁，喘急，胸闷。

机理：上焦气道不畅，影响心包、肺气机（里证）。

治法：行气宽膈。

方药：瓜蒌实丸（《重订严氏济生方》）。瓜蒌实一两，枳壳一两，半夏一两，桔梗一两，为末，姜汁为丸，如梧桐子大。每服五十丸，淡姜汤送下。

说明：本证以气滞为主，偏于上焦；小陷胸汤证（内伤，腑证，痰浊，中焦，痰热结胸证）以痰热相结为主，偏于中焦，局限于心下。二陈加南星苍术川芎证（内伤，胁痛，痰阻湿郁证）以偏在经络、两胁为主；与水结胁下（十枣汤、五苓散等证）同为实邪阻滞，本证为黏、浊之痰，故本证之胁痛，虽满痛、拒按，但以闷痛为主，绵绵不止，不似水结之痞硬、痛势较剧。本证之呕恶，是厌油腻而痞闷，不似水结之饮水欲呕，渴不欲饮；痰饮皆可上犯清窍，本证以昏蒙困重为主，饮者以眩晕为主。本证影响心包气机而胸痛，痛彻背胁，特点是时作时止，发无定时，与真心痛之持续难解不同；影响肺脏气机则喘急，但自觉气促难畅，而非短气，是知非肺气失宣，肾不纳气。

3）偏于中焦

①痰热结胸（小结胸）

征象：痞硬正在心下，按之则痛，心中烦热，脉浮滑。

机理：痰热互结于中焦（里证）。

治法：清热涤痰，通利开结。

方药：小陷胸汤（《伤寒论》）。黄连一两，半夏（洗）半升，瓜蒌实（大者）一枚。

说明：本证病位局限于心下，与诸泻心汤证和五苓散证（外感病，伤寒类，火痞、痞证、水痞）、调胃散证（内伤杂病，经气病变，湿邪类，偏于中焦，湿痞），病位相同，病机相类，但本证痰热互结，已成结胸，实邪里结，按之痞硬而痛。

②痰阻气逆

征象：不思饮食，心下结痛，呕吐痰涎。

机理：中焦痰阻，气逆于上（里证）。

治法：化痰降逆。

方药：化痰丸（《普济方》）。南星一两，生姜一两，半夏一两半，枯矾一两半，上为细末，水糊为丸，如梧桐子大，每服二十丸。

说明：本证与上证，病位病机相似，本证不但有心下结痛之痰结，且有痰涌上逆之呕吐痰涎，不若上证痰结之势静。

③中焦痰结

征象：呕逆腹痛，胃脘胀满，不饥不食。伴头目昏眩，或胸膈胀满，或咳嗽气急，或臂疼不举，腰脚沉重。

机理：三焦痞涩，脾气不行，痰结聚脘腹之间（里证，兼脾胃）。

治法：行气化痰，开痞健脾。

方药：五套丸（《严氏济生方》）。半夏一两（切破），天南星一两（每个切做十数块，二味洗，水浸三日，每日易水，次用白矾三两，研碎调入内，再浸三日，洗净，焙），白茯苓（去皮）、白术各一两，木香（不见火）、丁香（不见火）、青皮（去白）、陈皮（去白）各半两，用神曲一两，大麦芽二两，同研取末，打糊为丸，梧桐子大，每服五十至七十丸。

说明：三焦痞涩可生痰，痰郁可使三焦气滞；痰阻气滞均可影响脾胃，脾胃不运又反化生痰湿。

（5）水饮类

1）三焦同病

①水火交结（大结胸）

机理、治法、方药等内容见第四章第二节大陷胸汤证（外感病，伤寒类，水火交结证）。

②水热结胸

机理、治法、方药等内容见第四章第二节大陷胸丸证（外感病，伤寒类，水热结胸证）。

③水饮闭溢

征象：心下腹胀，喘促，大小便不利，水气似鼓，四肢虚肿甚。

机理：气闭水停，水溢阻气，困阻肺脾（里证，牵涉肺脾）。

治法：逐水开闭。

方药：甘遂散（《圣济总录》）。甘遂（生）半两，牵牛子（半生半炒）一两，续随子（去壳，研）一两，大戟一两，葶苈（纸上炒）一分。为散，每服半钱匕，空心浓煎灯心汤调下。

说明：三焦包裹诸脏腑，水停久困，淹渍肺脾，肺不能散行水液，脾不能运化水湿，故而水溢于周身。病肺水者，喘促而必咳咯清涎，此证虽喘促而不咯清涎，以气不能通畅为主。病脾水，必大便溏，而本证反大便不利。四肢虚肿者，水中夹气，按之立起。

④水饮四溢

征象：遍身浮肿，皮肤绷急，短气，膈腹水停。

机理：三焦决满，水溢肌腠焦膜（里证，牵涉少阴肾）。

治法：逐水开决。

方药：麝香散（《备急千金要方》）。麝香三铢，雄黄六铢，芫花二分，甘遂二分，酒服一钱五匕。

说明：本证与上证相类，都为水气旁溢，影响脏腑，但本证所影响为肾。肾主水道，阳气充足，则阴水不能为害，现水道不通，水反害肾阳，水则益甚，皮肤绷急透亮，短气者，气不得下达，但得一长息为快。

2）偏于上焦

①饮犯胸膈

征象：饮水多则暴喘满，不能卧，短气，其脉平。

机理：寒郁气滞，水饮上犯胸膈（里证）。

治法：温饮行气。

方药：茯苓杏仁甘草汤合橘枳姜汤（《金匮要略》）。茯苓三两，杏仁五十个，甘草一两，橘皮一斤，枳实三两，生姜半斤。

说明：本证可与大陷胸丸证（外感病，伤寒类，水热结胸证）相参看。同为水饮犯及胸膈，大陷胸丸证是水结于上焦，影响颈项筋膜，主病在焦膜；本证是水溢于上焦，淹渍于肺，水停于肺而暴喘满，不能卧，卧则气短不足息，主病在焦膜和肺。

②水饮郁热

征象：咳逆倚息不得卧，其形如肿，时觉心中烦热。

机理：气郁有热，饮停犯肺（里证，牵涉太阴肺）。

治法：行气泄热。

方药：葶苈大枣泻肺汤（《金匮要略》）。葶苈（熬令黄色，捣九）如弹子大，大枣十二枚。若水热皆盛，心烦，坐卧不安，可用泽漆汤（《圣济总录》）。泽漆半两，防己半两，甜葶苈（纸上炒）半两，郁李仁（汤浸，去皮，炒）半两，百合一两，陈橘皮（汤浸，去白，焙）一两，桑根白皮（锉）一两，木通（锉）一两，赤茯苓（去黑皮）一两。

说明：本证为上证发展而来，水停久而郁热，热时发越而觉烦热，热发越出后，复为阴邪所乘，故而时作时止。

③水结胸胁（悬饮）

机理、治法、方药等内容见第四章第二节十枣汤证（外感病，伤寒类，水结胸胁证）。

3）偏于中焦

①寒饮犯胃

征象：喜呕而不渴。

机理：水饮犯胃（里证，牵涉阳明胃）。

治法：温饮散水。

方药：小半夏汤（《金匮要略》）。半夏一升，生姜半斤。

说明：此为饮犯中焦之轻症。饮停中焦，胃气尚未受伤，时时欲祛邪外出，以呕出水饮为快，称为喜呕。呕者，本伤津耗气，应该口渴，口反不渴者，呕出之水本非身体正常津液，为多余之水、不循常道之水。所以治疗上，不能镇、降胃气，但以祛饮散水为治。

②水聚中上

征象：心下痞满，膈胀痛，硬满，目眩，心悸，或卒呕吐，先渴后呕。

机理：水聚中上，浊气犯胃，上蒙清窍（里证）。

治法：温饮降逆。

方药：小半夏加茯苓汤（《金匮要略》）。半夏一升，生姜半斤，茯苓三两。

说明：本证较小半夏汤证，水邪所犯的范围大，不仅犯于心下，还犯及胸膈；饮阻气机，正常津液不得上达则渴；气机受阻而上逆，逐饮外出，故先渴后呕。

③饮停心下

征象：食少饮多，心下悸，短气，甚则胸胁支满，喘咳目眩，脉弦。

机理：中焦饮停，影响心脾（里证，牵涉太阴脾、阳明胃）。

治法：温化寒饮。

方药：苓桂术甘汤（《伤寒论》）。茯苓四两，桂枝、白术各三两，甘草二两。

说明：本证与五苓散证（外感病，伤寒类，水痞）都为水停心下。但本证水邪较盛，已成结胸之状，而五苓散证水但在心下耳。五苓散证脾阳未受伤，尚可还邪于腑，使水从肠间下泻；本证水困久而淹犯于脾，脾阳不足，脾气不能化饮食，则食少。

④膈间支饮郁热，内舍于心

征象：喘满，心下痞坚，面色黧黑，其脉沉紧或见烦躁口渴，小便不利。

机理：膈间支饮郁热，内舍于心（里证）。

治法：通阳行水清热，顾护心气。

方药：木防己汤（《金匮要略》）。木防己三两，石膏（鸡子大）十二枚，桂枝二两，人参四两。

说明：上焦胸膈膜包裹心肺，水饮停于膈间，通过部位毗邻影响及心。此型常见于外风引动的心衰早期，证从太阳来，引动胸膜间的水饮，夹风上犯于心。

⑤水走肠间（肠系膜）

征象：病者素盛今瘦，水走肠间，辘辘有声，脉伏，其人欲自利，利后反觉得轻快，虽下利，但心下坚满不减。

机理：饮从中焦溢于胃，从肠下走（里证）。

治法：攻逐水饮。

方药：甘遂半夏汤（《金匮要略》）。甘遂（大者）三枚，半夏（以水一升，煮取半升，去滓）十二枚，芍药五枚，炙甘草（如指大）一枚。

说明：此证与小半夏汤证都是水饮停于中焦而外溢，但小半夏汤证饮邪偏上，以吐逐之；本证病位偏下，水从肠走，利反觉轻快。

4）偏于下焦

水结下焦（腹腔）

征象：腹满（胀大），口舌干燥而脉沉细弦。

机理：水郁于下焦，阻气郁热，气不化水（里证）。

治法：行气利水。

方药：水重者，宜己椒苈黄丸（《金匮要略》）。防己、椒目、葶苈（熬）、大黄各一两。若热急者，宜厚朴大黄汤（《金匮要略》）。厚朴一尺，大黄六两，枳实四枚。

说明：本证与上文小半夏加茯苓汤证（饮停心下证）、甘遂半夏汤证（水走肠间证）都出现了渴，但本证渴而不呕，不利，知水结于内。

第三节　手少阳三焦经系病案举例

一、手少阳证

1. 手少阳三焦经系表证案

（1）少阳太阳风寒留滞：偏侧眼痛案——柴芎汤合四物汤加减

谢某，女，37岁，2019年3月9日初诊。主诉：左眼针扎样疼痛6个月余。现病史：6个月前出现左眼球干涩、疼痛，曾于南昌大学第二附属医院就诊，诊断为干燥症、结膜炎，予眼药水处理治疗，症状反复。夜间时有左眼疼痛致醒，瞳孔内针扎样疼痛，左侧颞部疼痛，颈部疼痛，手指时有疼痛，双侧腰痛，腰痛如折，月经期加重，睡眠不佳，入寐难，睡眠浅，梦多，近日晨起喷嚏较多，食欲饭量可，二便正常；末次月经2019年2月10日～2月17日，血量尚可，痛经，隐隐痛，乏力；平素开车经常开窗。查体：咽喉壁肥厚；舌质淡，苔白中后部稍厚，脉左细缓，右弦稍动。辨证：血虚郁热，少阳太阳经脉风寒留滞。治法：养血散寒，祛风通络，兼清郁热。

处方：柴芎汤合四物汤加减。柴胡10g，党参15g，黄芩6g，法半夏10g，生姜3片，大枣3枚，川芎8g，当归12g，炒白芍12g，生地黄12g，细辛3g，蔓荆子15g，葛根30g，桂枝10g，白蒺藜10g，郁金10g。7剂。

二诊：自诉左眼针扎样疼痛未再发作，近日工作强度大，用眼过度，眼睛酸，疲惫，夜间痛醒未发作，左侧颞部疼痛减轻，不甚明显，手指疼痛除，舌质淡红苔薄白，脉稍浮、稍弦、稍动，左细。治以养血安神，兼清郁热，予小柴胡汤合四物汤加减（去川芎、细辛、葛根，加防风、酸枣仁、夜交藤）以善后。

按语：足少阳胆经起于目锐眦，上抵头角，下耳后，循颈，行手少阳之前，至肩上，却交出手少阳之后，入缺盆。其支者，从耳后入耳中，出走耳前，至目锐眦后。其支者，别锐眦，下大迎，合于手少阳，抵于颧骨，下加颊车，下颈，合缺盆……（入目外眦，行于颞部）。柴芎汤出自《审视瑶函》，由小柴胡汤去甘温之人参、大枣，加川芎、薄荷、蔓荆子、细辛、陈皮等通络之药而成，原治风寒凝闭太阳、少阳经脉而见头风头痛、寒热而呕者。刘英锋教授临床遇风寒凝闭少阳经脉而见少阳经脉所过部位疼痛者，常借鉴用之并予以加减化裁，如去细辛、薄荷、陈皮等使其专走少阳经脉。本例患者血虚，反复受风寒以致风寒留滞少阳经脉，故以柴芎汤专走经脉以通经脉之闭，合四物汤养血扶正以达邪出表，共奏邪祛正安之功。

（2）少阳风火证：小儿耳痛案——翘荷汤合宣痹汤加减

吴某，女，6岁，2024年5月16日初诊。主诉：发热4天。现病史：自诉4天前受凉后出现头痛头晕，体温38.1℃，耳痛，自服消炎及滴耳药未缓解，进食热食后背部有汗出，自觉热，手足冷，不喜覆被，食欲、精神欠佳，咳嗽有痰，在儿童医院血常规提示白细胞11.31×10^9/L、中性粒细胞7.7×10^9/L，自服桑叶、薄荷、连翘、赤小豆、浙贝母、陈皮、枳壳、郁金、枇杷叶、淡豆豉、黄芪、夏枯草一剂，精神好转。现症：体温37.5℃，进热食后背部汗出，自诉足冷，今日手足转温，咽喉痛，鼻塞、流清涕或脓涕，两耳痛及两耳下触痛，打嗝后耳内痛加剧，食欲较前好转，大便不成形、隔日一行，小便正常。既往史：过敏性鼻炎2年，变异性咳嗽2年，2022年12月因腹部淋巴结增大发热住院。查体：咽壁增生有红点。舌红有红点、苔黄，左脉弦滑关旺，右脉平。辨证：风火上犯，少阳阳明。治法：清利少阳，疏风清热。

处方：翘荷汤合宣痹汤加减。薄荷（后下）6g，连翘8g，淡豆豉6g，桑叶（后下）8g，赤小豆8g，浙贝母（打碎）6g，陈皮6g，炒枳壳4g，郁金（打碎）6g，炙枇杷叶6g，茵陈10g，夏枯草6g。5剂。

2024年5月22日回访患儿家属，服药3剂诸症即除。

按语：小儿多为纯阳之体，受寒易从阳化热；少阳主枢机，主口、眼、耳等枢机开阖之处，且少阳之上，火气主之，无论寒热，郁闭少阳之表，枢机不利则易现火象，症见口苦、咽干、目眩等。本方具有清宣燥热之功，故吴鞠通云："翘荷汤者亦清上焦气分之燥。"主治清窍不利，两耳鸣响，二目发赤，牙龈肿胀，咽中痛等。今常用于外感高热、急性扁桃体炎、咽炎等。

（3）少阳湿热证：湿阻咽痛案——上焦宣痹汤合小柴胡汤加减

官某，女，45岁，2005年1月27日初诊。主诉：咽痛、咽干9个月。现病史：缘于2004年4月牙龈长脓包，然后出现咽痛、咽干。牙龈脓包穿刺后已愈，唯遗咽痛至今未止，语多则痛，干甚，如食辣椒感，舌根部有异物感。喜饮温水。无咳无痰，咽痛甚则引颈项、肩背酸。查体：咽有血丝、滤泡，不甚红，扁桃体略肿。舌淡红，苔薄白。脉略细弦滑，偏沉，左寸沉甚。辨证：此上焦火热未清，复为湿郁，湿热郁滞少阳经脉。治法：舒气宣透上焦湿痹。

处方：上焦宣痹汤合小柴胡汤加减。郁金 15g，枇杷叶 10g，射干 10g，柴胡 10g，法半夏 10g，桔梗 10g，秦艽 10g，黄芩 5g，连翘 5g，生甘草 5g，白通草 5g，日服 1 剂。

二诊：7 剂后，咽痛咽干大减，肩背酸减，脉细弦沉已无，仍略滑，寸稍沉，右稍弦。咽壁仅见少许滤泡。上方再进 7 剂善后。

按语：咽痛者，多从火、热论。一般或曰风温、实热，或曰风寒、痰火，病程日久则曰虚火；多着眼于肺胃；殊不知还有火为湿郁，病属三焦者。因三焦之腑，游行相火，其上焦并于咽中，湿滞三焦，火失疏布而郁积上炎，即可使咽部受灼而痛。若此等咽痛，热重者，可以银翘马勃散、甘露消毒丹之类治之，但若湿偏重而火不盛者，唯上焦宣痹汤，轻清宣达，化湿透热，而无寒凉碍湿之弊，可谓恰到好处。

（4）少阳风饮阻滞：肢体肿胀案——宣毒气麝香汤合小柴胡汤加减

陈某，女，59 岁，2024 年 2 月 1 日初诊。主诉：左上下肢肿胀 1 周。现病史：2012 年 11 月行左侧乳腺癌手术，术后分期ⅡA 期，术后病理 ER+，PR-，Herb2+++。术后化疗 6 次。现服依西美坦内分泌治疗。2020 年 7 月甲状腺肿物手术，术后病理：（左甲状腺）微小乳头状癌。一直中医药抗肿瘤治疗。素有糖尿病、高血压、类风湿病史。近一周无诱因突然出现左小臂肿胀，左下肢踝以下肿胀，无瘙痒疼痛，无恶寒发热，二便正常。查体：左小臂肿胀，左下肢踝以下肿胀，按之硬，肤色不变，手心汗多，消瘦；舌淡暗，稍胖，苔白腻，脉细稍弦，右脉浮。辅助检查：风湿三项：类风湿因子 537.6IU/mL ↑；抗环瓜氨酸肽抗体 2801.93U/mL ↑；四肢动静脉彩超：双侧胫后动脉回声异常，考虑闭塞性脉管炎可能，双侧胫后动脉下段局部闭塞。左侧前臂及手背部皮下软组织稍水肿。左侧上臂内侧皮下异常回声团（约 1.0cm×0.5cm），淋巴结？建议进一步检查。诊断：西医诊断：①乳房恶性肿瘤；②甲状腺恶性肿瘤；③类风湿关节炎；④高血压；⑤糖尿病。中医诊断：乳癌（风饮阻滞三焦肌腠证）。

处方：宣毒气麝香改丸为汤，参小柴胡汤加减。北柴胡 25g，芒硝（烊化）3g，茯苓 15g，泽泻 10g，培植牛黄（冲服）1 瓶，黄芩片 10g，法半夏 10g，生姜 2 片, 大枣 10g, 甘草片 10g, 鸡血藤 15g, 醋莪术 10g, 醋三棱 10g, 麻黄 5g, 桂枝 5g, 连翘 10g, 薏苡仁 15g, 蚕沙 15g, 木瓜 15g, 酒乌梢蛇 10g, 吴茱萸 3g。21 剂, 煎服, 分 2 次服, 每日一剂。

二诊: 服药 1 月余, 现左小臂肿胀减轻, 左下肢踝以下肿胀仍有少许, 口腻。查体: 手心汗多, 消瘦; 舌淡暗, 苔白腻, 脉细稍弦。诊断: 肿消, 脉不浮, 表证已除, 上方减麻、桂之品。处方: 北柴胡 25g, 黄芩片 10g, 培植牛黄(冲服)1 瓶, 芒硝(烊化)3g, 茯苓 15g, 泽泻 10g, 鸡血藤 15g, 醋莪术 10g, 醋三棱 10g, 法半夏 10g, 生姜 2 片, 大枣 10g, 甘草片 10g, 蚕沙 15g, 木瓜 15g, 酒乌梢蛇 10g, 桃仁 10g, 枳实 10g, 乌药 10g。14 剂, 煎服, 分 2 次服, 每日一剂。

三诊: 服完上方, 肿胀已完全消除, 左侧上臂内侧皮下肿块亦消。继续服抗肿瘤中药治疗。

按语: 此案肿胀非为左右对称性, 亦非远心性的凹陷性水肿, 故不可按中医内科常用的水肿病变辨证, 病变起势急, 除右脉浮外无表证类征象, 知不在太阳; 不痛不痒, 知非风非瘀; 肤肿而硬, 故知为气肿, 此为少阳肌腠病变, 以气滞而致水停于肌肤, 因时间尚短而还未见火证。故而治疗在于宣畅三焦水道及气机为法。重用柴胡行气导滞, 宣畅少阳腠理气机; 芒硝发肠中之汗以利水饮, 使水从肠道走; 因无麝香改用培植牛黄以通窍解毒, 茯苓、泽泻利水化饮, 使水从小便出; 患者虽有西医的脉管闭塞, 但中医病位不在脉, 而不能用当归、赤芍等常规活血药, 只可用醋莪术、醋三棱等破血行水之品; 以脉浮, 兼以麻黄、连翘、薏苡仁宣散表湿, 因素有风湿故以蚕沙、木瓜、酒乌梢蛇、鸡血藤化湿通络, 佐桂枝、吴茱萸温经以助气化。

2. 手少阳三焦经系半表半里证案

少阳外受风寒内有湿热: 寒风郁热案——柴胡杏仁汤加减

李某, 男, 27 岁, 2004 年 12 月 12 日初诊。主诉: 乏力、头痛、发热 1 天。现病史: 吃狗肉后, 觉躁热, 夜间踢被。次日觉身体躁热, 心烦, 身体疲乏无力, 双颞、前额眉心昏痛, 口苦, 口黏, 口干, 欲冷饮, 纳呆, 喷嚏, 咳嗽, 咯痰, 小便黄, 汗出, 大便软。查体: 舌质淡红, 苔厚腻稍黄。脉浮滑稍数。辨证: 冬温——湿热内蕴, 外受寒风。治法: 外散风寒, 清湿宣热。

处方: 柴胡杏仁汤。柴胡 12g, 桑叶 12g, 杏仁 15g, 滑石 15g, 茯苓 15g,

薏苡仁 15g，黄芩 10g，法半夏 10g，大腹皮 10g，连翘 10g，佩兰 10g，蔻仁（后下）8g。后电话追访：服药一剂，第二日热退，未再发。

按： 此例患者因食湿热之物，湿热内伏，复受风寒，营卫郁滞，故而发热；因双颞、前额眉心昏痛知邪在少阳、阳明；燥热心烦口苦，此为少阳郁热；身倦口腻、小便黄、大便软，知其有湿热在里，故方用小柴胡汤合杏仁汤，使疏风散寒，清里化湿以透郁热，使内外得清，热得宣达。

3.手少阳三焦经系里证案

（1）少阳阳明寒热错杂：慢性肠炎案——半夏泻心汤加减

聂某，男，43 岁，小学教师，2020 年 7 月 6 日初诊。主诉：大便稀软不成形 3 年。现病史：病者患慢性肠炎已 3 年之久，大便经常稀软不成形，日 2～3 次，便溏不爽，腹痛隐隐，肠鸣。脘痞、食纳少。查体：舌淡苔黄白厚腻，脉弦而缓。辨证：少阳中焦、寒热错杂证。

处方：半夏泻心汤加减。川黄连 6g，法半夏 10g，黄芩 10g，干姜 10g，炙甘草 6g，西党参 15g，广木香 10g，枳壳 10g，大枣 3 枚。嘱服 5 剂。

二诊：服上药 5 剂后，腹痛显著减轻，大便已成形，日 1～2 次，食纳差。查体：舌苔微黄而腻，脉缓略弦。遵效不更方之原则，守方再进。

三诊：服上方 5 剂后，旧病若失，食纳倍增，舌苔薄润，脉缓。仍守原方，隔日服 1 剂，共服 20 剂。并嘱辅以参苓白术散，每日早晨空腹服 15g，以巩固之。

按语：《伤寒论》中的和法，主要是和调少阳，适于外感热病，其主方是柴胡类方，以及黄芩汤、泻心类方等。前者病偏半表，后者病偏半里。痞满证是寒热互结，气机壅滞而成，病位在中焦脾胃，故用黄芩、黄连的苦寒，半夏、干姜的辛温，寒热并用，以消其满，配人参、甘草、大枣即补泻兼施。所以，能取调和脾胃、开结消痞的功效。临床上肝胆脾胃肠道疾患而出现腹满、气滞、肠鸣、腹泻等症者，可在半夏泻心汤类方中择优选用。因为慢性肠炎多见脾虚湿热并存之证，脾虚气机阻滞，多腹胀隐痛；湿胜多便溏而渴，热在湿中，缠绵不已，大便次数多，且溏而不爽。其病多久治不已，虽能暂安，亦多反复。所以，取半夏泻心汤温清并施，寒热平调，因其寓有理中之意以补虚，有芩、连苦以清积热，加广木香（合有香连丸意）温以行气，加枳壳宽以宽肠。俟病情稳定、泄泻、腹痛、大便稀基本控制之时，辅以参苓白术散，补土益肺，实为有效的巩固方法。

（2）少阳水火交结：急性腹膜炎案——大结胸汤加减

陈某，女，28岁，1973年8月23日入县人民医院。西医病历简介：患者于8天前开始感到腹部隐痛阵作，2～3天后腹痛加剧，伴畏寒发热，经门诊使用青霉素链霉素肌内注射效果不显著而入垦殖场职工医院。查体：高热（39.8℃），腹肌紧张，腹内压痛（＋），反跳痛（＋）。血常规：WBC 17800/mm³，N79%。考虑：①疑似原发性腹膜炎；②疑似盆腔脓肿。改用静脉滴注红霉素1.8g/d，氯霉素2g/d，口服解热镇痛剂、阿托品、维生素等，治疗3天，病情反而加剧，故转送县人民医院。入院时，腹痛较剧，为持续性钝痛，阵发性加剧，高热（39.8℃），无寒战，纳呆、恶心而未呕吐，大便七日未解，矢气不多。体征：痛苦病容，神清，半卧位，体形偏胖，巩膜无黄染，呼吸急促而表浅（28次/分），鼻翼轻微扇动，气管居中，肺部听诊、叩诊（－），心率快（114次/分），律齐，心音正常；腹部明显膨隆，腹式呼吸消失，腹部压痛（＋＋＋），腹肌紧张，反跳痛（＋＋＋），肠鸣音亢进，可闻及过水音；四肢无异常。妇科例检：外阴、阴道、子宫尚正常，子宫抬举痛（＋＋），前后穹窿饱满，后穹窿穿刺易抽出40mL浓稠白色脓液；BP 146/80mmHg，血常规：WBC 21000/mm³，N82%，中毒性颗粒32%，CO_2结合率35%，X线未发现腹内有液平面，膈下无游离气体，心肺（－）。诊断：急性盆腔脓肿并发弥漫性腹膜炎（数天后化验报告腹腔内穿刺液培养为白色葡萄球菌、血培养阴性）。经院长同意，西药仅保留10%葡萄糖1000mL，内加红霉素注射液1.8g，维持静脉滴注，在特殊护理的同时交中医科治疗观察。现病史：腹胀痛甚而无减时，发热不恶寒，身重，汗出齐颈而还，头发尽湿，口干苦，饮少，恶心以饮水时显著，不欲食，自觉胸闷，气闭心悸，难以平卧，卧则更喘，心烦难以入寐，大便七日未行，然肠鸣辘辘，有时欲便而不得，矢气难而少，小便短少色黄，自述素来体健，几乎未看过病。望诊：体胖，面黄，两颧隐红，目不黄，头汗淋漓，气息短促而胸高鼻扇，腹满如蛙，下肢肿胀，舌质红，苔黄厚腻。闻诊：呻吟，其声啾啾然，息短，时可闻及肠鸣辘辘。切诊：脉沉弦数疾而不流利；满腹硬、按之痛甚。诊断：水火交结三焦腔腑，为大结胸证。治法：通下焦腑，泻火逐水。

处方：大陷胸汤。生大黄15g，芒硝9g，甘遂5g。先煎大黄0.5小时，去渣纳芒硝、甘遂，再煮沸1分钟，得药液约60mL顿服。患者约于晚9时50分服药，饮药后欲呕，嘱强忍，少顷恶心除。于次日凌晨 3 时起肠中雷鸣，伴腹阵痛加剧；晨 4 时得大便一次，量多，先硬后溏，先黑后深黄，灼肛；0.5 小时后得第 2 次大便，质溏薄；至晨 5 时共大便 5 次，最后 2 次腹中雷鸣而频仍，自诉"肠中如翻"，大便注下如水，尿亦多。嘱家属喂事先准备的冷粥，食粥后仍大便两次如水注，继而利自止，肠鸣亦大安。自此腹痛大减，已能勉强平卧，早晨 6 时体温 37.8℃（腋下），呼吸较平稳（20 次 / 分），心率 92 次 / 分，腹已明显见软，压痛、反跳痛（+）、腹满亦大减。患者 6 ～ 8 时尚能寐。

复诊：次晨查房，脉弦数不流利，沉稍见起；苔厚减半，仍黄腻，头汗大减。改用中满分消丸去参、术加生大黄（同煎）两剂。红霉素静脉滴注改为 1.2g/d，10% 葡萄糖改用 500mL/d。第四日复诊诸症又减，腹痛甚微，已不硬满，自觉腹微胀痛，大便溏而深黄，脉弦欠流利，苔略黄腻。体温 37.1℃，WBC 9800/mm³。转用王氏连朴饮加猪苓、泽泻 3 剂。第 7 日病情基本痊愈，出院。

按语： 本案急腹症实例的有效诊治，体现了腑以通为贵的原则，但与胃肠肝胆等消化系统病变所致者又有不同。作为原发性急性腹膜炎，充分表现了以胸腹膜腔隙为主要病灶范围的消化道腔外腑实热证——三焦腑实证的发作特点，其治法泻相火、逐水痰、通利焦腑与大陷胸汤得下乃解甚为吻合。柴胡类方证治与陷胸汤方证治皆从三焦立论，区别：一者从病层来说，柴胡类方证治病位偏浅，陷胸汤方证治病位偏深；二者从气质来说，柴胡类方证治偏重于无形之气，陷胸汤方证治偏重有形之质，即三焦腔腑有形之变。联系：虽大有不同，却是少阳三焦外主腠理、内主腔膜的写照，也是少阳内外之枢不利与上下之枢不通的自然对待。

（3）少阳气滞痰阻素体血亏证：灼口案——柴胡陷胸汤加减

袁某，女，64 岁，2024 年 3 月 26 日初诊。主诉：反复胃脘不适数年，舌痛 1 个月。现病史：数年来胃脘按之疼痛。无明显原因出现胃脘堵闷感，伴右胁内下疼痛，服用柴胡陷胸汤 30 余剂后，症状减轻 3 ～ 4 分，大便好解，近 1 个月出现舌痛，舌边麻，经西医检查诊断为灼口综合征，后服西药症状虽有改善但不明显，且容易反复，表现为：两舌边疼痛，上颚干伴灼痛。现胃部饮食拒冷，胃胀，饮食稍多则反酸胀气，伴右胁肋下疼痛，大便干燥，费力，羊屎状，服用开塞露缓解，内痔加重，痔疮变大。查体：舌质暗青红，苔黄厚粗。

脉弦缓不受按，左偏细。辨证：气滞痰阻，素体肝郁血亏。治法：疏气清热，祛痰化饮。

处方：柴胡陷胸汤加枳实、桔梗。柴胡 20g，黄芩 10g，法半夏 15g，炙甘草 5g，黄连 5g，枳实 10g，桔梗 10g，瓜蒌 30g，川楝子 15g，虎杖 15g，7 剂。

随访，服药后大便通畅，口中烧灼感减轻，在当地续方 7 剂后，症状明显改善，后停药。

按语： 灼口综合征是发生于口腔黏膜的一种慢性疼痛性疾病，好发于舌部，多为烧灼样疼痛，可有口干、味觉异常等伴随症状，无明显临床病损，组织病理无特异性，不能诊断为其他疾病，又称"舌痛症"，为口腔科常见病，更年期或绝经期妇女发病率较高。本病属于中医学"舌痛"范畴，舌体通过经络与五脏六腑相连，可反映五脏病变，"心开窍于舌"，"舌尖主心肺，舌边属肝胆"。此例患者以胃脘不适为主诉，经治疗后出现舌边麻痛不适，考虑痰热上扰所致，前方用药略有清热，一则苦降之力不足，二则行气通降之力不够，遂于前方加强通降泄热之力。柴胡陷胸汤药物由小柴胡汤去人参、甘草、大枣，合小陷胸汤（半夏、黄连、瓜蒌），加桔梗、枳实。方出自《通俗伤寒论》，主治寒热往来，或呕恶发热，但头汗出，胸膈饱闷不舒，按之则痛，口苦，苔黄。方以柴胡剂和解少阳；以小陷胸汤清化痰热；桔梗、枳实，一升一降，则升降出入开合之枢机得兴。俾柴胡证、小陷胸证悉除。验诸临床，亦可用于治疗胸膜炎、肋间神经痛、乳癖、乳胀、乳痈及其他以胸闷、胸痛为主症的疾病。

（4）水火互结：食管癌案——生姜泻心汤加减

张某，男，68 岁，农民，2014 年 10 月 30 日初诊。主诉：进食后呕吐 2 个月余。现病史：患者因进食时呕吐 1 个月余，于 2014 年 9 月底至梅州市人民医院行胃镜，探至食道下段因狭窄未能完成，病理提示为食道下段腺癌。患者拒绝行西医治疗而出院，来诊要求中医中药治疗。现疲倦，每餐食入则吐，吐后可进食粥水一碗。胸骨后微痛，大便色黑，偏烂，量少，日一行。夜咳，咯白痰。不喜饮。无腹痛腹胀，无恶寒发热，眠可，小便调。素肥壮，发病至今体重减轻 30kg，素嗜烟酒，每日吸烟约 1 包，饮酒约 3 两。查体：面色浊暗，舌暗红，苔少而水滑，脉浮滑大。诊断：中医：食道癌（水火结胸）。治则：辛开苦降，泻火燥湿。

处方：生姜泻心汤加减。干姜 15g，法半夏 10g，砂仁 10g，黄连 10g，党参 10g，大枣 10g，炙甘草 10g，冬凌草 30g，海螵蛸 30g，茜草 5g，生姜 25g。5 剂，6 碗水煎为 2 碗，分 2 次服，日一剂。

2014 年 12 月 4 日二诊：服上方加减一月余，现进食基本正常，但胸中有气上顶感，咽中有阻塞感。偶有呕吐，吐后则自觉舒服。大便色黄，量可，日一行。清痰多，体重渐增加。查体：舌淡嫩，苔薄白；脉左稍滑大，右稍滑，两关无力。诊断：痞结见散，痰气郁阻，气逆不降。

处方：生姜泻心汤合旋覆代赭石汤加减。干姜 15g，法半夏 15g，黄芩 5g，黄连 5g，党参 10g，白术 10g，砂仁 10g，冬凌草 30g，海螵蛸 15g，茜草 3g，守宫 10g，蜂房 10g，鸡内金 10g，旋覆花 10g，生姜 25g，代赭石（先煎半小时）30g。5 剂，煎煮法同前。

2014 年 12 月 24 日三诊：疲倦感已无。已能进食米饭，进食快时胸骨后仍有少许阻塞感，近一个半月体重增加 5kg。查体：舌淡暗，苔薄白，两边稍腻。脉已不大，仍滑，两关、尺无力。诊断：痰阻减轻，脾肾不足渐露。处方：生姜泻心汤合玉女煎加减。干姜 15g，法半夏 15g，黄芩 5g，黄连 5g，党参 10g，白术 10g，熟地黄 10g，知母 10g，川牛膝 10g，麦冬 10g，冬凌草 30g，砂仁 10g，守宫 10g，炙甘草 10g，生姜 25g。5 剂，煎煮法同前。

随访：其后半年，一直以上数方加减治疗，后因笔者回广州工作，2016 年 10 月因私事至梅州，见到此人，诉自取上方，数日服一剂，体健如未病时，因惧医院故一直未复查。

按语：食道癌患者因为局部肿瘤的浸润，胃镜下常见到局部伴发溃疡及水肿，甚则糜烂出血，以至于食道阻塞加重，使得患者饮食难下，食入则呕；同时因为长期进食减少，导致脾气损伤，后天生化无源，而致全身正气亏损，出现疲倦消瘦、舌薄脉弱等一派虚象。局部的气血不通，使得上焦也常见水饮停聚之象，如水入则吐，或口干而不喜饮。这些生理病理的变化使食道癌在临床中常出现中焦痞塞、上焦有郁热停饮、下焦有脾胃虚寒之证，病性属于上中下皆病、水气火皆滞，切合三焦腑证病机。生姜泻心汤是于泻心汤中加用生姜，配合干姜温中而能辛温化饮；黄连苦寒清上焦之热，有助于减轻局部炎症；而生姜伍以半夏散结开痞，降逆止吐；党参、大枣、甘草补益脾胃。诸药合用，可降胸膈气机之上逆，清膈中郁热，助脾胃运化水饮，可谓切合本病局部病变之基本病机。若心下按之痛者，为痰热结胸，合用小陷胸汤。有气上冲胸感、咽中梗阻感者，为气逆痰阻，合旋覆代赭石汤以加强降气化痰之力。胸背疼痛者，有气滞血瘀之机，合柴胡桂枝汤。

（5）少阳痰湿热夹肝风内动：脑膜抽动征——柴胡桂枝汤加减

吕某，男，10岁，2021年7月25日初诊。主诉：眼睑抽动4年余，再发并加重1个月。现病史：自6岁开始出现，偶有双眼睑抽动。平素脾气暴躁易怒，常说脏话。因精神紧张于2020年5月出现小腹抽动，眼睑抽动，于当地医院诊断为"抽动症"，以营养神经的药物治疗后症状好转。近1个月进食甜品多，再次出现双眼睑抽动，并且较之前频繁，伴有脾气暴躁，情绪不稳定，睡眠不安，辗转难以入睡。每次抽动发作后有腹痛，眼皮疼痛。精神紧张或运动后偶有胸前区钝痛。饮食可，小便可，大便黏腻不爽。查体：咽淡红，咽后壁滤泡增生。舌淡红，舌尖红点多，脉浮滑。辨证：痰湿郁热，肝风扰动脑膜肌肉。治法：疏风清热，化痰缓急。

处方：柴胡桂枝汤加减。柴胡15g，黄芩6g，法半夏6g，西洋参3g，桂枝10g，白芍10g，甘草10g，大枣10g，钩藤5g，僵蚕5g，郁金5g，射干5g，浙贝母5g，生姜2片（约10g）。3.5碗水煎成1.5碗，分2次服，每日1剂。

2021年9月5日二诊：服药1个月余，秽语减少，无腹痛，胸痛，仍脾气躁，易大哭，易疲倦。大汗出。查体：左鼻甲稍肿胀，舌淡红，舌尖红点多，脉滑。辨证：仍有气郁未疏，脾气虚馁，阳明热郁。处方：柴胡桂枝汤加减。柴胡15g，黄芩6g，法半夏6g，西洋参3g，桂枝10g，白芍10g，甘草10g，大枣10g，僵蚕5g，淡豆豉10g，栀子3g，虎杖5g，玄参5g，白豆蔻（后下）5g，煅龙骨、牡蛎各10g，生姜2片（约10g）。3.5碗水煎成1.5碗，分2次服，每日一剂。

2021年10月24日三诊：服药1个月余，秽语已无，无胸痛腹痛，停药则脾气躁，服药则症状减轻。易害怕，易疲倦，眠差。查体：左鼻甲稍肿胀，舌淡红，舌尖红点多，脉软，右寸、左关无力。辨证：仍有轻度气滞，心气不足，脾气虚馁。处方：柴胡桂枝汤加减。柴胡15g，黄芩6g，法半夏6g，西洋参3g，桂枝10g，白芍10g，甘草10g，大枣10g，栀子1g，白豆蔻（后下）5g，徐长卿10g，延胡索10g，竹茹5g，石菖蒲5g，龙骨、牡蛎各10g，五味子3g，生姜2片（约10g）。3.5碗水煎成1.5碗，分2次服，每周3剂。

2023年6月电话随诊：偶因学习压力大有心烦，自取上方服数剂则平复，未再发作抽动。

按语：抽动秽语综合征是以头、肩、肢体、躯干等一处或多处部位肌肉的运动性抽动；或突然迅速孤立的运动和复杂运动性抽动，如甩手、蹲下、跳动、抬腿；并且常伴有突然目的性强、攻击形式的连续动作或语言。本病中医机理为小儿在生长过程中，因升发太过（过食肥甘燥热等，身体生长过快），或升发受郁（上焦有阻塞，如慢性鼻咽炎等），导致清窍受阻，火炎于上，扰动脑膜。阳明热盛，或湿淫肌腠，故使肢体不自主抽动；风气妄动，痰湿阻滞，故需要以特殊的动作来缓解不适。抽动症有外邪（风、热）引动及内伤（痰、湿、瘀）阻滞脑膜的表现，病因多因风热痰；病位上与口、鼻、眼窍相关，外与肌腠相关，内合于心包、脑膜；以清窍不利、热盛动风、风气妄动（脑膜）为主要病机。治疗上，以疏通三焦表里、平风缓急为治，方以柴胡桂枝汤加清热化痰、清解上热、平肝息风之品为主要治疗方案。

（6）少阳痰湿热，蒙蔽心包案——仿三香散加减

黄某，女，40岁，2004年10月6日初诊。主诉：心中极不安定2周。现病史：心中自觉不安，非恐非烦，非慌非闷，欲起行，但觉累，曾服黄连温胆汤加大黄礞石方4剂，略能寐。服指迷茯苓丸合菖蒲郁金汤、柴胡龙牡汤加减方7剂，仍不能安静。不知饥，全身乏力。大便先结后软，稍带痰色。既往有精神病史10余年。查体：舌质红略抖，苔厚黄。脉细沉滑数。诊断：少阳三焦痰湿郁热，扰及心包。治法：宣化湿热。

处方：仿三香散加减。木香10g，淡豆豉15g，蔻仁（后下）6g，杏仁10g，茵陈15g，菖蒲10g，藿香（后下）15g，郁金15g，滑石（包煎）15g，竹叶6g。服药14剂后，食欲恢复，诸症减轻。

按语：癫狂之症，多属痰热蒙阻心包，但本例以清热化痰之法无效；患者症状似是而非，默默不欲饮食，故而知病位在少阳焦膜。以温胆治之，病因虽同，病位不同而方药不效；以柴胡龙牡汤治之，虽病位同，但寒热之病因不同，反不能安静；以三香散，清上焦痰，通宣脑膜湿郁之机而得效。

（7）少阳三焦痰湿热：痰热结胸案——瓜蒂散加减案

张某，男，38岁。多饮烈酒，过食生冷，又卧于湿地，以致水湿结胸，两胁剧痛，烦闷欲死，医用寒凉泻下药物，下利数次，其病不减。由于四肢厥冷，又误为阳虚，投温燥之剂，病更增剧。症见形体消瘦，精神不振，呼吸有力，

口出臭气，以手按胸，时发躁扰，不能言语，四肢厥冷，小便短赤，大便未解，舌红苔黄，脉滑有力，两寸独盛。此痰湿热郁于上脘，治宜涌吐痰热。

处方：瓜蒂、赤小豆、白矾各9g，研细末，分3次服。

服后少顷，吐出痰涎和腐物2碗余，当即语言能出，大便随之下泄，身微汗出，四肢转温。中病即止，停服上药，以饮食调养而愈。

按语：此例以痰热蒙阻上焦心肺，治上者，涌而吐之，以瓜蒂宣通上焦之痰，赤小豆清热利湿，更以白矾泄热导痰，使上焦得以宣畅，转危为安。

（8）少阳风饮夹脾阳不足：怔忡案——苓桂术甘汤合理脾涤饮汤加减

卢某，女，40岁，2004年10月28日初诊。主诉：怔忡半年。现病史：缘于3月刮宫，劳累后出现脚乏力、发软，四肢大关节酸、乏力；5月起觉心脏时往上提；咽痛1个月，吞食有异物感，晨起咳痰较多，色白。现症：上肢、身躯游走性疼痛，下肢乏力。心觉惊悸，无气短胸闷，时嗳气，觉虚里下陷。全身乏力，寒战，怕冷，时觉头晕，急躁，烦。服养血安神化痰药3个月，效果不理想。查体：舌淡嫩，苔水滑，脉细弦。辨证：饮停中焦，阻滞脾阳。治法：温中和饮，疏行健脾。

方药：苓桂术甘汤合理脾涤饮加减。黄芪15g，法半夏10g，砂仁5g，茯苓15g，桂枝6g，白术10g，炙甘草3g，陈皮15g，柴胡10g，白芍10g。服药7剂则心慌止未再作，诸症大减。

按语：此例虽起于动血伤血之后，有畏寒头晕的气血亏虚之证，但开始以关节酸软的湿象为主，复有心动悸之中焦停饮，又有躁烦之热扰心包，是为表里皆病，表湿而中焦有饮郁热，兼有气血亏虚。治以温中化饮，疏气以透热，兼以益气通阳，使中焦得运，新血自生。

二、手少阳兼他经病证

1. 少阳太阴合病：肝病胁痛案——柴胡桂枝干姜汤加减

邹某，男，42岁，2018年6月26日初诊。主诉：右胁下痛间发3年余，近发3个月。现病史：2015年冬季突发右胁下痛，夜间或下午痛甚，服用柴胡类方或建中汤或补中益气汤加解毒祛湿药后胁痛缓解不明显，改用针刺患处稍解疼痛，彼时右肋部出现肌肉结节，2016年春天疼痛渐渐消失。2017年为防止冬季发作胁下痛而服用琥珀散，疼痛未作。2018 年清明节气以来，渐渐出现时感右胁下痛，伴肚脐周围痛。先后服用逍遥散和香棱丸加减后疼痛稍缓，近改服用增损三甲散后，右胁下痛频繁，改用乌梅丸、打虫药后改善不大，来求诊。现症：右胁下隐痛，下午或夜间发作明显，用脑后、饥饿时痛甚，打嗝后或按压后可缓解，夜间疼痛时服用大柴胡颗粒稍缓解，发作时小腹稍怕凉，近期超声显示：胆囊壁胆固醇结晶。因疼痛影响食欲稍差，口干口苦；发病时手脚心热；素大便偏难解，数日一次，不干结，色暗黄；时伴有头蒙发紧感、不清爽，无发紧、发热感，用脑后稍有头部不适；人较怕冷，易脚凉。查体：形体偏瘦，面色稍青黄，精神稍忧愁呆钝，言语平而偏缓。腹部触诊：腹部皮肤触之凉，胃脘部右胁下部腹肌稍紧、稍有鼓音。舌淡红稍青，苔淡黄中后厚，脉细右弦偏沉、左偏缓。既往史：常家事烦扰，检查有乙肝带菌、脾肿大（经服中药 1 年现脾已正常）。辨证：寒湿郁结，气滞郁热，寒多热少，病在肝脾。治法：破气加温通，兼顾湿热。

处方：以柴胡桂枝干姜汤加减。柴胡 15g，桂枝 6g，干姜 10g，法半夏 10g，黄芩 6g，甘草 6g，乌药 10g，陈皮 10g，白芍 10g，枳壳 10g。共 7 剂，水煎服，日 1 剂。

二诊：服前药 3 剂，胁下痛除而未发，后在原方加茵陈 10g，继服 14 剂。现症：胁痛未发，食欲转正常，口苦除，仍稍有口干；大便转易解，日 1～2 次，前段成形、后段偏稀软黏；手心热除 2/3，仍手汗稍多；头蒙感除，稍有吹空调后头紧，出汗后缓解；精力似较前好；一贯梦稍多，似同前。舌转淡红稍青有齿痕，苔前半转薄根仍淡黄稍厚腻，脉仍稍细，左稍缓右稍弦。考虑湿退较慢，处方：①守前方，干姜改 5g，白芍改茯苓 15g，共 10 剂，水煎服，日 1 剂。②今日处方，共 20 剂，做水泛丸，10g/ 次，3 次 / 日。以巩固疗效。

按语： 本案属于多经夹杂为病之例，以柴胡桂枝干姜汤治寒饮郁热之方变通治疗寒湿郁结之证，是饮与湿皆为阴邪，其性相类，皆能阻滞气机而已，湿与水相比，其性更为缠绵难已，故加茵陈除湿，并后期转作丸剂，以缓消湿浊。其主症右胁疼痛，有少阳、厥阴之别，其区别在于，厥阴胁痛下引少腹，而少阳胁痛则未必，是其病位有浅深之别。

2. 少阳太阳风寒湿痹阻：身痛发热案——荆防败毒散加减案

程某，男，25 岁，2018 年 1 月 2 日初诊。主诉：发热、头身疼痛 3 天。现病史：4天前腰背酸痛，鼻塞，次日晨起腰背酸痛未缓解，出现头晕、头紧痛较甚，以两太阳穴及后枕部较明显，时自觉发热，量体温：39℃，无恶寒，稍有口苦。于当地诊所输液，至当晚体温不降反升高0.5℃，并出现寒战，咳嗽，咳少量黄脓痰，第二天复至诊所输液，发热症状仍未缓解。刻下：周身仍酸痛，头晕头紧痛，以两太阳穴及后枕部较明显；发热，39℃，无明显汗出（但皮肤抚之尚湿润），无恶寒；咳嗽，咳少量黄脓痰，咳甚头痛加重；伴有鼻塞，打喷嚏，流涕色清；咽痛，无口干、口渴、口苦；食欲稍差，勉强进食无不适，三天未解大便，小便量可，色偏黄，有烧灼感。既往史：既往身体尚可，无过敏史。查体：形体适中，面色淡黄，神态尚可，语声稍沉稍有鼻音，尚有力，语速适中。咽壁略肿稍红；舌质淡红苔薄白，舌尖有红点；脉略细数，中取稍弦。诊断：风湿夹寒痹阻太阳、少阳经脉，渐生郁热，太阴肺湿郁热夹痰。治则：祛风湿散寒以通经止痛，兼化痰湿清里热。

处方：荆防败毒散化裁。荆芥（后下）6g，防风6g，连翘10g，黄芩10g，川芎6g，羌活10g，柴胡10g，前胡10g，独活10g，桔梗10g，薏苡仁20g。7剂，水煎服，日1剂，分2次饭后温服。

二诊：患者因脱发、眠差就诊，反馈：服药1剂后，汗出热退，头痛身痛头晕减轻，鼻塞流涕除，咳嗽减，胃口较前佳，大便始通，及至第2剂，头痛身痛、头晕、咳嗽几除，自觉诸症一扫而尽，中病即止。现症：因近5年熬夜较多，近1年出现脱发明显，后因家中变故，压力大，睡眠不好，入睡难，需要一个半小时才能入睡；饮食、肠胃道正常；平素手脚容易发凉；平素经常感冒，平均一个月一次，每次咽喉不适再鼻塞流鼻涕，发烧次数少；平素体力尚可；咽壁暗红，稍肿；舌质淡红，舌尖红点显，苔薄白；左脉细，右脉平。是表邪已解，厥阴血亏、少阳上焦湿阻郁热渐显；柴胡四物汤合上焦宣痹汤化裁，养血清宣湿热以善后。

按语：本案身痛，实乃风湿夹寒痹阻经脉营分所致，寒热症状为风寒湿邪扰袭卫分所致，输液助湿，增加表之郁闭，故输液后发热不减反增而恶寒又加，内有郁热充斥营络则咽痛，食欲差，大便三天未解仍是少阳在表之经脉被痹，进而影响少阳在里之气机布达，胃肠之气不得正常顺降所致。荆防败毒散这张方子，对于外感病变以多经夹杂侧重于少阳、太阳、太阴者，临床常表现为外有身痛寒热，内有轻微咳嗽的，比较好用。

220

3. 少阳阳明湿热：火迫汗出案——茵陈栀子豉汤合黄芩汤加减

尧某，男，41岁，2004年11月25日初诊。主诉：动则汗出10余年。现病史：稍活动或吃饭则上半身汗出多，口气重，睡觉时咬舌，梦多，无怕冷、疲劳。夜间醒觉口干甚，素有口干10余年。饮水多，喜冷饮，饮后可缓解。夜间小便次数较多，2次，大便可，纳可。性较急躁。饮酒易胸闷。查体：舌偏红，苔薄黄，略腻。脉滑，左略弦，左关旺。诊断：汗证，阳明郁湿，火迫上中焦。治则：化中焦湿邪，清上中焦郁火。

处方：茵陈栀子豉汤合黄芩汤加减。茵陈20g，栀子15g，枳壳10g，滑石（包）15g，黄芩10g，泽泻10g，茯苓15g，天花粉15g，黄连5g，竹茹10g。7剂后，汗减，口臭减。

按语：《黄帝内经》云"阳加于阴谓之汗"，此是阳明湿郁有火，故食则汗多，口臭多饮；火性炎上，手少阳三焦气机阻郁，火郁于上焦，逼迫津液外出，故上半身汗多；上焦郁火，扰及心包，故梦多而咬舌。用茵陈栀子豉汤合黄芩汤，清少阳阳明气分之火，疏气透湿。

参考文献

［1］严振国.正常人体解剖学［M］.北京：中国中医药出版社，2003.

［2］叶天士.临证指南医案［M］.北京：人民卫生出版社，2006.

［3］刘春香，于洁.“增水行湿”法临证应用浅识［J］.实用中医内科杂志，2010，24（10）：90-91.

［4］古求知.黄煌运用防风通圣散的经验［J］.江西中医药，2007，38（12）：10-11.

［5］傅春梅，刘英锋，姚芷龄.姚荷生辨治小儿滞热经验［J］.四川中医，2009，27（10）：3-4.

［6］谢元庆.良方集腋［M］.北京：人民卫生出版社，1990.

［7］安丽敏，金昌凤.小议“十一脏取决于胆”［J］.黑龙江医药，2007，20（6）：606-607.

［8］吴旭泽.论胆主疏泄［J］.南京中医药大学学报，1996，12（2）：8-10.

［9］王清任.随身听中医传世经典系列 医林改错［M］.裴颢总主编.北京：中国医药科技出版社，2022.

［10］秦越人.难经 大字诵读版［M］.钟国新整理.北京：中国中医药出版社，2022.

［11］许浚.东医宝鉴［M］.太原：山西科学技术出版社，2014.

［12］孙思邈.备急千金要方［M］.天津：天津古籍出版社，2009.

［13］巢元方.诸病源候论［M］.北京：北京科学技术出版社，2016.

［14］李东垣.中医必读经典读本丛书 脾胃论［M］.北京：中国中医药出版社，2019.

［15］张景岳.类经［M］.北京：国家图书馆出版社，2013.

［16］王好古.此事难知［M］.李永民校注.北京：中国医药科技出版社，2019.

［17］李中梓.随身听中医传世经典系列 内经知要［M］.裴颢总主编.北京：中国医药科技出版社，2022.

［18］张锡纯.医学衷中参西录［M］.太原：山西科学技术出版社，2009.

［19］朱志宏.直观脉法［M］.沈阳：辽宁科学技术出版社，2022.

［20］华佗.华佗神方［M］.刘俊红，李连章整理点校.北京：人民军医出版社，2011.

［21］杨扶国，齐南.中医藏象与临床［M］.北京：中医古籍出版社，2001.

［22］佚名.灵枢经［M］.刘更生校注.北京：中国中医药出版社，2022.

［23］刘文江.中医入门［M］.西安：陕西科学技术出版社，2020.

［24］张介宾.类经［M］.北京：中医古籍出版社，2016.

［25］李春深.本草纲目［M］.天津：天津科学技术出版社，2018.

［26］汪昂.本草备要［M］.北京：人民军医出版社，2007.

［27］汪昂.素问灵枢类纂约注［M］.北京：中国中医药出版社，2016.

［28］于己百.《伤寒论》释义［M］.兰州：甘肃科学技术出版社，2009.

［29］秦伯未.秦伯未医学丛书 增补谦斋医学讲稿［M］.北京：中国医药科技出版社，2021.

［30］刘世恩.张仲景全书［M］.北京：中医古籍出版社，2007.

［31］张隐庵.黄帝内经灵枢集注［M］.北京：中医古籍出版社，2010.

［32］柯琴.伤寒来苏集［M］.赵鸣芳，方令校注.上海：上海科学技术出版社，2021.

［33］唐容川.唐容川医学全书［M］.王咪咪，李林主编.北京：中国中医药出版社，1999.

［34］佚名.黄帝内经素问［M］.张永泰，郭霞珍整理.北京：中国中医药出版社，2022.

［35］皇甫谧.针灸甲乙经［M］.西安：西安交通大学出版社，2018.

［36］刘纪青.诗青诗译中医古籍丛书 诗香经典 黄帝内经灵枢［M］.北京：中国中医药出版社，2023.

［37］刘英锋，姚梅龄.三焦腑病——热实结胸的证治概要与运用举例［J］.中华中医药杂志，2008，23（1）：47-49.

［38］蒋洁尘.三焦析疑［J］.中医杂志，1980（7）：8-10.

［39］屈玉明.从经脉循行看"三焦"的实质［J］.中医药研究，2001，17（5）：6.

［40］李其忠.关于三焦生理的文献研究［J］.上海中医药杂志，1992（10）：42-45.

［41］赵珍玉.三焦琐谈［J］.中医药学报，1991（4）：8-11.

［42］朱宝忠.道是"无形"实有形——三焦别论［J］.上海中医药杂志，1982（11）：35-37.

［43］李嵩山.论三焦之腑［J］.山西中医，1985，1（3）：39-41.

［44］任继学.人体三维生理系统简述［J］.上海中医药杂志，2000（9）：4-6.

［45］杨一工.三焦实质初探［J］.天津中医，1992（4）：34-35.

［46］李宜生.《内经》三焦新解［J］.黑龙江中医药，1997（3）：50.

［47］苏云放.论膜原的中介效应——从系统论的一个焦距揆度膜原［J］.中国中医基础医学杂志，2003，9（6）：20-22.

［48］邱振刚，王康锋.辨三焦形质［J］.甘肃中医，2004，17（8）：1-3.

［49］田在善，方步武.将腹腔丛视作中焦——对三焦实体的探讨［J］.天津中医，2002，19（2）：31-33.

［50］邓世广.中西医结合对"三焦"的理解［J］.中医药研究，1992（3）：11-13+26.

［51］张力.三焦与微循环相关性探讨［J］.中国中医药信息杂志，1999，6（10）：15-16.

［52］封银曼，尚炽昌.试论三焦的微循环实质［J］.河南中医，1993，13（3）：102-103.

［53］畑本平男.关于三焦心包的解剖学研究［J］.中国医药学报，2002，17（11）：699-700.

［54］吴敦序.中医基础理论［M］.上海：上海科学技术出版社，1995.

［55］穆俊霞，李新毅.试论三焦［J］.陕西中医学院学报，1996，19

（4）：1–2.

［56］李其忠.气门、玄府腠理、三焦联考［J］.上海中医药杂志，1998（3）：1–3.

［57］顾瑞生.张仲景三焦观述略［J］.上海中医药杂志，1990（11）：37–39.

［58］储全根.三焦功能拾遗［J］.山东中医药大学学报，1998，22（2）：31.

［59］郑婉婋.论三焦的形态、功能及其临床意义［J］.中医函授通讯，1994（2）：12–13.

［60］宋兴.陈潮祖教授"膜腠三焦"说［J］.成都中医学院学报，1994，17（2）：6–9.

［61］郭铭信.三焦概念的研讨及其在临床上的应用［J］.中医杂志，1980（8）：7–11.

［62］王宇新，叶静芳.三焦平议［J］.中医文献杂志，2000（2）：24–25.

［63］郭蕾，齐冬梅.从功能性结构认识三焦［J］.山东中医药大学学报，1999，23（4）：15–17.

［64］韦大文，董锡玑.分消走泄与和解法刍议［J］.山东中医杂志，1996，15（2）：56.